秘闘《ひとう》

私の「コロナ戦争」全記録

岡田晴恵
Harue Okada

新潮社

秘闘

私の「コロナ戦争」全記録

目次

新型コロナウイルス発生時からの主な出来事

2019年

12月31日　武漢市衛生健康委員会が原因不明のウイルス性肺炎発生を発表

2020年

1月15日　日本国内で初の感染者確認
30日　WHO、「国際的な緊急事態」宣言
2月3日　**ダイヤモンド・プリンセス号、横浜港に入港**
7日　第1回アドバイザリーボード開催
13日　国内初の死者確認
16日　第1回専門家会議開催
17日　厚労省、相談・受診の目安を公表
25日　厚労省にクラスター対策班設置
27日　安倍首相、全国の学校に臨時休校を要請
28日　北海道、独自の緊急事態宣言
3月5日　中国・習近平国家主席の来日延期を発表
24日　東京五輪、延期決定
25日　小池都知事、夜間・週末の外出自粛要請
4月1日　安倍首相、全世帯に布マスク配布の方針表明
7日　**7都府県に緊急事態宣言（1回目）、16日に全国に拡大**
各地域で行動自粛、店舗の休業・時短営業等を要請
5月20日　夏の甲子園、戦後初の中止決定
7月3日　専門家会議廃止、
新型コロナウイルス感染症対策分科会を設置
22日　「GoToトラベル」キャンペーン開始
10月　ヨーロッパで感染急拡大
12月3日　**大阪府、「医療非常事態宣言」**
25日　空港検疫で英国型変異ウイルスへの感染を初確認

1日あたりの新規感染者数
（厚生労働省発表データより）

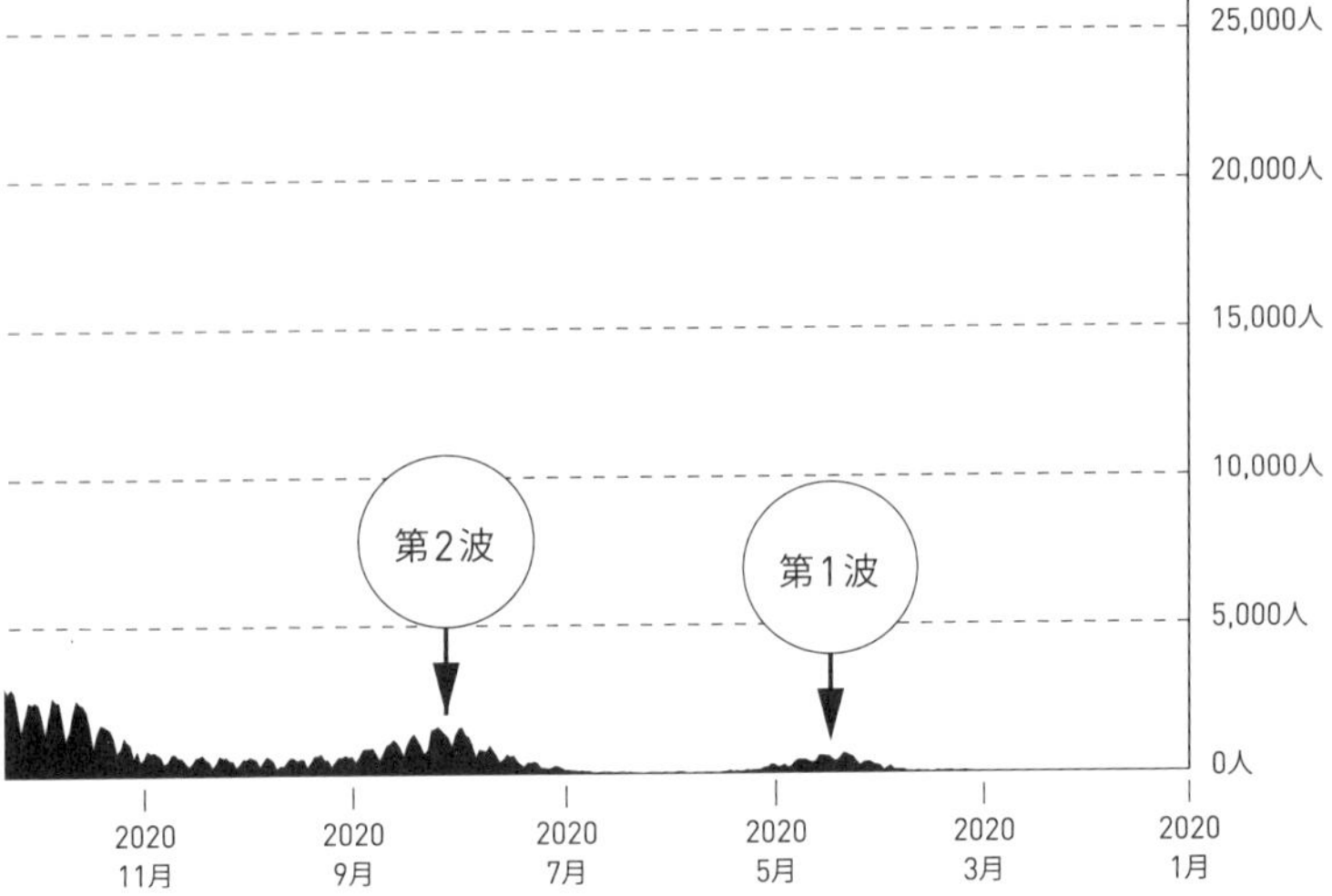

2021年

1月7日 **菅首相、1都3県に緊急事態宣言（2回目）**
13日 7府県にも緊急事態宣言を拡大
27日 世界の感染者1億人を超える
2月17日 医療従事者を対象にワクチンの先行接種始まる
4月5日 大阪、兵庫、宮城に「まん延防止等重点措置」適用
7日 **大阪府、「医療非常事態宣言」**
12日 高齢者へのワクチン接種開始
東京、京都、沖縄に「まん延防止等重点措置」適用
25日 **4都府県に緊急事態宣言（3回目）**
26日 インドで1日の感染者数が35万人超に
5月12日 **緊急事態宣言が6都府県に、「まん延防止措置」が8道県に拡大**
23日 **沖縄、緊急事態宣言（9月末まで）**
6月3日 尾身会長、五輪について
「今の感染状況での開催は普通はない」と発言
18日 尾身会長ら専門家の有志、五輪無観客の提言
7月12日 **東京、緊急事態宣言（4回目）**
23日 **東京五輪、史上初の無観客で開幕**
8月20日 **全国で第5波最多の新規感染者数**
2万5000人超を記録
27日 自宅療養者が全国で11万人超に上ると
厚労省が公表
9月3日 菅首相が退任を表明
10月1日 **緊急事態宣言、各地で解除**
4日 岸田新内閣が発足
11月4日 WHO、ヨーロッパが「再び感染の震源地に」と危機感
11日 厚労省、3回目接種にファイザー社製ワクチンを承認
12日 ヨーロッパで前週の新規感染者数が
過去最多の約200万人に

2022年〜

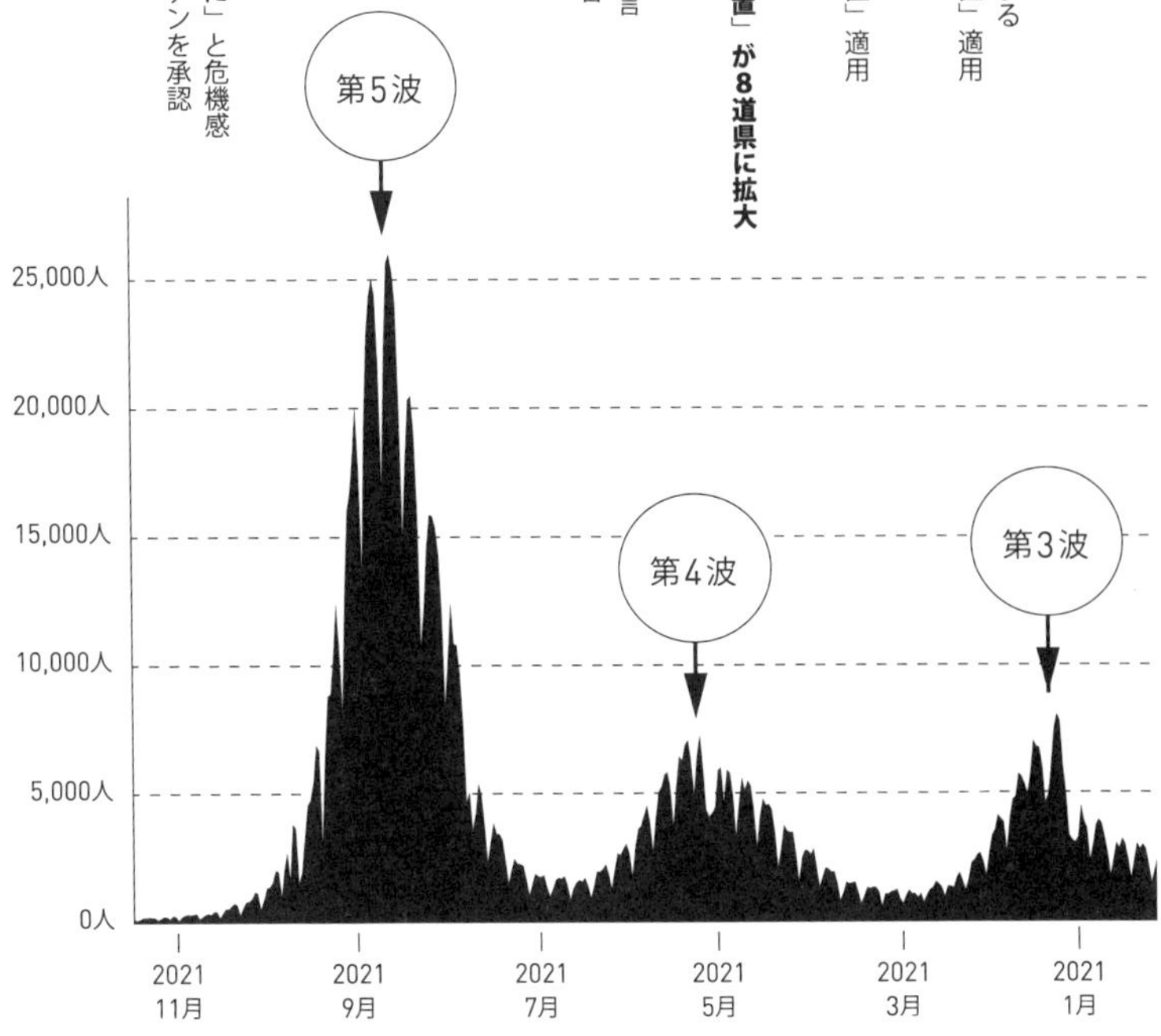

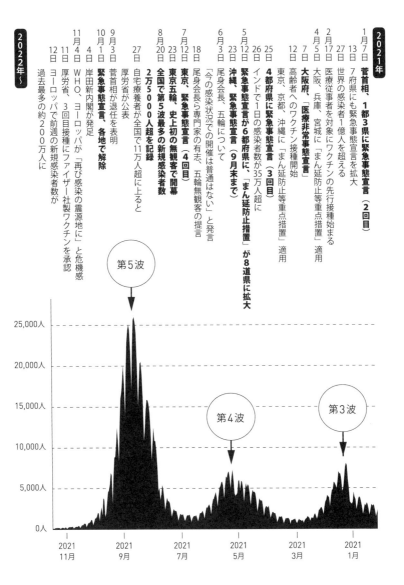

本書は書下ろし作品です。

秘闘

私の「コロナ戦争」全記録

はじめに

「これさ、コロナの前の時代には戻れないね」

これは私のメモにある田村憲久《たむらのりひさ》厚労大臣（当時）の言葉だ。2021年8月、感染拡大が続く第5波のさなか、大臣は電話で私にそう話した上で、コロナと闘い続ける覚悟をみせた。

「僕は、感染症対策は危機管理だから最初はキック（厳しく）設定して、状況を見て緩めていく事が大事だって思う。キック対応しても、結果的に『大丈夫だったから、これで良かった』って思える危機管理をすべきなんです。こんな新型ウイルスとか、緊急を要する感染症への対策は、平時から最悪の事態を想定しておかなきゃいけない。どうなるかなんてハッキリわからなくったって、とにかく最悪の事態を想定して対策をする。その覚悟を持つことなんだ」

国立感染症研究所で働いていたときからの習慣で、私は大事な人物との会話ややり取り、電話の内容は常にメモを取り、記録している。

2019年の年末に武漢で新型コロナウイルスが発生して以来、私は多くの人たちと関わってきた。国内外の研究者や感染症の専門家。テレビをはじめとするメディア関係者。現場で奮闘する医師たち。そして、コロナ対策に関わる政治家たち。

彼らはみな、正体のわからないコロナの拡大を防いで、コロナで苦しむ感染者を一人でも減らすために闘ってきた。私も毎日のようにパンデミック対策・政策への提言や協力をしてきた。

だが、この2年間、この国は後手後手の対策を取り続け、あり得ないようなミスをたびたび繰り返してきた。

それは一体、なぜなのか――。

誰か一人のせいではない。この2年間だけの問題でもない。数十年前から、もしかするともっと以前から、延々とこの国の組織や制度が作り上げてきた巨大で強固な壁がそこにはあった。コロナ流行以後、私は――私に限らず、たくさんの人たちは――ずっと、それと闘っていた。だが私たちは、少なくとも私は、力不足で、思うような成果をあげることはできなかった。


日本でも、コロナによって、たくさんの患者が出ている。後遺症が残るような重症者も多い。亡くなった方も増えた。そして、救えたはずの生命がいくつもあった。その重い事実は、私の心に残って、「どうしてこうなってしまったのか」という自問自答をずっと繰り返している。

作家・幸田《こうだ》文《あや》さんに『闘《とう》』という長篇小説がある。東京近郊にある結核病棟で病と闘う患者たち、そして医師や看護婦、付添婦（共に作品執筆当時の呼び方）、患者の家族たちの肖像を四季の移ろいの中に描き出した名作だ。

私はとりわけ、入院して10年がたち「病院の大将」とも呼ばれる患者・別呂省吾に惹かれて、若い頃から幾度か読み返してきた。そしてコロナ禍の中で、久しぶりにこの本を手に取った時、ふと、私の〈闘〉を書き残しておきたいと思った。私の闘いは国民の目からは見えない〈秘められた闘い〉だったが、だからこそ、書いておかねばならないと強く思ったのだ。

ワクチン効果もあって感染者数は一息ついたように見えるが、コロナはまだ終わっていない。このウイルスは、そんなに甘いものではない。また新たな大波が来るだろう。それに、コロナではない新たな別のパンデミックも、いずれ来ることは歴史が証明している。

そんな時、この2年間と同じ過ちを繰り返さないために、私は膨大なメモや記録をもとにして『秘闘』を書き進めた。コロナ禍の只中で私がいかに悩み、挫折し、苦しみながら闘ってきたか、その経緯を公にするのは、この国の未来のためになすべきことだと信じているからだ。

どうか、本書が次世代の方々の役に立ち、新たな感染症で失われる命がひとつでも救えますように——。

第1章　新型ウイルス発生

1　クリスマス・イブのメール

２０１９年12月24日、今日は令和初めてのクリスマス・イブか……そう思いながら、表参道の並木のイルミネーションを見上げた。

大学教授としての年内の講義は昨日までだったから、1月1週目までは冬休みになる。この日は原宿にある出版社で編集者と打ち合わせをしての帰り道だった。イルミネーションはパールがきらめくように美しい。ブダペストのドナウ川にかかる鎖橋が目に浮かんだ。パールのネックレスのような美しい橋梁。ああ、留学先だったドイツへ帰りたい。ヨーロッパでゆっくりと自分の研究と向き合いたい。私はため息をもらした。

この12月、例年ならやって来るはずのインフルエンザの流行が既にほぼ収まっていた。今年のインフルエンザの流行は変だ。ある噂を思い出して、漠然とした不安が頭をよぎる。

華やかなショーウィンドウを前に、多くの人が行き交う。ハイブランドの路面店には、鮮やかなピンクのアウター・コートのポスターが壁いっぱいにひろがっていた。原宿駅から地下鉄の表参道駅まで、イルミネーションの下をうつむき加減に歩く。スマホのバイブレーションに立ち止まるとメッセージを確認した。

「中国の湖北省・武漢で重症の肺炎患者が発生している、すでに複数の感染患者を確認。詳細はまだ不明」

送り主は、元国立感染症研究所インフルエンザウイルス研究センター長の田代眞人《たしろまさと》氏だった。WHO（世界保健機関）で感染症の世界的同時大流行《パンデミック》対策の実質的トップであった人間である。今も世界のパンデミック対策に関わっている。感染症研究所（感染研）時代の私の上司であり、一流のウイルス学者・研究者でもあり、医師でもある。世界のアカデミック、さらにパンデミック対策の行政や研究者らの人脈も広く、篤い。世界のウイルス学者のドンの一人と言っても過言ではない。そんなボスからのメールに胸騒ぎがした。滅多なことでは連絡をしてくる人間ではないから――。

〝武漢で重症の肺炎患者が発生〟〝複数の感染患者を確認〟

この文字をもう一度画面で確認したとき、イルミネーションの輝きもクリスマスソングも一瞬にして消え、私はふらふらとその場にうずくまった。

やはり、噂は本当だったのか。新型ウイルスの発生なのか？　自分自身の海外の人脈からも、この噂はここ数日上がってきていた。田代元センター長のメールによって、噂の信憑性が裏打ちされたのだ。

胸に去来したのは「この中国のウイルスは、人から人へ伝播する変異を起こしているということだ。ならば流行が広がるはずだ。すでに武漢でどれくらい患者がいるのか？　今日はクリスマス・イブ、真冬だ。SARS《サーズ》（重症急性呼吸器症候群）も冬に出た。まさか、あのウイルスに似たようなコロナが出たってこと？　どうしよう、どうなる、どうすべき？」そんな問いだった。

田代氏は定年退職後も、ジュネーブ（WHOなどの国際機関）や米国、ヨーロッパ、東南アジアを中心に、中国、台湾などの研究者、行政官にも強固なパイプを維持している。それは、過去の国立感染症研究所インフルエンザウイルス研究センター長、WHOインフルエンザ協力センター長、WHOパンデミック緊急会議委員などの役職によってもたらされたものだけでなく、より強いパーソナル・コミュニケーションによるネットワークが大きかった。

田代氏が感染研にいた頃は、それらのネットワークから、公式にはなっていない水面下の情報、ミステリアスな感染症発生や危惧すべき病原体など、さまざまな情報が日本へ即座にもたらされた。

彼は玉石混淆の情報の中から、重要かつ信憑性の高い事象を選び、厚労省の医系技官ら「それなりの人間」に送り、さらにリスク評価のアドバイスを入れ、対策も助言——というより、「こうすべきだ」と強く意見していた。

パンデミック対策は危機管理や災害対策にも匹敵する。国家の安全保障問題でもあるからだ。海外諸国との結びつきの強さのあまり、公安調査庁がやってきた、という話は部下の間では有名である。内閣情報調査室からも呼び出しがあった。

ただ、田代氏の要求する政策は、厚労省の想定するレベルを遥かに凌駕する強い対応であるため、医系技官ら担当部署の官僚らには煙たがられていたのも事実だった。平たく言えば、彼らはそんな大変なことはできないし、したくもないのだ。結果的に田代氏は定年延長もなく、本省（厚労省）から、はっきり「一切の委員会を辞めてくれ」と言われたという。

感染研の多くのOBは、定年後もなんだかんだと権力や地位にしがみついて、行政政府の顧問や参与の肩書を長く維持したり、地方自治体の衛生研究所などの所長のポジションについたりして、影響力を残そうとする。中でも、定年のない研究所の所長や理事長などのポジションは、感染研の部長職以上の職員たちの争奪戦になった。

東京エリアから近い「川崎市健康安全研究所所長」が一番人気のあるポジションだった。都心に通勤可能ということは、政府の主要委員会のメンバーにも残りやすい。ただし、そんな人事は厚労省の政策にうまくリンクした人にしか回ってこない。厚労省が政策的に使いやすい人間を、うまく双方の持ちつ持たれつで、定年後も維持するポジションである。

田代氏は定年と同時に、厚労省から「感染研だけでなく、感染症関連の委員会のメンバーも辞めてくれ」と言われたのだから、その対極だ。「ああ、そうですか」と、彼の引き際は鮮やかだった。65歳の定年と共に一切の国内の公職から潔く身を引いた。地位や名誉には興味のない人間だった。もっとも、国際的な仕事は厚労省に人事権がないので続く。だから彼の情報網は今なお健全に機能し、霞が関や感染研を離れても感染症情報のアンテナは高いままであり、パンデミック対策、危機管理に余念はなかった。

私は、まずは冷静に情報収集だ、と思った。そして、それらの情報を速やかに感染症対策に関わる人たちと共有する。今の私は一大学教授の身であり、国の政策決定と関わる立場にはいないが、感染研時代には散々パンデミック対策をやらされて来た。その経験から、条件反射のように思考が回り出した。

これが新型のウイルスならば、少しでも早く対策を打たないと、マズイことになるかもしれない……。厚労大臣経験者も含め、主要な政治家には情報を入れるべきだろう。クリスマス・イブの表参道で、元上司からのメールを受け取った私は直感的に動き出していた。

世界中の研究仲間から

武漢で重症の肺炎患者の集団発生――たぶん、ウイルス感染症だろう。ならば、寒い冬の時期のことだ。ＳＡＲＳまがいのコロナウイルスか？　いや、最悪はＨ５型・Ｈ７型の鳥インフルエンザからの新型インフルエンザの発生だ……。

　Ｈ５Ｎ１型鳥インフルエンザは１９９７年から２０００年代にかけて大きな問題となった。さらにその後、Ｈ７Ｎ９型鳥インフルエンザが人にも感染し、弱毒型から強毒型への変異ウイルスも出現していた。この２つの鳥インフルエンザからの新型インフルエンザが出てきたら、極めて重大な脅威になる。しかし、中国政府が２０１７年に国内の家禽の90％以上にこの２つの鳥インフルエンザのワクチンを接種し、その後はうまくコントロールできているようにも見える。今、Ｈ５Ｎ８型などの鳥インフルエンザの野鳥や家禽での発生はあるが、人での感染事例はまだ少ない。それを考えれば、今回はコロナウイルスだろうか……。頭の中で２、３種類のウイルスの候補が消えては浮かぶ。どのみち、大変なことになる可能性は高い。

　２００２年の冬、ＳＡＲＳが発生した時の感染研での緊迫したやりとりを思い出した。中国から原因不明の、抗生物質が効かない非定型性肺炎（マイコプラズマやクラミジアなどの、ペニシリンが効かない特殊な肺炎）の流行が発生したのだ。あれより厄介なウイルスだったら――。私はふらふらと表参道のメインストリートから横道に入ると、人込みを避けてビルの前へ座り込んだ。ちょっと呼吸が苦しい。ストレス性の期外収縮、不整脈だった。感染研に居た頃から、急に過度なストレスがかかると不整脈が出た。息を整えて……そう、ここでパニックにならず、息を整えて……そうしたら、やり過ごせる。

　かがみこんで上半身の体重を左腕で支え、胸を押さえて肩で息をしている私のそばで、コンビニの入ったビルから出てきた人が足をとめた。

「あのう、大丈夫ですか？」スーツ姿の男性だった。

「ええ、ちょっと低血圧で」と、曖昧に応えた。

「ここは寒いですし、前にスタバがあります。そこで休んだ方がいい」

男性は私の脇を支えるようにして立たせると荷物をもって、目の前のカフェに座らせた。

「少し休めば落ち着くでしょう。何もなしに座っている訳にはいかないか」と途中から独り言のようにつぶやく。ほどなくテーブルにホットティーのカップが置かれた。

「スタバだから、本来はコーヒーなんですが、お茶の方がいいでしょう。ここで少し休んで。ああ、いいです。おごりです。誰ってわからないと不安ですか？　何かあったら、僕はさっきのビルで働いていますから」と名刺をおいて去っていった。

彼の親切に何度も頭を下げながら、落ち着きを取り戻していった。クリスマス・イブの混雑しているスターバックスの中で、呼吸を整え、お茶をひとくち飲んだあと、パソコンをとり出して、世界中の研究仲間からのメールを次々と開いていった。

〝中国の武漢で肺炎の患者のアウトブレイクが起きている。患者を実際に診た医師によると非定型性肺炎だ。重症患者は急激に肺炎が増悪《ぞうあく》するということだ〟

〝急速に肺炎が増悪する、抗生物質が効かない。といえばSARSの発生の一報もそうだった。SARSウイルス類似のコロナは自然界には存在している。SARSの自然宿主のコウモリの中には、SARSコロナウイルスや似たようなウイルスが維持されているってことさ。今回の肺炎も、またあのSARSの再来？　だとしたら嫌な情報だ〟

〝SARSが出たのは鳥インフルエンザからのパンデミック・フルー（新型インフルエンザの世界的流行）が一番の危機管理問題となっていた頃だな。だから、僕は重症肺炎の患者発生と聞いて、H5N1型鳥インフルエンザが新型インフルエンザになった！と思って戦慄した。H5N1型なら、もうスペイン・インフルエンザを遥かに凌駕する健康被害になるからな。でも違った、予想外にもコロナだった！〟

〝そうだよな、あの両肺、真っ白のレントゲン写真はインパクトが強かった。とんでもなく急激に増悪して、薬が効かない、ならH5でしょうってね〟

〝僕もそうさ、インフルエンザA型が検査でネガティブって出たときには、ラボで絶句したよ。ほっとした半面、正直ウソだろう？って。じゃあ何だ、この病原体は？って。何がこんな重症肺炎を起こすのか？　どんなウイルスか？　そしたらコロナ、あっけにとられた〟

〝現実にあの重症肺炎を起こしたのがＳＡＲＳコロナウイルスだったのだから、事実はサイエンスとして受け入れるしかない。コロナの印象が１８０度かわったよな。あのＳＡＲＳの肺炎像は凄かった。急激に悪化する。恐ろしいね。でも、逆に僕は医者としては興奮したね、挑んでやるって。これに立ち向かってやるってね〟

〝ＳＡＲＳウイルスについてはこっち（人間）は薬もワクチンもできていない。それが、今、武漢でもう一回やってきたのだとしたら、危ないな、拡がるかな？〟

〝患者が増えてくるかは注視しないといけない。まだ、人から人へ行っているのかはわからないんだろう？　コロナじゃないかもしれないし。まあ、新型インフルエンザでもコロナでも最悪だが。冷静に議論しよう。拡大してくると非常にまずい〟

〝もう、中国では当然ウイルス分離をしているはず。だとしたら、この2、3日で病原体は確定できるな。どのみち年内にはわかるだろう。情報は共有しよう〟

こんなメールのやりとりがあったのは5日ほど前からであったか。もちろん、友人たちの国とは時差があるが。田代氏の情報は確度が相当に高そうだ。ひとまず話を聞いてみるしかない。

ウイルスの正体は

私は心を落ち着かせてから、田代氏に電話を掛けた。余程の事でない限り、メールかラインで済ませる相手だ。また、余程の事でない限り、田代氏も電話に出ることはない。お互いに非常に忙しいので、電話は避けるのが、この上司に対する部下一同の現役時代からの了解事項であった。だがこの日はワンコールで電話に出た。

「田代先生、この肺炎、人から人への感染伝播はもう、行っていますか？　病原体、ウイルスは何でしょうか？」

早口で問う私の言葉を遮るように、田代氏はまくし立てた。

「調査は入っている、すでに、とっくに。人から人に行っている可能性は十分にある、ウイルスはまだわからない！　が、僕はＳＡＲＳウイルスか、その類似のコロナだろうと思っている。ゲノム（遺伝子全情報）を確認中だ。すぐにそのデータは出てくる、一両日内に」

怒鳴るような元上司の言葉が終わらぬうちに、さらに訊ねる。

「ＳＡＲＳってことは、これはコロナですか！　前もこの時期で、非定型性肺炎でしたね？」

「ＳＡＲＳウイルスは、そもそも同じようなウイルスがコウモリにいるからな。それが人に来たのかもしれない。どっちにせよ、シークエンス（遺伝子解析）待ちだ。人への伝播効率もまだはっきりしない」

それだけ伝えられ、電話はプツリと切れた。田代氏の「僕はＳＡＲＳウイルスか、その類似のコロナだろうと思っている」という言葉は真実だろうと思った。すでにインフルエンザは否定されているのだろう。新型インフルではないってことだなと受け止めた。

問題は、どんなコロナウイルスかということだ。

コロナはもともと40種ほど見つかっており、動物が主体の病気だった。風邪コロナウイルスは4種あるが、人の風邪コロナは大した病気ではなかった。だから、ＳＡＲＳがコロナウイルスが原因だとわかったとき、ウイルス学者は驚愕したのだ。まさに想定外だった。あれが再来するというのか。

街はクリスマスムード一色だ。半地下のスターバックスのウィンドウから見上げる表参道の街路には、相変わらず多くの人が行き交う。とにかく、電話やメールの情報をとりまとめて残す。そんな記録の仕方は、厚労省感染研時代から染み付いた仕事の習慣だった。

レッドにグリーン、ゴールドの玉やリボンで彩られ、星とベルで飾られたツリーがクリスマスを演出するカフェの一角で、パソコンに情報を整理し記録していった。その内容をすぐに複数のサーバーに保存し、信頼できる人間にも即座に共有する。これもまた習慣だった。

今はＳＡＲＳが流行した２００３年当時とは全く違うレベルの解析能力のある装置、次世代シークエンサーがある。患者からウイルスのサンプルが採れれば、すぐにゲノム解析の結果は出るはずだ。この10年で中国の研究所も研究者もレベルが飛躍的に上がっている。米国など海外の一流の大学や研究所へ留学させた研究者らを破格の好待遇で呼び戻し、国内の研究機関ではハイレベルな研究成果を挙げ続けている。

それを思えば、この数日以内に結果が田代氏経由でやってくるのではないか？　いや、もう現地では結果が出ているだろうし、彼の情報ネットワークなら明日にも知れるかもしれない。公式発表は政治的な思惑もあるから遅れるにしても。アンテナを高く張っているからこそ事前の対策が打てる。感染症対策はスピードが命だ。

それにしても、と改めて思う。ＳＡＲＳの再来は嫌だ。高速大量輸送時代の現代だから1ヵ月もすればパンデミックにもなり得る。田代氏の予測通り、ＳＡＲＳなのか？　ＳＡＲＳ類似のコロナウイルスか？　これまで予測を外したことがない彼の鋭さも私を怖がらせた。

堂々巡りの思考を繰り返しながら、カフェの一角で深く息を吐き、過去に思いをはせた。

2　留学時代の財産

2000年前後、私はドイツのアレクサンダー・フォン・フンボルト財団の奨励研究員として、ドイツ・マールブルク大学医学部ウイルス学研究所に留学していた。

国立感染症研究所の研究員は、その多くが2年程度の海外留学に派遣される。圧倒的に多い留学先は米国で、CDC（アメリカ疾病予防管理センター）やNIH（アメリカ国立衛生研究所）や大学などだった。当初、私に提示された留学先も同様だった。

しかし、私はヨーロッパの大学への留学を強く希望した。もともと医学史や公衆衛生学の発祥の歴史などを学んでいたこともある。医療について長い歴史のあるヨーロッパ、その伝統や文化、そして公衆衛生学の原点などに触れることにも心を惹かれていた。フランスのパスツール、ドイツのロベルト・コッホらの足跡の残る大学や研究所に行きたいと思った。

感染研の上司らは難色を示した。「CDCやNIHのどこが不満か？」と言われた。確かに米国留学なら、行っただけでステイタスが上がる。ましてや、いずれも一流の研究所だ。イメージとしては垂直移動の留学先である。一方、ドイツ留学であるならば水平移動にしかならないだろう。しかし、結論として私は留学先にドイツの古い大学、マールブルク大学医学部ウイルス学研究所を希望した。この研究所のボスには、シドニーの国際学会で田代氏を通して紹介されていた。

帆船を連想させるような外観で知られるシドニーのオペラハウスで、学会のレセプションがあった。そのような場で田代氏は自分の若い部下らを海外の有名教授にどんどん紹介しては、プレゼンをさせた。若い研究者らにとっては、留学先を見つけるのに国際学会は恰好の場だった。上司たちにとっては、優秀な若い研究者をハンティングする場でもあったろう。

　ドイツ留学を選んだ私に対して、田代氏は「それならば」と、ドイツのアレクサンダー・フォン・フンボルト財団の奨励研究員に採用されることを留学の条件としてきた。フンボルト財団は別名ドイツのノーベル財団と呼ばれる難関だ。事実、フンボルトで留学を果たした研究者の中から毎年のようにノーベル賞受賞者も出ていたし、フンボルトに選ばれた研究者で大学教授以上にならなかった（なれなかった）人間はいないと言われる。

　そのフンボルトに通るならドイツ留学を許すというのは、田代氏らしい非常に厳しい過酷な条件だった。実は、田代氏本人が20年ほど前にフンボルト財団の奨励研究員に通って、ドイツのギーセン大学に留学をしている。世界のウイルス学者から「偉大」と見なされる彼自身と同じレベルの条件を部下に課してくるのか。私は部長室の田代氏の前で直立不動のまま、床に目を落とした。怒鳴り声が響いた。

「トライしないで、書類も出さないで、初めっからダメだと決めてかかるのは、不戦敗だ。まずは出してみろ、しっかりしろ」

　田代氏はよく怒鳴る。北里柴三郎のあだ名が「雷おやじ」だったのと同じかもしれない。思えば、北里柴三郎も内務省からドイツのロベルト・コッホの研究所へ留学した。日本の感染症研究の基礎は、もともとドイツなのだ。森鷗外もドイツ留学だった。志賀潔もそうだし、秦佐八郎もドイツでサルバルサンを開発したではないか、そんなことを矢継ぎ早に思い出した。しかしそれは明治時代のことだろう、今なら米国ではないのか？　そんな声も聞こえてくるようだった。それらを振り払うように、不戦敗よりはマシだろう、フンボルトにトライしてみようと私は決意した。

　さまざまな書類を提出すると、予想外にもすんなり合格することができた。こうしてアレクサンダー・フォン・フンボルト財団の奨励研究員としてマールブルク大学医学部ウイルス学研究所に留学した。まず2ヵ月間ゲーテ・インスティトゥートに叩き込まれて、ドイツ語を徹底的に学ばされる。奨励研究員の採用にはドイツ語の審査もあったが、私は大学院の修士課程、博士課程の入学試験でともにドイツ語を選択しており、これが幸いしたのだろう。

この奨励研究員は世界中から採用され、給料も研究費も支給される。首相官邸に呼ばれ、首相と面会し、官邸でのパーティーもある。また、ドイツ国内を2週間、奨励研究員の仲間たちとバスでグループ旅行するという企画もあった。これはそれぞれの母国へ帰国した後もドイツ国家・国民との親善と交流を続けるために、ドイツをよく理解してもらおうという意図だった。

この留学で後のキャリアの財産となったものの1つが、フンボルト奨励研究員で知り合った世界中の研究者とのつながりだった。フンボルトでは医学やウイルス学だけではない、文系、理系のいろいろな分野から選ばれた業績ある研究者と交流することができた。帰国後、十数年を経て、それらの友人たちは母国で公職の高い地位につき、責任とともに大きな影響力、情報網も持つようになっていた。

私の留学時代は日本人は少なく、中国勢が多くを占めていたが、それは今後の世界の動きをドイツ国家が予見しての思惑もあるとささやかれていた。

フンボルトで非常に仲がよくなった女性研究者・チャンも中国人の農学の研究者であった。チャンの夫はウイルス学の研究者であるが、米国に留学中で、彼女はドイツ、子供は中国で夫の親族と暮らしていた。

彼女に小さな男の子の写真を見せてもらいながら、「なぜ、ドイツに連れて来なかったの？」とたずねると、

「今は、私はここで集中して業績を上げたいの。そうしたら、今度は米国に留学できるかもし

れない。フンボルトだけでもポジションはもらえるけどね。でも、もっと上を目指すことも捨てたくない。結果として、この子も幸せになれるのよ」

この留学を為し遂げて帰ったら、中国で良いポジションが得られる。フンボルトでは貯金もたくさんできる。だから、この子にも十分な教育ができるのだと話していた。チャンは精力的に論文を書いていた。

彼女の研究室のあるボンからドイツ鉄道に乗っての帰り道、車窓に広がる異国の黒い森を遠くに望みながら、私は、自分にはないチャンの強烈なハングリー精神に匹敵するような情熱をもちたい、と思った。

感染症が起こした「国の不幸」

そんな思いを抱いたのは、ドイツの感染症の歴史を痛いほどに感じていたからかもしれない。地続きのヨーロッパでは、兵士が攻め込んでくるのと同様に病原体もやってくる。さらに、中世からペストの流行を10年から15年おきに繰り返してきたこの地域では、感染症に対する危機意識は日本人より、はるかに鋭敏だった。

私の働くマールブルク大学医学部の前には、ハンセン病患者の救済に力を尽くしたエリザベート王女ゆかりの教会がある。教会の先から旧市街へと向かう石畳を一緒に散歩しながら、同僚のドイツ人男性の研究者・ウォルフガングが言っていた。

「この石畳の下には、ペストの集団埋葬地がある。何万もの遺体が中世から近代までの歴史と共に埋まっている。決して石畳を掘り返してはいけない。悪魔が住んでいるから」

私が恐々と足元に目を落とすのを彼はちょっと気の毒そうに見ながら、「ペスト菌は死んでいるだろうけど魂は生きているよね。サイエンスではないけれど、そう思う。ペストという言葉には、ヨーロッパでは大量死という意味もあるんだ。流行したら、大きな壕を掘って遺体を入れる、少しだけ土をかける、その上にまた遺体が投げ込まれる。その繰り返し。ラザニアみたいな埋葬風景は戦争だけじゃないさ。ウイルスや細菌は人類の敵なんだ」と言った。

彼はインフルエンザの研究者だった。ドイツ人の朝は早い。早朝から研究室で実験をしている彼によく付き合った。私もまた、時間を惜しむかのように学んだ。研究のほかに、ドイツ語だけでなく、ロシア語にも手を出した。ベルリンの壁が崩壊した後で、ロシア人研究者も多く居た。だから、実践的にロシア語を学ぶには好都合だった。厚労省にはロシア語ができる人がいないからロシア語を学べと、田代氏からは露英辞典が送られて来た。

私は、ウォルフガングがインフルエンザウイルスに執着し、没頭するように研究するのを不思議に思った。この研究所ではエボラウイルスやマールブルクウイルス、麻疹《ましん》ウイルスなどさまざまな病原体の研究が盛んなのに、彼はインフルエンザウイルスのみにある種、偏執的とも思えるほどに集中していた。もちろんインフルエンザの研究は主流ではあるけれど、エキサイティングな研究はもっとあるじゃない、そんな気持ちで訊ねたことがある。

「なぜ、そんなにインフルエンザだけに固執するの?」

ウォルフガングはレンガでできた実験台の上にピペットマンを置くと、即座に答えた。

「ドイツ、この国の不幸はインフルエンザウイルスが作ったからさ」

私はため息を漏らした。「了解、わかった、そうかもしれない」

1918年、第一次世界大戦のさなかに、スペイン・インフルエンザ(通称・スペイン風邪)が発生した。それは鳥インフルエンザが遺伝子変異を起こして、人から人に効率よく伝播する能力を持ち得た新型インフルエンザであった。このスペイン・インフルエンザが、パリを射程内に入れ、勝利を目前としていたドイツ軍に侵入した。燎原《りょうげん》の火のごとく広がる新型ウイルスに、兵士が次々と倒れていった。補給線もずたずたに絶たれた中で、兵力を増した連合国軍にドイツ軍は敗れた。敗戦後、ドイツ国家は莫大な戦争賠償金を取られ、事実上、ドイツマルクは紙くずになった。

これらの問題を全て解決できるとして、台頭してきたのがヒトラー率いるナチ党であった。そのまま第二次世界大戦へと突っ走っていく。ウォルフガングにしたら、スペイン・インフルエンザさえなかったら、祖国の運命も違っていた、と思うのだろう。スペイン・インフルエンザが大きな歴史の転換点であったことは事実だ。

感染症の流行は時に世界史をも動かし、文化も政治も社会も芸術も変える。それが大陸では当たり前になっている。島国で鎖国も長かった日本は、感染症についてはラッキーな国だったのだ。「日本は地震には敏感だけど、感染症には不感症だよね」と笑うウォルフガングの言葉が胸に刺さった。そうかもしれない。でも、21世紀のグローバル化した社会ではそんな甘さは通用しない——。私が自分の研究対象としてパンデミック対策を考える、そのきっかけとなった会話だった。

ドイツの冬は寒い。マイナス20度になると研究所の脇を流れるラーン川は厚い氷に覆われた。そのラーン川を美しいフォルムでスケーティングしながら、ウォルフガングは通勤してきた。ドクターであった彼は、後にパンデミック対策で国の指揮を執るような重鎮になっていく。コロナウイルスをめぐるクリスマスのメールの送信者の一人は彼であった。

そして、中国からもたらされる情報の1つは、ボンの友人チャンの夫のドクターによるものだった。私にとって、中国の主要な研究者につながりが持てたことは、後にH5N1型やH7N9型鳥インフルエンザやSARSウイルスなど中国が主要な情報を握る感染症に対応する上で役立った。

マールブルク大学医学部ウイルス学研究所には、各国の研究者が集っていた。いろいろなウイルスの研究者仲間に出会った。〝バイオセーフティーレベル4〟という最高レベルの病原体封じ込め施設もあり、エボラウイルス始め、最も危険とされる病原体も扱っていた。エボラウイルスやマールブルクウイルスなどの出血熱の研究者はアフリカからもやって来ていたし、「ボンジュール」の挨拶で始まるフランス人グループの研究室もあった。まさに国際的な研究所であり、あらゆるジャンルのウイルスを扱う研究者がいたのは刺激的かつ有益だった。

やがて、ここを拠点にして複数のネットワークができあがり、留学後も情報交換が続いたのだ。特に12月のクリスマスシーズンは毎年、「メリークリスマス！」というメッセージも多くやってくる。ただ今年は、感染症関係の人間は誰もメリーとは書いてこない。中国湖北省武漢での〝抗生物質の効かない原因不明の肺炎患者の発生〟の情報が流れ始めたからだ。

3　かつての日本の幸運

どんなネットワークにせよ、情報というものは玉石混淆だ。全部の情報を盲目的に信じる訳ではない。だが、私は自分のネットワーク情報ですでに不安に苛《さいな》まれていた。

それに加えて、田代氏が、彼の情報群から内容を精査した上で、武漢での肺炎患者の〝集団発生〟を部下であった自分に知らせてきたことで、不安が怯えに変わった。

田代氏は間違いなく本省、厚生労働省の感染症担当・医系技官にも連絡をして、緊急の対応を要請しているだろう。そして、論拠となる、もっと詳細なデータやメールを入手して本省へ転送しているだろう。そういう彼の行動を感染研時代から見てきた。

ただ、大丈夫だろうか？　腕時計を見た。私の時計は仕事柄、主要都市の時差も表示される国際時計だ。この時計で現地時間を確認して研究者へアポを入れる。

ちょうど、ヨーロッパはクリスマス休暇に入っている。さらに日本の役所はこれから年末年始の休みだ。いや、ことは危機管理だ。田代氏から連絡が入ったら、厚労省の担当者はすぐ応答するはずだ。きっと、つながらないなんてことはないはずだ。

感染研時代も現在も、感染症対策をやっている私は24時間、土日関係なく、仕事はONの状態にある。私にとって、感染症・ウイルスは単なる研究テーマではなく、流行を抑止する実践的な危機管理が本質である。ちゃんと危機意識を持って職務に臨んでいれば、国立感染症研究所でインフルエンザウイルス研究センター長を務める長谷川《はせがわ》秀樹《ひでき》氏は対応するだろう。

メガネの奥の目がいつも笑みを浮かべている長谷川氏の温厚な顔を、私は思い出した。感染研のインフルエンザウイルス研究センター長という同じポジションであっても、激しさと厳しさとで、時に部下を怒鳴り散らしていた田代氏とは真逆の、穏やかな長谷川氏の顔を。

パンデミック、それも世界に拡大して同時大流行するとなれば、まさに国家の安全保障問題だ。長谷川センター長はこのコロナウイルスのパンデミックの可能性に対し、どういう初期対応をするだろうか。

長谷川氏は、SARSが発生した2002年11月、ウイルス分離や同定で緊迫した実験室の現場にはいなかった。当時は田代氏の部下ではなかったのだ。だから、田代氏が指揮した、中国や台湾などSARS発生諸国とのやりとりやWHOとの交渉の現場を見ていない。H5N1型鳥インフルエンザからの新型インフルエンザ、この強毒性（高病原性）鳥インフルエンザ問題のさなかにも現場にはいなかった。そもそも長谷川氏は〝病理の人〟なのだ。危機管理が叫ばれた1997年から2008年までの、パンデミック対策が本当に過酷な時期を、彼は経験していない。

田代氏はプロ中のプロであり、「世界の数億の命を背負う男」と国際的に言われてきた研究者だ。田代氏の直属の弟子であったことのない長谷川センター長に、その発言の重さが響けばいいのだが……。

まさか、「年明け、休み明けに本省と協議します」なんてことを田代氏に言ったりはしないだろうか。もしも、私がセンター長のポジションにいるなら、武蔵村山の研究所から霞が関まですっ飛んで行く。いや、大臣に電話を掛け、直接話をするだろう。トップに事態を伝え、役所の担当部局に降ろしてもらう。緊急事態時にはトップダウンで行かないと間に合わない。下から上げていったら、その間にウイルスが国内に入ってしまうからだ。

２００３年、ＳＡＲＳウイルスは幸いにも日本には侵入しなかった。結果的には対岸の火事に終わり、日本人の多くに忘れ去られている。

当時の厚労省の医系技官も、もう、そのほとんどが別の部署に異動したり、退職して天下りしている。田代氏の主要な弟子たちも、多くは大学の教授職となって感染研を出ているか、定年退職をしているかだ。ＳＡＲＳの経験が、もはや現担当者に受け継がれていない可能性は高い。つまり霞が関からも、ＳＡＲＳのような新しい呼吸器感染症の侵入や流行に対する緊張感や危機意識が失われているのではないか。それは地方自治体の健康保健部局でも同様だろう。

しかし日本にＳＡＲＳが入ってこなかったのは、紙一重の〝幸運〟に過ぎない。２０１５年、韓国では中東から帰った60代男性からＭＥＲＳ－ＣｏＶ《マーズコロナウイルス》が国内に持ち込まれ、ＭＥＲＳ（中東呼吸器症候群）の流行が発生した。それは病院、医療機関における大規模な院内感染に発展して大きな問題となった。このＭＥＲＳも日本へは入ってこなかった。たまたまだ。韓国で起こったように、日本にＭＥＲＳウイルスが侵入してパンデミックが起こってもおかしくはなかった。

さらに、2009年のH1N1型新型インフルエンザのパンデミックは、この新型インフルエンザウイルスにそもそも大した病原性がなかったので、健康被害も世界的に小さくて済んだ。それまで次なる新型インフルエンザと想定され、危機管理対策が取られていた高病原性（強毒型）のH5N1型鳥インフルエンザではなかったのだ。日本は、この「豚フル」とも呼ばれた新型インフルエンザでも、大事には至らなくて済んだ。最悪のシナリオを想定した対策準備ができていたことによって、犠牲者数を大幅に減らせたためでもある。こうした準備対応計画を練り、実行に寄与していたのも田代氏であった。

そんな直近3つの感染症流行をニアミスでやり過ごせた日本は、その幸運のために、感染症の危機管理の意識も緊張感も緩んでしまっている可能性がある。もしも、武漢の肺炎が人から人にどんどんうつる能力を獲得した新型ウイルスであったなら、そしてあの重症肺炎をもたらしたSARSの再来だったなら、日本は厳しい対策を取れるのであろうか。それが私の最大の不安だった。

かつての3つの幸運が、今のリスク評価の楽観視につながりはしないだろうか？　政治や政策は前例を重視する。特に霞が関では、前例がないことは実行し難《にく》い。さらに前例がこの程度であったとなると、それを踏襲しがちである。これまでの感染症対策を眺めてみれば、緩い政策に流れがちで、危機管理としての厳しい対応はでき難い……と私には見てとれた。

4　中国の公式発表

イブの夜から3日後の12月27日朝、ずっとメールの情報を注視していた私は、とうとう居た堪れない思いで田代氏に電話を掛けた。ヨーロッパは26日の夜であり、その日の情報が来ている時間帯ではないかと想像した。

この時も珍しく、田代氏はすぐに電話に出た。そして間髪いれずに発せられた言葉は、

「コロナウイルスだ！　ゲノムシークエンスが出てきた。ただ、ＳＡＲＳではない」

「ＳＡＲＳではない、新しいコロナウイルスってことですか？」

「ＳＡＲＳウイルスとホモロジー（相同性《そうどうせい》）は高い、でも違うウイルスだ」

「病原性は？　人から人に連続的な伝播はあるんですか？」

「人から人は当然あるだろう、だが、どのくらいの効率で感染伝播するのか、市中で連続的に行くのかどうか、それはわからない。これからオフィシャルに中国政府から発表があるだろう」

それだけで電話は一方的に切られた。

その4日後の12月31日、やっと中国からの公式発表が出た。病原体のコロナウイルス分離、同定されたウイルスの遺伝子シークエンスの公表はさらに遅く、２０２０年1月10日であった。

厚労省は1月5日になって、次の内容を発表、ホームページに掲載した。中国政府の発表時点で報道の記事には出ていたが、年末年始の喧騒の中で、このニュースを注意深く見る国民は少なかったであろう。

「Disease outbreak news　２０２０年1月5日（厚労省検疫所掲載）
２０１９年12月31日、中国湖北省武漢市で検出された病因不明の肺炎（原因不明）の事例についてＷＨＯ中国事務所に通知されました。２０２０年1月3日現在、病因不明の肺炎患者、全部で44人が、中国の国家当局によってＷＨＯに報告されています。報告された

44例のうち、11例は重症であり残りの33症例は安定した状態です。報道によると、武漢にある関係する市場は環境衛生と消毒のために２０２０年１月１日に閉鎖されました。

原因物質はまだ特定または確認されていません。２０２０年１月１日にＷＨＯはリスクを評価するために当局にさらなる情報を求めました。

当局はすべての患者が武漢の医療機関において、隔離されおり、治療を受けていると報告しています。臨床徴候と症状は主に発熱であり、呼吸困難の患者も数人います。胸部レントゲン写真では両側の肺の浸潤影を示しています。

当局によると、患者のなかには、華南海産物市場で店舗などを運営していた方がいるのこと。中国の調査チームからの予備的な情報によれば、ヒトからヒトへの伝播の重大な証拠は認められておらず、医療従事者の感染も報告されていません」（原文ママ）

２０１９年12月31日の中国政府の公式発表は、「ヒトからヒトへの伝播の重大な証拠は認められておらず、医療従事者の感染も報告されていません」というものだった。また、この時点の発表では病原体については触れていない。であるから、もちろん病原体ウイルスのゲノムシークエンスの情報は公開されなかった。ＳＡＲＳに近いが別のコロナウイルスであることも、いや、コロナウイルスであることすら公表されていなかった。

私は２００２年に発生したＳＡＲＳの時に、中国の徹底的とも感じられる隠蔽を感染研の現場で経験していたので、まずはこのくらいの発表であろうと思った。あのとき、中国の情報開示の遅れは世界各国から大きな非難を浴びた。今回は武漢での肺炎の集団感染は認めている。公式発表の翌日、２０２０年１月１日から肺炎患者の集団感染の起こった市場は閉鎖された。

さらに「重大な証拠は認められておらず」ということは、現象として人から人への感染はあるのだろう、と判断できた。感染が点であるのか、線となってつながっているのか、面で広がっているのか、その証拠はないが、集団感染が起こっていることが公式になった。

本当に海鮮市場からか？

ウイルスや細菌などの病原体は、人が動く距離だけ動き、感染症を拡げていく。感染者が体内に病原体、この場合はＳＡＲＳと高い相同性のあるコロナウイルスを持ち、感染者が動くことで拡がるのだ。

武漢の街を思い浮かべた。１１００万人の人口を持つ、東京並みの大都会。交通網の鉄道や道路のハブともいえる地理的な立地と役割を持つ要衝都市。人込み、喧騒、人と物の流動。遥か昔であるなら武漢の一地域で発生した風土病的な感染症で済んだとしても、今の武漢ではそれでは済まない。コロナウイルスはすぐに拡がるはずだ。私はすぐに武漢とその周辺の都市からの日本への直行便の数、移動人数を調べ始めた。在留邦人の数、さらに武漢はこれだけの大都市だ、進出している日本企業も多いはずだ。

田代氏は人から人へ行っている可能性を指摘していたが、公式には人から人への感染伝播の確証はないという言い方だ。微妙だが、このウイルスは、濃厚接触などの条件によっては人から人には伝播するのだろう。ただ、今は新型インフルエンザのようにどんどん連続伝播する能力を獲得している訳ではない――ということなのか。

もしくは、人での流行そのものをまだ公表していない、ということか。いずれにせよ、要警戒だ。コロナウイルスはそもそも動物のウイルスである。犬や豚や猫のコロナウイルスは獣医学の分野で研究されている。しかし、ときにコウモリなどの動物のコロナウイルスが、人に感染して病気を起こすことがある。動物や人への偶発的な感染を起こしているうちに、遺伝子の変異が起きる。遺伝子の変異はアトランダムに起こる訳だが、たまたま人に感染しやすい変化を起こしたウイルスが誕生すると厄介だ。

人に感染しやすいウイルスが発生して、ある人の体内で増える。ただ、そのウイルスはまだ人への伝播の効率は悪い。しかし、密な接触などで次の人間に感染することを繰り返すうちに、さらにウイルスが変異していく。人の体内で増えやすく、人への伝播力が強くなるような変異が起こった場合、偶発的な感染を繰り返していくうちに、さらに効率よく人から人への伝播をするウイルスが発生する。

こうして、動物のコロナウイルスが、人へ順化していく。こうなると人型ウイルスとして集団感染が起こる。さらに集団感染の規模はどんどん大きくなっていく。だから、新型ウイルス発生時は早期発見、そして完全なる封じ込め策を取ることが必要になるのだ。

現状、濃厚接触で長時間、密にいない限りは感染しないとなれば、まだ封じ込めもできるかもしれない。しかも、中国である。中国はSARSのときも北京を封鎖するという強硬な措置までとって、流行を収束させた経験がある。ただ、冬か……とひっかかる。

四季がある温帯地方の国では、冬はコロナウイルスが流行《はや》りやすい。逆に冬であるから、数が増えて感染者が見つかってきたのかもしれない。ある程度の人数の感染が出てこなければ、感染症を見つけることは難しい。肺炎はよくある疾患だ。それが集団であったからこそ、見えたということだろう。その集団の規模が問題なのだが。

もう一つ、海鮮市場ということにも、ひっかかっていた。ライブマーケットだ。海鮮というけれど、中国のライブマーケットはさまざまな動物が生きたまま売られている。この市場にも爬虫類、鳥類、哺乳類などが数多《あまた》売られる一角があるのではないか？

SARS類似のウイルスというならば、自然宿主はキクガシラコウモリか？　コウモリは中国、アフリカなどで広く食用にされる。コウモリが売られていることも想定される。ならば、そこで、コウモリから近くの檻に入った動物の糞尿等による飛沫感染・接触感染が起きて、まず偶発的な感染が起きたのかもしれない。これが繰り返されて、ウイルスがこの動物に感染しやすいように変異すると、中間宿主動物ができあがる。

さらにその中間動物を、人が調理にさばく。そして、最終的に食すというプロセスの中で、ウイルスに触れる、飛沫を吸い込む等をして、人が感染したのではないか。もちろん、自然宿主が強く疑われるコウモリ自体に触れる、さばく、食すためのプロセスで人が感染したことも十分考えられる。

ただ、「ライブマーケットで発生」という状況が、あまりにも出来すぎた設定のようにも感じられた。市場で感染者が出たという現象は、動物(野生動物の肉＝ブッシュミート)から人への感染のイメージがわきやすい。動物から偶発的に人へ、それを早期に発見、対応という理屈がいかにも成立しやすい。本当なのだろうか？　短絡的にコウモリから人、あるいは中間動物から人への感染だと信じていいのか……と、引っかかっていたのだ。武漢の街中ですでに感染が起こっていて、その感染者がたまたま市場にやってきていた、ということもあるのではないか？

いや、ここで楽観視してはいけない。危機管理としては、すでに市中感染が起こっていて、寒い冬のこの時期にインフルエンザと誤診されながら、流行しているという可能性を考えるべきではないか。莫大な人口を抱える中国だ。たった20人や30人の肺炎クラスターで、WHOに報告などするものだろうか。

あの広大な大地、莫大な人口、混沌とした街。インフルエンザだと思っていた医者たちが、やっと異型《いけい》肺炎に気がついた。それで病原体までを確認できたのが、まずは27人。背景には、もっと多くの患者がいるはずじゃないのか。いや、いると考えた方が自然だろう。呼吸器感染症の流行《はや》る冬の時期に、新しい肺炎がそんな少数例で見つかる訳はない。余程の事が起こっていて、だから表に出てきたと考えた方がいい。

田代氏からの情報は厚労省に入っているはずである。厚労省はこの武漢の肺炎にどんなリスク評価をするのだろうか？　まずは武漢や湖北省からの直行便を止めるのか？　中国からの邦人帰国をどうするのか？　とにかくそれらの準備をすぐ開始するべきだと思った。

厚労省の初期対応

田代氏は、武漢の肺炎をその症状などからＳＡＲＳの再来か?と危惧した。しかし、ゲノム情報を詳細に見ればＳＡＲＳではなかった。ＳＡＲＳコロナウイルスに非常に類似した別のウイルスであった。

もちろん、ＳＡＲＳでなくとも重大案件である。田代氏はそもそも政治を嫌い、自分から政治家に向けて動くことがなかった。だから、感染研在任中からその役回りは部下の私が担ってきた。そして必要とあれば面会や説明のセッティングもしていた。だから私はいろんな政治家の知遇を得ていたし、厚労族の田村憲久氏や川崎二郎氏など過去の大臣たちなら厚労省時代に仕えてきたので、信頼関係が築けており、すぐに電話して直接説明し、対策を進言することもできた。だが加藤勝信厚労大臣とは面識がなく、直接何かをできる手立ては、私にはなかった。

本来なら、米国ＣＤＣの情報もあるはずだった。しかし中国の北京にあったＣＩＡのオフィスは、トランプ政権になって引き上げられていた。だから、ＣＤＣを通じて日本に入るはずの、ＣＩＡからの武漢の肺炎に関する情報もなかったのだ。結局、２０１９年12月31日の中国側からのオフィシャルな声明が第一報になってしまった。

中国・武漢当局がＷＨＯに肺炎のクラスターが発生していることを報告したのを受け、２０

20年1月1日、WHOはこの肺炎を起こしている未知の病原体の流行に備えて対策本部を設置した。そして1月4日に、ようやくWHOはSNSで国際社会に発信、〝武漢において肺炎のクラスター発生、死亡者なし、病因は分析中である〟としたのだ。

1月6日、厚生労働省健康局結核感染症課は日本医師会に向け、「中華人民共和国湖北省武漢市における非定型肺炎の集団発生に係る注意喚起について」という事務連絡を出した。

中国湖北省の武漢で、通常の抗生物質が効かない肺炎の集団発生の報告があった。詳しいことはわかっていない。武漢から帰国して肺炎などの呼吸器症状がある人を診る場合には、感染対策をしっかりやってほしい。さらに届出を義務付けられている医療機関においては、武漢滞在歴があって、このような原因不明の肺炎患者を診た場合には、速やかに保健所を通して報告してほしい。これは国立感染症研究所で調査を行う。

概略としては右のような内容で、田代氏や研究者仲間とのコミュニケーションで得られた情報以下の、通り一遍の内容でしかなかった。私は肩透かしをくらったような気持ちだった。患者についての報告を求める疑似症サーベイランス（定点機関）は、もともと東京五輪での海外からの輸入感染症対策として構築されたもので、それに乗っかったかたちだ。武漢の滞在歴があって変な肺炎を起こした患者が出たら、感染防御して診て、保健所を通じて報告してくれ、というだけでいいのか。

1月5日の厚労省検疫所からの発表でも「すべての患者が武漢の医療機関において、隔離されおり、治療を受けている」「臨床徴候と症状は主に発熱であり、呼吸困難の患者も数人います。胸部レントゲン写真では両側の肺の浸潤影を示し」「患者のなかには、華南海産物市場で店舗などを運営していた方がいるのこと。ヒトからヒトへの伝播の重大な証拠は認められておらず、医療従事者の感染も報告されていません」（原文ママ）というものだった。

報道の方が武漢の肺炎に対する反応は早かったが、この厚労省からの発表をもって、新聞やテレビ各局の報道が本格的に始まった。

5 指揮官のタイプ

勤務先である白鷗《はくおう》大学の広報を通じて、一通のメールが届いた。テレビ朝日系番組の出演依頼だった。テレビ朝日「ワイド！スクランブル」と「グッド！モーニング」がコロナ報道の口火を切ったのだが、私への依頼は当然ながら、「武漢の海鮮市場で集団発生したという原因不明の肺炎」についての解説であった。

コロナ報道における私の最初の生出演は2020年1月7日の「ワイド！スクランブル」となった。橋本大二郎キャスターの時代から何度も呼ばれている番組だ。私は後に「コロナの女王」と揶揄されるようになるのだが、元々15年前からテレビ等のメディアで感染症の解説を行っていた。感染研に在籍していた頃はNHKが多く、「ニュースウオッチ9」には何度も出演し、その時々で問題となっている感染症を説明した。感染研を辞めた後は民放が増え、中でも「ワイド！スクランブル」への出演は回数を多く重ねていた。抜群のアナウンス力を誇る大下容子アナが進行するこの番組は、かねてより自分にとって馴染みやすい番組だった。

そしてこの日から毎日、テレビの生放送に出ては、後に「新型コロナウイルス感染症」と呼ばれることになる、武漢発のウイルス性肺炎の感染症について解説し続けることになる。

コロナ報道の初出演の日、テレビ局からの車が迎えに来た。私は黒のワンピースを着て、パソコンを開いて研究者仲間からの最新のメールに目を通し、当然ながら新聞各紙、さらに海外の報道も確認する。しかし、２０２０年の年明けからのこの数日間、田代氏からの情報が届いていなかった。年末の「ＳＡＲＳコロナウイルスに似たゲノムシークエンス（遺伝子情報）を持つ新しいコロナウイルスだ」という情報で止まっていた。１月７日時点でも、中国はまだＳＡＲＳに似ているというウイルスの遺伝子情報を公表していなかった。

田代氏に電話をしても出なかったが、着信記録は残るはずだ。田代氏は厚労省の医系技官に対して、武漢の新しいコロナウイルスについて説明し、そのリスク評価を詰めている段階ではないかと私は考えた。だから忙しくて電話に出られないのだろう。医系技官の仲介で、大臣への説明もあるのではないか。しかし、この予想はすぐに裏切られた。

というのは、どうやら厚労省でのリスク評価や政治家への説明は、田代氏ではなく、後に専門家会議や分科会の主要メンバーにもなる岡部《おかべ》信彦《のぶひこ》氏がその役を担っていたようだ。それはこの後、１月16日に出された厚生労働省感染症情報管理室からの「新型コロナウイルスに関連した肺炎の患者の発生について」というプレスリリースから類推できた。そこには「現時点では本疾患は、家族間などの限定的なヒトからヒトへの感染の可能性が否定できない事例が報告されているものの、持続的なヒトからヒトへの感染の明らかな証拠はありません」とあった。「人から人への持続的な感染の明らかな証拠がない」という、遠回しながらも「人から人に連続してうつっているわけではない」と印象づけられる内容に、ホッとする国民は多かったであろう。

しかし、どこにそんな証拠がある？　中国側の説明をそのままに受け取って対応するならば、後で取り返しのつかないことになる可能性がある。感染症対策は、早期開始、徹底対応、短期決戦が鉄則である。田代氏であれば、こんな甘いコメントは出させない。彼はＳＡＲＳの時も鳥インフルエンザ問題の時も、中国の情報隠蔽に煮え湯と泥水をさんざん飲まされてきた。この武漢での肺炎についても、「ＳＡＲＳが再来したのかと思った」という田代氏の言葉からして、人から人への伝播は当然あると思って備えろと主張したに違いない。

彼らは「調整型」を選んだ

要は、「新興感染症」「新型ウイルス」を危機管理と捉えられるか否か、なのだ。

岡部氏は調整型で、ネゴシエーションに長《た》けた、平時の指揮官である。一方、田代氏はサイエンスに立脚した、緊急時に必要な指揮官である。２人は感染症研究所で同時期にセンター長を務めていた。

サイエンスよりも政治的落としどころを重視し、調整力に長けた人物と、サイエンスを信奉し、調整には関心を持たない人物という両極端のセンター長が、感染研には同時にいたのだ。この時代は長かった。私はその時代をずっと経験し、麻疹《ましん》と風疹《ふうしん》のワクチン問題でも、ＳＡＲＳ対応でも鳥インフルエンザ問題の対応でも、極端な温度差の漂う現場を見てきた。特にＨ５Ｎ１型鳥インフルエンザからの新型インフルエンザ問題では、同じ感染研でセンター長の肩書を持つ公務員が真逆のリスク評価をしていた。

田代氏はウイルス学で最悪のシナリオまで想定して、健康被害をいかに小さくするかという対策を提言していたのに対し、岡部氏は「まあまあ、そういうこともあるかもしれないが、パンデミックはめったに起こりませんから」と、ウイルス学やサイエンスの論拠はないけれど、行政上の落としどころを心得て、田代氏の発言の火消しをしていた。結果、対策は行われないままになる。

厚労省は調整型の岡部氏を重用してきたのちに、定年のない川崎市健康安全研究所所長に据えた。最年長の岡部氏の意見は厚労行政に強く反映されてきたであろうし、裏を返せば、彼は厚労省の担当者の意に沿った意見を常に語るであろう。

岡部氏は運もよかった。すでに述べたように、SARSは日本には入らなかった。MERSも、韓国では帰国者がスーパースプレッダーとなって大変な騒ぎになったが、日本には入らないですんだ。2009年の新型インフルエンザも、危機管理として想定されていた「H5N1型強毒型新型インフルエンザウイルス」ではなく、病原性の極めて低いH1N1型であった。そのため、季節性インフルエンザよりも健康被害は少なくて済んだ。だが、繰り返しになるが、それは単なる「ラッキー」に過ぎない。

2014年に西アフリカ諸国でエボラウイルスが前代未聞の広がりを見せ、首都を含む各都市を巻き込んで大流行を起こした。WHOは緊急事態宣言を出し、国連も安保理決議を出すほどだった。感染者の数、死者の数はそれまでの平均的なエボラウイルスの流行より2桁も多い数となった。まさに桁違いの流行だ。このときも、ヨーロッパや米国には患者が入ったが、日本には入らなかった。これも「ラッキー」だった。

そのため、調整型の指揮官、岡部氏の対応でも乗り切れた。恐ろしいウイルスが国内侵入しなかったのだから、それで良かったのだ。だが、そのおかげで感染症の危機管理の意識は上がらなかった、いや、逆に薄れた。ウイルスに侵入された国では、それがトレーニングとなって感染症対策が再構築された。これまでのラッキーが、今回は日本の仇《あだ》にならないだろうか？現に、岡部氏の意見によるリスク評価の甘さがプレスリリースに現れているのではないか？

6 「モーニングショー」の現場で

2020年1月6日からの週、私はテレビで解説に呼ばれたが、「謎の肺炎が中国で発生しているらしい」という厚労省の発表の範囲に留まる内容であった。番組を観たのか、何人かの新聞記者がコメントを取りに来た。

1月初め、ＰｒｏＭＥＤ《プロメド》という世界中の感染症関係の情報が流れてくるメーリングリストにも中国・武漢での肺炎の情報が流れ始めた。ウイルス感染症についてこのようなアウトブレイクの情報はよく流れてくるので、多くの研究者はあまり気に止めなかったかもしれない。だが、私は震えるような怖さを感じながら、それを見ていた。

そして中国は、世界でもっとも権威のある臨床医学雑誌である「ニューイングランド・ジャーナル・オブ・メディシン」に、このウイルスの詳細を発表する。政府の公式な発表ではなく、科学論文が先行して世界にパンデミックウイルスの情報を発信するようになったのだ。ＳＡＲＳコロナから17年、サイエンスでも一流となった中国は、公表の仕方もドラスティックに変えた。

論文によると、1月3日から武漢において感染状況の調査、つまりウイルスがどの程度広まっているか、どのくらい感染者がいるか、という調査が行われていた。研究者が大勢送りこまれて調査を行っているということは、現地ではすでに大きな問題となっていたことの証明でもある。「ニューイングランド・ジャーナル・オブ・メディシン」電子版を私は一心に読んだ。

原因不明の肺炎の患者の集団が中国・武漢の海鮮市場で発生している。未知のコロナウイルスが分離された。中国疾病対策予防センターがそのウイルスのゲノムを解析し、全塩基配列を決定した。ＳＡＲＳコロナウイルスともＭＥＲＳコロナウイルスとも異なる「新型コロナウイルス2019－ｎＣｏＶ」と名付けた（後に「ＳＡＲＳ－ＣｏＶ－２」に改名された）。それは極めて衝撃的な内容だった。

1月13日月曜日、テレビ朝日の「羽鳥慎一モーニングショー」に出演したのは、この日が初めてだった。私は1月3日から行われている武漢の現地調査をまだ知らなかった。

担当ディレクターは、いかにもベテランのテレビマンという印象で、数日前から電話でインタビューがあり、その後、出演依頼があった。前日、日曜の夜に入念な聞き取りがあって、テーマ内容についての意見を訊ねられる。コメント内容は自分の考えを述べる。〝こう言ってください〟という意見の指示や強要はまったくない。彼の話し方も紳士的で礼儀正しく、安堵感を覚えた。

当日、スタジオには「謎の肺炎で初の死者　新型ウイルス猛威　春節控え　日本も警戒」というテーマでパネルが組まれていた。

玉川徹氏の舌鋒はいつも鋭く、個性的なコメンテーターたちとの喧々諤々《けんけんがくがく》のやりとりを見て、「この番組は自分には荷が重いな」と以前から思っていた。それなのに「モーニングショー」の出演依頼を受けたのはどうしてか？　その答えはシンプルだ。仕事は断ってはいけない、これが感染研のときの田代氏の教えだった。来た仕事は全て受けて、こなせ。そう言われ続けてきた。ここで解説をして、多くの視聴者の方に感染症の危険性を知ってもらうことが大事だと思った。そのスタンスはその後も続くことになる。

「モーニングショー」でも、ちゃんと想定外の質問にも発言できるように自分が成長するしかない、学ぼう、そう思って、この日はかなり緊張して臨んだはずだった。しかし、意外にもすんなりと本番生放送をこなせたのは、羽鳥アナの絶妙なバランス感覚と、私が答えやすいようにうまく質問を振ってくれた気遣いのおかげだろう。また、コメンテーター陣も、初めてのゲストとあって配慮をしてくれたかもしれない。

スタジオのテーブルの前に進むとき、羽鳥氏は必ず、笑顔で「お願いします！」と声を掛けて気合を入れてくれる。これは私が出演した初回から、200回を迎える出演回数に至っても変わらないことだった。本番前に一声かけて、ゲストを笑顔で迎える。重く暗い緊迫したテーマであっても欠かさず、そうしている。だからすっと番組に入っていけた。

70万人が訪日する中国の春節（1月24日〜30日）を前に、武漢で謎の肺炎が出た。ここは三国志の舞台「赤壁の戦い」のあった場所で、現在の主要産業は自動車。日系企業もホンダ、日産、ブリヂストン、イオンなど約150社ある。在住日本人は約460人に上る。

私はイオンの感染症対策の顧問を10年以上務めている。イオンは中国に複数の店舗を出店させている。鳥インフルエンザ問題でも、火薬庫であった中国での感染症危機管理を担当した。

2007年には、イオンから新型インフルエンザ行動計画の監修を依頼された。大陸を跨《またが》るウイルスの世界同時流行《パンデミック》を想定しながら、イオンが国際的に展開する店舗、つまり不特定多数の来客が見込まれる店舗の運営と従業員の安全確保を目的とする、感染症対策マニュアルを作成した。それが私に託された初期のパンデミック対策のミッションだった。このとき、イオンが世界に展開する店舗数の多さに驚いた。まさに国際企業だった。

そのイオンが武漢に出店している。仕事を一緒にやってきた仲間が社内におり、今、武漢での新型コロナウイルスと対峙しているのだ。かつて作った新型インフルエンザ対策マニュアルは、同じ呼吸器感染症として稼働しているはずだ。そう思うと、胸が苦しくなった。

そして、この放送の本番中、ふと脳裏をかすめたのは、2007年、幕張にあるイオン本社の会議室で新型インフルエンザの対策を本社役員らの前で説明した時のことだった。最上階の会議室の窓の外にはきらめく青い海が見え、私の後ろには一緒にこの感染症対策を取りまとめたイオンの社員らがいた。

彼らは、武漢でどれほど大変な思いをしていることか……。私はベストを尽くして報道に臨む覚悟を決めた。

ウイルスが移動していく

初回の放送では、新型ウイルスでの症状、さらに動物のコロナウイルスが遺伝子の変異を起こして、人に感染できるウイルスに変異する可能性があることなどがパネルを使って説明された。私は「元々のウイルスの供給の起源として可能性が高いのはコウモリである」とした。

　この新型コロナウイルスがＳＡＲＳコロナウイルスと類似していることは1月10日の遺伝子ゲノムの公開ですでにわかっている。ＳＡＲＳコロナウイルスはキクガシラコウモリが自然宿主である。このコウモリのウイルスが遺伝子変異を起こして、ハクビシンにうつり、また人に感染するように変異を遂げた。

　パネルには「新型ウイルス　発端は海鮮市場か？」とある。私は「？」がついていることに、ほっと息をついた。海鮮市場と断定されていないことに安堵したのだ。肺炎の患者発生が市場だけではない可能性は残しておくべきだ。私は、武漢の街中での人から人への市中感染の可能性を危惧していた。田代氏の情報、私のネットワーク情報でも人から人への流行が想定された。ただ、この時点では、厚労省やＷＨＯ、そしてＷＰＲＯ《ウプロ》（ＷＨＯ西太平洋地域事務局）も、そうは認めていないし、その危険性も明確にしていなかった。

　海鮮市場では、魚介だけではなく、ハリネズミやシカ、ハクビシン、コウモリなども食材として生きたまま売られている。中国の伝統的な食文化だ。そうした食文化と、動物と人との両方に感染する「人獣共通感染症」は関連性が濃い。市場が発端というのは、まずは、それらの食材となる動物から偶発的に人に感染したのではないか、と連想される。

「新型コロナウイルスで初の死者と確認された中国人男性は、海鮮市場に出入りしていた。市場の動物からの感染で、人から人に感染しているわけではない」厚労省からの発表がそうであるから、番組内のパネル解説もそうならざるを得ない。あくまで市場での偶発的感染に留まり、流行は武漢市内では起こっていないとするのか。やはりリスク評価が甘い、と思った。

1月9日に、東京医科大学の濱田《はまだ》篤郎《あつお》教授が「何らかの動物のコロナウイルスが人に感染した可能性もある」とテレビの取材に答えている。濱田氏は輸入感染症、渡航医学の分野では日本でも屈指の医師であり、私も20年前から面識がある。濱田氏の発言は無難で、現時点のマスコミの質問への答えとしてはそうなるであろう、と私も思った。しかし、彼がそこから先、つまり「人から人へ」の感染状況をどの程度まで想定しているのかは不明だった。確固たるエビデンスが無いから、ここまでのコメントで留めたということだろう。この9日には、武漢で61歳の男性が新型コロナウイルスによって死亡している（公表されたのは2日後）。

10日、ＷＨＯは加盟各国に注意喚起を行った。注目すべきはその文面だった。そこには医療従事者への感染については特に注意することと付記されていたのだ。私はこの点を見逃さなかった。ＳＡＲＳやＭＥＲＳにおいても、院内感染が集団感染・クラスターを形成して一大ウイルス伝播場所となったが、その経験からの院内感染への注意喚起と受け取れた。

それを今回も特に付記したということは、やはり、人から人への感染はあるのだな、と私は理解した。11日、新華社通信は「人から人への感染は未確認」と報道。さらに3日後の1月14日、ＷＨＯは報道関係者に「人から人への感染は家庭内感染に限られているが、ＳＡＲＳ、ＭＥＲＳの経験から、人から人への感染があっても不思議ではない」と発表した。

ＷＨＯが家庭内感染を付記してきたということは、院内感染に留まらず、市中での感染も起こっている可能性があると読むべきだ。あとは、その伝播効率、つまり、このコロナウイルスがどれくらい人に順化しているかだ。

一方、春節前後の人の大移動よりも前に、武漢発の遠距離列車の片道切符が突然大量に買われている、との情報がカナダから入ってきた。この情報は大企業、中でも生命保険会社や投資会社などが契約して入手するサイトからのデータだった。この情報に基づいて、大勢の人が武漢から避難しつつあるとの憶測も流れた。

片道切符？　逃げ出すってこと？　つまり、市民が危機を認知するほどに市中では流行しているってことだと戦慄する。一刻を争うように、着の身着のままに必要最低限の物だけ持って、片道切符を握りしめて満員の列車の隙間に身をくねらせるように乗り込む――そんな群衆の姿が脳裏に浮かんだ。

事実、この後、武漢の都市封鎖が現実のものとなるのだ。ギリギリに武漢駅発の遠距離列車で抜け出した日本人留学生の体験なども報道されることになった。実にこのとき、５００万人もの市民が武漢から逃げ出していた。武漢の人口の約半分だ。

群衆が押し寄せたのならば、病院同様、駅も一大ウイルス伝播場所になる。そして、列車に乗り込んだ潜伏期の感染者（あるいは軽症者）の体内に乗って、ウイルスが中国のさまざまな地域に拡散していく……他に高速道路もある。そもそも中国大陸のど真ん中の都市なのだ。

私は凍り付くような不安に苛まれた。ウイルスは人の移動で運ばれる。太古の昔から、そうやって病原体は人と共に移動し、拡大してきた。そうなれば武漢だけの話ではない。中国と交流の多い日本でも、即刻に水際対策をすべきだ。当然、入国制限、禁止の措置が妥当であろう。

7　岡部氏の「用意周到」

こんな尋常ではない事態が武漢で起こっていたのにもかかわらず、日本のリスク評価はまだ楽観的であった。

日本の感染症対策の本丸は厚労省である。この厚労省の感染症対策を過去30年近くにわたって共にうまくやってきたのが、川崎市健康安全研究所の岡部信彦所長であった。

岡部氏は「人から人への感染の可能性を排除できない」という1月14日の武漢市当局の発表を受けつつ、「仮に人から人への感染があったとしても、リスクはインフルエンザや麻疹などと比べても、とても低い」として、「現地に行く場合には手洗いなど衛生に気をつける」ことと述べた。これをなぞって、厚労省も16日に「現時点で人から人へと感染が拡大するリスクは低く、過度な心配は必要ない」としている。

私は、岡部氏のコメントの載った新聞を読んで、「先生、何をもってそう言い切るのですか？　単なる川崎市の研究所の所長だけでなく、今なお、さまざまな学会の理事、名誉会員や厚労省の委員会の委員等の肩書を背負っている先生の言葉は重いのです」と問いたくなった。内心で「この楽観視が対応の遅れにつながったら、日本でウイルスが広がります。広がってからでは、封じ込めはできません。岡部先生には、田代先生からの情報は、厚労省経由で当然入っていますよね。それを打ち消すデータやエビデンスがあるのなら、お示しください。でないと、私はこの国のことを思うと安心できません。国民を守れません。拡がったら、その痛みは国民が受けることになります。国民が受容できないほどの痛みとなった場合に、どうするおつもりでしょうか」と、大先輩の岡部氏に反論していた。

しかし、たとえ私が百万遍も反対意見を言ったところで、岡部氏の一言できれいに打ち消されるだろう。だいたい年齢が違う。年功序列の医学の世界では、およそ20年も年が下で、女の岡田ごときが、大先生に向かって何を反論する、となる。

岡部氏が73歳にして現役を退かないで現場にいることは、50代の現役世代の部長やセンター長たちが、この新型コロナ対策に口出しできないことを意味していた。何か言えるとしたら今の感染研所長の脇田《わきた》隆字《たかじ》氏くらいか……。でも所長は肝炎ウイルスが専門だ。呼吸器感染症はわからないだろう。

それにしても、と少し冷静になった私は思う。岡部氏の「仮に人から人への感染があったとしても、リスクはインフルエンザや麻疹などと比べても、とても低い」という言い方はうまい。麻疹は空気感染をし、感染力が非常に強いウイルスだ。麻疹より伝播力の強い感染症は、思い浮かばない。だから、ワクチンで予防するしかない。ワクチンが無かった時代には、この麻疹が流行すると、罹ったことのない人間は、ほとんどが発症した。だから「お役」と呼んで、みんなが罹るものとされた。麻疹はハシカとして有名だが、その感染力と病原性の強さ、麻疹の怖さは、ワクチンで予防できるようになったため、今は認知されなくなったのだ。

岡部氏はそんな麻疹を引き合いに出して、それよりは弱いと言っているのだ。「インフルエンザより弱い」これはどうであろう？　インフルエンザも毎年の季節性のものから新型インフルエンザまでいろいろある。普通のインフルエンザなら薬もワクチンもある。ここを曖昧にする、いかにも岡部氏らしい巧妙な言い方だ。素人の耳に心地よく、安心感を与える。しかもうそとは言い切れない。でも、と私は思う。新型コロナは、既に出てきている状況証拠からいって、とてもじゃないが大丈夫ではないだろう。

台湾のようにWHOより早くに動き、水際対策を最高レベルにし、先手先手で対策を打っているなら、国民は後になって実情を知ってもいいのかもしれない。だが、それは対策が適切に打たれていれば、だ。日本はまず楽観的な情報が流れ、その楽観視に乗っかって対策も甘く緩くなる。緩い対策のエクスキューズのように、また楽観的なコメントが流れる。本末転倒だ。

まさにこの頃、武漢ではこの謎の肺炎の流行状況や病原体についての調査が行われていたのだ。「モーニングショー」での私は、今の知見とエビデンスで「ここまでは言える、ここから先は予測となる」ということを、きちんと分けて話すことを意識した。予測で言うには世の中に与える影響、ハレーションが大きい内容は、口にすること自体を控えざるを得ない。さまざまなジレンマを抱え、いろいろ逡巡しながら、羽鳥アナから来る問いに返答していた。「モーニングショー」の視聴者のほとんどは一般人だ。だから、言い過ぎはいけない。でも、先を見通しながら、こういうことも十分に起こり得る、考えておくべきことだという範囲の内容は解説に入れることにしていた。

のちに、番組の注目度が上がるのに従って、国会議員や地方議員、首長など政治家の中でも「モーニングショー」を見てくれる人が増えていった。さらには、行政も見はじめた。玉川氏や私の発言が、内調（内閣情報調査室）から国の中枢に上がっていた、という報道もあった。国民がどういう報道を見て、どう理解しているかを調査、報告するのは、彼らのルーティンかもしれないが。

今まさに、現在進行形の感染症流行を説明しているのだ。不安を抱えてテレビの映像を見る人たちに、不安を煽るだけのような表現はできない。だから、今やるべき対策とセットで発言するように心がけた。しかし、時にどきっとするような事態を説明せねばならない時もあった。これはダメだろう、という政府の対応へきつい意見を言うべき時もあった。先行きは厳しいと言わなければならない、つらい質問もあった。

限界だらけの水際対策

ほんの数日の間に、番組では「アジア各地でも相次ぐ謎の肺炎」を取り上げるようになった。

もう、この肺炎ウイルスは海鮮市場でもなく、武漢でもなく、中国だけでもなく、周辺諸国の問題になっていた。ウイルスは他国に確実に漏れ出していた。

　香港では、武漢を訪問した60人が肺炎などの症状を呈しているが、その大半の人が海鮮市場に行っていないことが明らかになっていた。つまり市中で感染したのだ。

マカオで4人、台湾で3人が武漢訪問後に肺炎などを発症していた。もはや、武漢で人から人への感染が起こっていることは当然の想定となった。市場を閉めたところで済む問題ではない。武漢市内でインフルエンザのように市中感染が起こっていることを当たり前と考えて、日本も対応しなければならない。やはり、一刻も早く中国からの入国を止めることだ。もうすぐ春節で中国人観光客が大挙してやってくる。爆買いのインバウンドは日本経済を潤してきただろうが、今回はそうは言っていられない。

人から人への感染が強く疑われる中で、パネルは日本の水際対策、つまりウイルスの侵入をどうやって防ぐかに展開していった。私はもともと厚労省にいた。水際対策は厚労省の検疫所が担う。私自身、国立感染症研究所の研究員であったとき、成田の検疫所長に頼まれて検疫所で新型インフルエンザの水際対策の講演を行ったこともある。だから、呼吸器感染症の検疫の実情はよくわかっていた。検疫にもできることとできないことがある、つまり限界があるのだ。

感染していても、症状が出る前の〝潜伏期間〟の患者は見落とす可能性がある。それは、言わねばならない事実だった。水際対策は限界を承知で行うべきもので、これで病原体の侵入を完全に防げるという対策ではない。

新しい感染症が海外で発生すると、政治家や為政者はすぐに「水際対策の強化」を叫びながら会見をする。水際対策の強化は当たり前の措置ではあるが、それでもウイルスは入ってくる。特にダダ洩れになりかねないのがこのコロナウイルスだ。潜伏期間が長い、無症状者もいる、そんなウイルスを検疫で止めろと言っても無理がある。できるのは、ウイルスの侵入を遅らせることだけだ。

案の定、このときも関係閣僚の多くが「水際対策の強化」を強調し、国内侵入阻止のために万全の水際対策を取ることを表明した。国民を安心させたいのだろうな、とスタジオのＶＴＲで流れる会見の映像を見ながら思った。ただ、それでも入ってくることを想定して、プラスアルファの対策をしないといけない、と私は解説で何度も念押しした。要は、対策がちゃんと準備されていればいいのだ。

問題は、水際で止められると思って、次の対策が遅れることだ。具体的には検査体制の強化と陽性者の保護・隔離施設。医療機関についても、専用病床の確保や、流行に備えた専門病院の選定なども、この時期に開始すべき対策だろう。それは厚労省や地方自治体が行い、国民の医療の多くを担う現場の医師会にも周到に根回ししておく必要がある。

政府に近い専門家からは、論拠がないままに、国民の不安を消し去り、安心感を与えるようなニュアンスの文言を盛り込みながら、とにかく大丈夫だよという楽観的な解説が流れていた。先の「仮に人から人への感染があったとしても、リスクはインフルエンザや麻疹などと比べても、とても低い」、「現地に行く場合には手洗いなど衛生に気をつける」という岡部氏のコメントはその典型だった。

この謎の肺炎が出ているときに、わざわざ武漢に行く人などいるものか。「現地に行く場合は手洗い励行」とは、武漢にいる人ですら、手洗い励行で乗り切っているという誤解を一般の人々に与えはしないか？　ふと、まさかこの楽観論ときわめて甘いリスク評価で厚労省や大臣、政治家に説明をしているのではないか、と凍り付くような不安に囚われた。

過去の幸運がもたらした成功経験が、彼にこんなコメントを出させたのか。それとも、感染症流行など、この日本ならきっと乗り切れると本気で思っているのか。国民の生命と健康がかかっているのだ。裏付けとなる証拠をとって、危険度を評価すべきだ。

感染症の危機管理は甘いものではない。国民には良いことも悪いこともすべて開示して、「だから、こう対応する」と説明することが必要だ。専門家は「わかっていることはここまでで、ここから先は不明、だが危機管理としてこういう対応をする」と明確に話すべきだ。特に政治家、大臣レベルには全てを、正確に説明してほしい。安心だけを植え付けておくのは、いざ安全でなくなったとき、国民からも政治家からも「話が違うじゃないか」ということになる。

裏返して言えば、このような人間が「これは楽観視できませんね」などと態度を変化させたときは、本当にまずい、大変な事態のときなのだろう。

だが、そんなメルクマールとしても使えないことが後になってわかってくる。「この状況はまずい、大変だ」というときには、岡部氏は出て来ない。表舞台から消えるのだ。そして岡部氏よりは年下の尾身《おみ》氏ばかりが会見した。まるで、平時から大事に至る前までは海月《くらげ》のように海中に漂って成長し、大事に至った時には二枚貝のように深く砂に潜る。海月と貝の比喩は、感染症研究所に居た頃に処世術の見本としてよく聞いた話だったと、思い出した。

8　感染症対策を政治家に説明すると

水際対策には限界があるのだから、当然、日本にもウイルスは入ってくる。他国のように中国からの入国を止めないのならば、新型コロナウイルスの〝侵入は必然〟としなければならない。ならば、国内侵入時のための対策も入れて、「モーニングショー」できちんと報道すべきだ。

1月13日に初出演した「モーニングショー」について、私は、番組スタッフの取材能力、理解力の高さに驚いていた。ディレクター、プロデューサー陣のレベルが高い。だからパネルの完成度が高い。さらに聞き取りによって、こちらの意図がちゃんと台本に反映されている。ディスカッションが無駄になっておらず、さらに内容が深掘りされている。また、MCの羽鳥慎一、コメンテーターの玉川徹の両氏は相当に勉強して本番に臨んでいた。

私の次の「モーニングショー」出演は同じ週の金曜、1月17日だった。その2日前、1月15日に、ついに日本初の感染者が出たことが確認された。中国籍の30代男性、武漢市に滞在歴があった。さらに武漢の家族が肺炎を発症しており、帰国まで家族と一緒に生活していることから、患者との濃厚接触者でもあった。

ある報道では、国立病院の有名な医師が「現時点ではSARSやMERSと比べて重症度は低い。むやみに恐れる必要はない」とコメントしていた。しかし、重症度が低いということは、軽症者が多いということでもある。それがかえって感染の広がりを助長することになる、という点をこの医師は見逃している。個人的レベルでは疾患が軽症であれば安堵するかもしれないが、社会やコミュニティーでは軽い疾患ほど広がりやすい。

SARSは、このウイルスに晒《さら》されればそのほとんどが発症し、さらにその多くが重症の肺炎を起こして、致死率は9・6%、約1割と高かった。感染者は重症だから動けない。つまり、うつす相手は看護する人や家族などの身近な人に限られる。だから、病原性の強い感染症は拡大速度が遅い。そして、重症者は見つけやすく隔離しやすいので、ウイルスの封じ込めがしやすい、つまり流行抑止対策が打ちやすい。

一方、軽症者が多い感染症の場合は、その軽い症状の感染者が、しばしば街に出て動きまわる。ウイルスを排出して、今度は患者自身が感染源となるのだ。もっとも怖いのは、感染しても無症状の感染者がいることだ。症状がないから自身も感染に気付くことはない。その無症状の感染者もまたウイルスを外に出す場合がある。本人も気が付かないままに、ウイルスを他者に伝播させていく。だから、無症状感染者がいる感染症対策は難航を極めるのだ。今、やれることは1つ。広範な人間に検査をして、感染者を割り出していくという手法しかない。

感染症をどうコントロールするかという視点で見れば、この新型コロナウイルスはSARSより賢い進化系のウイルスだった。

致死率は低くとも、感染者数、つまり分母が莫大になれば、犠牲者は途方もない数になっていく。ひろがってしまえば、流行抑止のための自粛やロックダウンなどによって経済活動へ甚大なる影響が出る。この手のウイルスは、最初に封じ込めを徹底することが肝心なのだ。

そんな思考をめぐらせていたとき、田代氏からメールがきた。英文で書かれたメールを訳せば以下になる。

「新型コロナウイルスCoV19の情報を送る。この新型コロナウイルスに楽観視は禁物である。そう思って対策を考えるべきだ。人から人への伝播が起こっている。以下のサイトを全部チェックするように」

WHOのサイトや海外の主要論文に飛べるようになっていた。私はそれを片っ端から読みながら、合点がいった。

田代氏は厚労省にこの情報を流し、新型コロナウイルスの危険性と対策の必要性を訴えたに違いない。しかし、本省は楽観的なリスク評価を選んだのだろう。それはここ一連の厚労省からの公式発表からも透けて見えた。

国の危機管理の中心は官邸が担い、その決断とリスク評価がものを言う。感染症対策も地震対策も原発事故の対策も同じだ。安倍政権になってから、官邸には経産省や警察庁出身の官僚が多くなり、厚労省は出る幕がなくなった。感染症対策の危機管理を官邸とうまく共有できないことに、以前から田代氏は強い憤りを感じていた。

厚労省の医系技官であれば、〝腐っても医者〟ではあるので、感染症対策の話もおおよそは通じる。だが、文系のまったく分野の異なる人間に、医療分野の病気・感染症の危機意識の共有の必要性を、サイエンスをかみ砕きながら説明し、理解してもらうのは難しい。それにはかなりのテクニック、労力、忍耐力、コミュニケーション力が問われる。

官邸で対応せねばならない他の案件を超えて、このウイルス対策が最優先課題の一つであるということを納得させ、事前実行に移させるには、かなりのエビデンスを揃え、相当の熱意をもって説得に当たらなければならない。情熱が相手を共鳴させるということもあるし、相手の感受性や想像力、そんな素地にも大きく影響される。つまり、流行したらどうなるかというイマジネーションを持たせられるかだ。しかし、何よりも国民の命、健康のために説明を繰り返す忍耐力が勘所である。田代氏一人にそれを求めるのは無理だろう。

２００８年以前の鳥インフルエンザ問題の時には、その一端を私が担った。地方自治体にも政府にも、国会議員にも大臣にも、私が説明に行った。時には田代氏と共に出向いて、まず私が説明し、田代氏が質問に答えるという形式のレクもあった。

政治家に説明するのは困難を極める。族議員の利権や権力闘争、支援者からの要望、党内の人間関係などの、さまざまな因子・ファクターが政治家の頭の中には渦巻いている。説明以前に、〝立場と利権〟から政治家自身がすでに結論をもっていることも多い。

そんなとき、能力を発揮したのが岡部氏であったろう。ネゴシエーション能力とバランス感覚に長けた人物だ。政府や政治家への説明は彼の独壇場だったろう。

こうして対策は二進《にっち》も三進《さっち》も進まない……だから田代氏は腹も立ち、落胆もしたであろう。

もうひとつ、世界の急速なグローバリゼーションと野生動物の生息エリアに人が踏みこむような開発等を背景に、野生動物の病原体に人が暴露・感染する新たな感染症の発生と、それが一気に拡大する事態を田代氏は確信的に予見して、その危機管理を訴えていた。新型インフルエンザと新型コロナはまさにそれだ。

近年の人間社会のグローバル化は、もはや風土病を一地域に留まらせることを許さず、高速大量輸送によって瞬く間に病原体を大陸を越えて拡散させる。SARSが1週間で大陸越えをしたのは、航空機社会だったからだ。そんな時代だからこそ、田代氏は以前から、検査・隔離・医療体制の構築や感染症病床の確保、専門的な医療者の育成など、発生前からの感染症対策を主張していた。だが、事前準備に予算や人をつけるのは、そもそも難しい。

そこへ2011年の3・11東日本大震災とそれに続く福島第一原発事故の発生があった。感染症対策の危機管理から、首都直下型地震、南海トラフ地震をはじめとする震災対応、原発事故対応に大きく舵が切られた。さまざまな政策案件の中で、平時からの感染症対策は後回し案件になった。では、この後、日本の官邸、厚労省はどんな対策に出るのか?

9 機能しないWHO

日本の新型コロナウイルス対策も岡部氏を中心に対応していくことになるのが、はっきりと見えてきた。岡部氏自身は多少おっかなびっくりだったとしても、厚労省や国(官僚や官邸)の護送船団がついていることは、強力な自信と安心につながる。あとはリスクの分散化だ。仲間を増やして専門家の委員会等を組織することだ。これは厚労省、内閣府など、いろいろな組織に作る。この作業には役所は長けている。まずは、よく人選を相談しよう。それから各学会にも協力をお願いしよう。学会のメンバーをバランスよく配置して……。

1月30日には政府内に「対策本部」、2月7日には専門性をもった立場から感染症対策を考える「アドバイザリーボード」が設置された。尾身茂、押谷仁《おしたにひとし》、そして岡部信彦の各氏が名を連ねた。押谷氏が60歳、尾身氏は70歳、岡部氏は73歳。いわば功なり名をとげた先生たちであり、現場で実務を担っている現職からは遥かに遠い人選だった。

このメンバーで本当に日本は大丈夫なのだろうか？　彼らを信じるしかないのか、と不安に駆られた。中国の肺炎患者が増え出したら、日本にどんどんウイルスが入ってくる。いや、武漢では患者が増えているから、感染者はすでに複数例、入国しているかもしれない。問題はそれが十分に把握しきれないことだ。現にマカオでも台湾でも香港でも、そして日本でも、すでに武漢帰りの発症者がいる。

私は私の持ち場でベストを尽くすしかない。大きな健康被害、大きな経済的損失が出たら、それは国民が受ける痛みになる。ならば、自分がテレビなり何なりでサイエンスに基づいた正論を言い続けるしかない、と私は腹をくくった。臨床現場の医師や保健所の職員、地方自治体で対策を担う人、もっと言えば感染のリスクを背負う国民に対して、現状と先の予測、そしてなされるべき対策を提言していくしかない。

もちろん、公共の電波で裏取りのできない情報を言うことはできない。私はこの時期、4つのテレビ局で生放送に出演していた。生放送にこだわったのは、感染研時代の所長の鉄の掟のためだ。収録は編集されるので、意図しない使われ方をされることがある。だから感染研の職員は基本的に生放送の出演しか許されなかった。感染研を辞めて11年経った今も、その所長の言葉は染み着いていた。

まずは、厚労省以上のアンテナをもつ田代氏から情報とエビデンスをもらうことが先決だった。いくら田代氏からの情報でも裏取りができない限り、オンエアでは口にできないが。

私は、武漢の人から人への感染の状況やその伝播効率、特に基本再生産数の詳細が知りたかった。厚労省が「人から人へと感染が拡大するリスクは低く、過度な心配は必要ない」とし、岡部氏が「現地に行くときには手洗い励行」と明言している以上、それを打ち消す情報・エビデンスが欲しかった。

新型ウイルスの呼吸器感染症は、冬場こそ流行が速い。ほんの数日、ほんの1週間の違いが冷酷なほどに後の流行の明暗を分けることがある。地域流行のアウトブレイクで済むのか、それとも世界的大流行《パンデミック》となってしまうのか。

感染症の歴史が長い国

1月15日に日本で初の感染者が確認されたという情報を取り扱ったのが17日の「モーニングショー」。その後、事態は急激に動いた。

1月19日、SARS流行の際に陣頭指揮していた鍾南山《しょうなんざん》教授が、武漢の新型コロナウイルス肺炎対策の専門家チームのトップとして着任。翌20日に鍾氏は、このウイルスは「人・人に感染する」と、ついに明言した。それまで中国政府系のメディアは、この新型コロナウイルスについて、「人・人への感染はない。予防も制御もできる」と言っていたのだ。厚労省のリスク評価も中国政府の公式発表に則したものであった。

恐れていたことが現実となった――。

すでに中国での感染者は500人、医療機関は患者でごった返している状況であった。この段階では、まだ中国以外の国での感染者数は数人である。そのためか、この感染症を抑え込めるという自信があったのだろう、中国政府はWHOを牽制するかのような動きを始める。

1月22日、WHOは世界各国から22人の専門家を招集して、新型コロナウイルス感染症についての緊急委員会を開いた。主たる目的は「公衆衛生上の緊急事態宣言」を出すのか否かということだった。このときの緊急委員会では、中国の委員が頻繁に発言し、「中国は緊急事態宣言を出すような状況にはない」ことを強調して、会議のほとんどの時間を費やした。WHOのテドロス・アダノム事務局長は、中国から巨額の資金援助を受けているエチオピアの出身である。ゆえに中国寄りであることは、かねてより指摘されていたし、緊急委員会のメンバーも当然、それは承知していたはずである。

21世紀になってから、WHOには中国出身の職員が多く採用されていた。中国はウイルスなどの感染症に強い海外の大学に多くの若い優秀な人材を送り込み、さらにWHOには多くの人材を採用させ、パンデミック対策に注力をしてきた。時代の先を読む中国政府は、21世紀は新型インフルエンザや新型コロナウイルスなどさまざまな感染症の脅威に晒されやすいグローバル化社会であることを認知し、先手で対応していたと言える。

一方、WHOには限界もあった。強制力がない。中国側に拒まれれば、WHOは現地調査に専門家を入れることもできない。中国側から円滑に情報がもたらされなければ、コロナの流行状況やウイルスの情報も入手できない。隠蔽されれば、その国の内情は公式には摑みにくい。

1月23日、テドロス事務局長は「まだ世界的な緊急事態宣言をするに至っていない」とし、緊急事態宣言を見送った。そしてこの日、中国政府は武漢という巨大都市、東京に匹敵する都市を丸ごと都市封鎖したのだ。感染者が激増した武漢に警察と軍を投入し、市内の地下鉄駅の電源は落とされて真っ暗になり、駅にも空港にも利用客は皆無となった。普段の雑踏が1日で完全な静寂になったのだ。

24日、私が出演した「モーニングショー」のパネルタイトルは「日本人感染か　春節前に封鎖拡大　発熱せず死亡も」だった。都市封鎖の中での武漢市民の生活も報道した。

武漢の住民からの情報では、市民全員が自宅待機となっている。スーパーマーケットには生活必需品を求める人が押し寄せ、新型コロナウイルスの流行で病院はどこに行ってもいっぱい。たとえ発病しても医療提供はない。それだけ多くの感染者が出ているということだ。

ほんの4日前、20日に日本政府（厚労省）から出ていた〝人から人への感染は稀で限定的〟だから大丈夫だという安心情報を信じていた日本人の多くは、この放送を見て驚愕したはずだ。人から人への感染は稀どころか、武漢の病院では人があふれているではないか！　これで、このウイルスに対する国民の楽観視は消し飛んだ。日本になだれ込んでくる可能性だって高いのではないか？

すでに武漢の医療機関は事実上、患者を診られる状況ではなくなっていた。医療を受けられない、取り合ってももらえない患者は、発熱難民・医療難民となった。当然、自宅で重症化する人も多数出ていた。

肺炎が悪化しても医療を受けられず、血液中の酸素濃度が低下して呼吸が苦しくなっても、人工呼吸器などの医療機器の助けはない。そうなると、コロナウイルスは爆発的に増殖して、免疫暴走である「サイトカインストーム」が起こってくる。自分の免疫が自身の細胞を攻撃して、一気に肺炎が増悪する。こうなると患者は重篤化へ転げ落ちていく。

自宅で重症化し、重篤になって死んでも、犠牲者数にカウントされていない可能性も高い。検死のウイルス分離など、この医療状況でやれるはずはない。武漢の健康被害の実態も把握でき難くなっていた。

武漢は人口1100万人の巨大都市だ。長江とその支流漢江の合流する地点にある。さらに中国国内の交通網の中心地でもあり、ハブ的な位置づけである。飛行機なら北京へ2時間、上海、広州、重慶なら約1時間半で着く。

そんな交通の要衝たる都市での感染症の発生・流行に対しては、国内流行を止めるためにも徹底した封じ込め策を取るしかない。大きな痛みを伴っても都市封鎖だ。中国政府は、絶対に北京で感染者を出したくはない。北京を死守することはSARSの教訓、何としても武漢で封じ込める決意だ、と察した。

中国という国はユーラシア大陸にあって有史以来さまざまな感染症の大流行に晒され、甚大な被害も受けてきた歴史がある。ペストの大流行も天然痘も麻疹も、ユーラシア大陸を横断するシルクロードを通ってやってきた。そして、新型インフルエンザも繰り返し、発生してきた。新型インフルエンザは鳥インフルエンザが変異して発生する。鳥インフルエンザウイルスはカモなどの水禽《すいきん》を自然宿主とし、その腸内に生息する。夏はアラスカなどの営巣地で子育てし、冬季は南下する渡り鳥の一大飛来地域が中国大陸なのだ。度重なる伝染病流行は、この国の歴史に現在進行形で刻まれている。

結果として、感染症に対する危機意識はこの国土の人民のDNAに刷りこまれているはずだ。2002年の、同じコロナウイルスによるSARSの記憶はまだ鮮明に残っているだろう。だから、どんな巨大都市であっても、重要な交通網のハブであっても、封鎖を躊躇《ためら》いなくやってのける。日本とは感染症対策へのそもそもの危機意識レベルが雲泥の差なのだ。

今や、武漢はホットスポット、湖北省はレッド・ゾーンという、危機管理の認識なのだろう。都市封鎖は住民に極めて厳しい生活を強いる。封鎖されれば、悪く言えばそのエリア内の人間は見殺しも同然なのが、感染症流行時の封鎖である。その状況を認知しているのもまた、この国の住民なのだ。封鎖前に武漢の地を逃げ出そうという人々が大勢出てくるのも当然なのだ。文字通り、死活問題だからだ。

そして、英国ランカスター大学などからの研究論文では、2月4日までに予測される武漢の感染者数は35万人と推計された。羽鳥アナから「岡田さん、これは?」とふられ、「感染率からみるとあり得ない数字ではない」と恐怖を覚えながら答えた。

10 学者の矜恃

1月28日、WHOのテドロス事務局長は北京で習近平国家主席と会談した。その模様は世界的に報道された。テドロス事務局長は習主席に対し、迅速に病原体を突き止め、公表したことへの賛辞を贈り、習主席は「WHOと国際社会が客観的で公正、冷静、理性的な評価をすることを信じる」と語った。

この頃、私は毎日番組を3つ4つと掛け持ちして解説をしていた。BS放送で大臣クラスの政治家と同席して、討論形式で行う報道番組もいくつかあった。このような番組であるなら、田代氏が意見を言っても違和感はないはずだ。なぜ、田代氏は自分が出ていって意見を表明しないのか。彼がテレビなどに出演して政策を提言すればよい、と私は思った。肩書きも重みも十分である。厚労省にとっても、田代氏の意見が公にされたら捨て置けまい。その方が、政策は圧倒的に受け入れられやすい。

彼にテレビに出て真実を語ってもらいたい。国民に実情を伝え、世論を形成できれば、行政が動きやすい。世論は内閣支持率に反映されるから、政治も動かせるかもしれない。

そんな思いで田代氏に電話すると、幸い、すぐに出た。

「先生が説明すれば、厚労省も放ってはおけないでしょう。あるいは、加藤大臣に直接、説明してはいかがでしょう、それならばなんとかセットを考えます。テレビできちんと討論するのもいかがでしょうか」

「もう、厚労省には言った！　年末休みで、電話に誰も出なかったが、メールでも年末にデータも説明も送ってある！」

「だから、再度、繰り返しご説明を……。メディアに出るという手もございます」

私の食い下がろうとする言葉を遮るように、

「厚労省には説明もした、ただ、やつらには通じなかった。ものわかりの悪い組織でほとほと呆れ果てた。それにもう、僕は引退した人間なんだ」

「でも、尾身さんも岡部さんもご年齢としては同じ、いや、岡部さんはもっとお年上です」

「彼らは引退はしていない、今も役所の肩書き背負って、厚労省と一緒にやっているだろう。僕にはあんな御用学者はできない。あいつらは学もなきゃ、ポリシーもない。だから、あんな無責任なことができるんだ」

そう言われると、反駁《はんばく》する言葉に窮した。田代氏の気持ちを斟酌しながらも、粘ってもう一度呼びかける。

「感染症対策は国民の生命の問題です。先生の肩には国民の生命がのっています。国民の健康被害を減弱させる必要があります。先生ほどの方がおっしゃるから説得力がある。どうぞご再考を」

「今、忙しい！　切るぞ！」

電話は切られてしまった。ああ、やってしまった。田代氏の怒りは相当強い。こう言い切られるとテレビ出演などは絶望的だ。

すでに私は、自分だけでは動かしきれない壁を感じていた。田代氏は何度も、今の私が持つような絶望感を味わってきたのだとは思う。これまで、新型インフルエンザ対策をはじめとする感染爆発に備える政策を提言しては、なおざりにされてきたのだ。

田代氏は極めて優秀で、世界的な評価も高いが、同時に人を寄せつけないところがある。さらに、誰にもわかりやすく物事を説明するのが不得意だった。嚙み砕いて説明できないのだ。仕事上の交渉ごとでさえ、そうだった。だから、そんな面倒な役目はいつの間にか、部下だった私に集中していた。

しかし、今は多くの人命が危険にさらされようとしているのだから、彼ほどの人物こそ、たくさんの人に事態をわかってもらえるように言葉を尽くして説明して欲しい。なんと言っても、岡部氏や尾身氏などの大先輩の甘いリスク評価で対策が動きつつあるのだ。田代氏ならば、彼らを簡単に論破できるではないか。世界的な評価も、彼らとは雲泥の差で田代氏が勝る。国だって動かざるを得ない。

〝田代氏をテレビへ〟という願いは叶わなかったものの、その後も変わることなく、田代氏からはさまざまな情報が送られてきた。決して、国民を見捨てたりするような人ではない。

たいていが朝方だった。そのメールの送信履歴を見ながら、田代氏がヨーロッパ時間に合わせて仕事をしているのが感じられた。彼は彼なりに、今の立場で最善を尽くしているのだろう。私は深夜も仕事をし、早朝は田代氏からメールで送られてきた論文を片っ端から読む。さらに電話をすれば、田代氏はディスカッションには応じた。流行状況のリスクアセスメントをするとき、さらに対策に迷ったときは、彼の意見を聞いた。それだけでも有難かった。

11　春節がやってきた

コロナウイルスはこの間にもどんどん拡大を続けていた。武漢封鎖だけでは不十分で、1月末時点で中国全土22省、4直轄市、5自治区に感染が拡大。9000人あまりの感染者と200人以上の死亡者が確認され、北京だけでも100人以上の感染者がいた。

1月下旬には、世界各国は、次々と中国便の運航停止（あるいは大幅な減便）を打ち出し始めた。だが日本では運航停止措置は取られていなかった。日本の水際での検疫で新型ウイルスの検査は行われてはいたが、あまりに脆弱だった。その原因は以下の検査実施の条件にある。

実施条件は、①37・5度以上の発熱、②咳《せき》などの呼吸器症状、③直近2週間以内に武漢に滞在、もしくは①②がある武漢滞在者と接触がある人、とされていた。③は、のちに悪名高い「武漢縛り」として知られることになる。この緩さでは取りこぼしが出るのは火を見るより明らかであった。

水際対策の強化を謳いながらあまりに杜撰な検査体制に、テレビの解説でも、「これではウイルスが侵入してくるのは防げない」と言わざるを得なかった。うそは言えない。検査のキャパシティーが追い付いていないのだろうが、そもそも運航を停止すべきだ。そう言えば政府批判にはなるが、やってもらわなければならない政策なのだ。

実際に、広東省広州から帰国した男性が風邪症状や腹痛・下痢を空港で自己申告したケースでも、検疫の医師から問診だけで、「今のところ風邪の症状のみなので安静に過ごしてください」と帰宅を促されていた。これでは新型ウイルスがどんどん入ってきてしまう。

そして、1月初旬から中旬にかけて武漢から国内に入ったウイルスから、日本各地で集団感染・クラスターが発生し始めた。

海外でも同様の事案が発生した。1月8日、武漢からタイに入国した中国人女性がバンコクで発症した事例では、空港で発熱症状から見つかり、4日後にコロナウイルスゲノムが同定された。韓国でも20日には武漢から入国した女性のコロナウイルス感染が見つかった。このように1月中旬には武漢から近隣アジア諸国にウイルスが拡散し始めていた。

そして、とうとう無症状の感染者から他者への感染が起こることが証明される事案が出た。1月19日、上海からミュンヘン行きの航空機に乗った中国人女性がドイツに到着後、彼女と接触した2名のドイツ人が感染したのだ。この中国人女性は「無症状」であった。

以降、1月28日から31日にフランス、イタリア、イギリスに中国人観光客がウイルスを持ち込み、スペインにはドイツ人旅行者が持ち込んだ。さらにイタリアからロシア、ブラジルへと飛び火していった。一挙にヨーロッパへ、そして大陸をさらに越えて広がったのだ。

無症状感染者が感染源となった――ここまで来たら、感染拡大を防ぐには感度の良い検査方法を早期に構築し、検査によって無症状感染者《サイレントキャリア》を見つけ出して、陽性者を隔離するしかない。水際対策は侵入の時間稼ぎにはなるが、無症状の感染者がいる以上、その効果は著しく低くなるだろう。いや、無症状感染者の感染者全体に占める割合が多いなら、それは無に等しくなるかもしれない。

中国便、停止せず

私は風疹や流行性耳下腺炎などのウイルス性感染症を思い出した。これらの疾患も咳やくしゃみで感染伝播していく。この疾患の無症状感染者は約3割だ。だから、これらの疾患はワクチンでしかコントロールできない。新型コロナウイルスでもサイレントキャリアが3割を占めるようなら、中国からの入国を閉じるしかない、と私は思った。ところが後に、無症状感染者は約5割にも及ぶことになるとわかり、先進国の多くは莫大な数のＰＣＲ検査で感染者を見つけ出し、隔離もしくは待機で感染者と非感染者を分ける政策を取っていくことになる。だが、日本はその世界の潮流とは正反対に検査体制を絞った。「検査を拡充すると医療が崩壊する」という論で突き進んだ。

さらに、感染してから発症までの潜伏期間が長いこともわかってきた。インフルエンザは1、2日の短期間で発症するが、このウイルスは10日もの長い潜伏期がある。これは、長距離の移動や国境を越えるには十分な日数だ。

今すぐ中国便は止めるべきだと、「モーニングショー」などの番組内で力説した。そんな意見は届かないまま、中国便はどんどん飛んできた。だが、厚労省には感染症対策ができる専門家が複数存在するのだ。いくら何でもこんな状況なのだから、岡部先生や尾身先生、押谷先生らが「中国便の運航は止めるべし」と進言しているだろう、と私は信じていた。

だが、進言がなされなかったのか、彼らの意見が聞き入れられなかったのかはわからないが、中国便の運航停止もないまま、そして新型ウイルスの検査実施も強化されないままに、中国の旧正月である春節がやってきた。中国では1月24日から30日まで7連休になる。日本への中国からの便数は、武漢が封鎖された翌日の1月24日からの1週間だけでも１６００便以上に上る。上海５８０便、北京２００便、天津80便、広東省広州60便、浙江省60便が運航されていた。

この〝チャイニーズニューイヤー〟の連休には、中国人観光客が日本に毎年大挙してやってくる。一番人気の渡航先が日本なのだ。また、日本側にも、中国観光客のインバウンドを経済の頼みの綱としている業界もあった。日本政府は中国からの団体観光客は止めたが、個人観光客やビジネス関係の往来は継続した。結果的に、大挙して中国人観光客はやってきた。

各局ワイドショーでは、盛んに中国人観光客の来日を取り上げた。銀座にも中継車を出し、カメラを回す。マスクを大量買いする中国人観光客がスタジオのモニターに映されるのを私は締め付けられるような思いで見つめていた。

なぜ、こんなに対策が甘いのか？　ここでウイルスの侵入を積極的に止めなくてどうするのか？　後になって、いくら後悔しても、その頃には国内に飛び火したウイルスが流行を起こしている。無症状で感染させる事例も報告されている以上、この元気に買い物をしている観光客がウイルスをもってきていても何も不思議ではないのだ。「大した病気じゃない」「現地に行くなら手洗い励行」と同じ感覚の甘いリスク評価だ。無責任で、もっと本質的に言えば、人命を軽視しているのではないか、という思いを私は必死で打ち消した。

武漢の肺炎にすばやく対応したのは、韓国と台湾であった。台湾は、中国が公式発表した2019年12月31日には動き始め、1週間後にはその感染症対策を整えた。韓国は、国内で感染者が発生した2020年1月20日からわずか1週間で検査キットの開発と生産をメーカーに発注し、2週間後には1日あたり10万キットを生産することに成功していた。

武漢からの脱出

武漢が封鎖されると、政府は邦人救出を急ぎ、1月29日未明には日本人206人を乗せたANAのチャーター便が武漢空港を離陸した。

症状があるため入院した人を除いた197人が、千葉のホテルで2週間の隔離に入った。第2便で210人、第3便で149人が帰国、2月17日の第5便までで合わせて829人の邦人が武漢から帰国した。PCR検査の結果、1・7％が陽性、14人が感染していた。うち7人は肺炎症状があり、3人は発熱と咳、残る4人は無症状だった。無症状であったため、相部屋となってしまった事例も出た。

1月31日の「モーニングショー」では「帰国者　症状がなくても感染　ホテルの相部屋に波紋」として取り上げた。玉川氏はまず1・7%の陽性率が予想より高いとして、「この武漢からの帰国者、日本人ですよ。彼らは一般の武漢市民より注意して生活していたはずだと思うんです。それでも1・7%もの陽性者がいるってことは、武漢の人たちはもっと感染していることが推定される」と指摘した。私は頷いた。邦人は必死で感染しない対策を取っていただろうことは、自分の海外生活の経験からも容易に想像がつく。海外で、それも医療もままならない状況で、不気味な肺炎のウイルス感染症の流行があったら、彼らは籠城生活に徹したにちがいない。当然、武漢の一般市民の感染率は、これ以上に高いだろう。

この直後、中国政府は武漢にたった10日の突貫工事で、1000床のコロナ専門病院「火神山医院」を建設、稼働を始めた。2月8日には1500床の「雷神山医院」も完成した。それだけ多くの感染者がいて、大勢の重症者が発生しているということだ。テレビでは、この驚くべき短期間での巨大専門病院建設を可能とした中国の感染症対策の実行力も伝えていた。この後、中国政府は莫大な数の検査をして感染者を見つけては隔離し、国家プロジェクトとしてウイルスを封じ込めて行く。そうやって、震源地とされながらも、いち早く日常生活の正常化を可能としたのだ。

私は中国の対策が羨ましかった。「モーニングショー」では、「コロナ患者を集めて集中的に治療していくことは、他の医療機関を守るためにも必要であるし、診療も効率的になる、そして日本でもこのようなコロナ専門病院が必要となるのだろう」と力説した。そのためには、ウイルスが国内で拡散する前の今から、医師会と厚労省と都道府県などで話し合いを始める必要がある、もちろん予算取りもあるから、すぐにも準備を開始すべきであろう、とも述べた。

日本の中小の病院は、たいていが民間病院だ。市立病院や国立病院機構などの公的病院をコロナ専門病院とするにしても、そもそもそこに入院・通院している患者をどこの病院が受け入れるのか。「中国のことだ」と、今、視聴者はまだ対岸の火事としてこのコロナ専門病院を眺めているであろうが、私は数ヵ月先を見据えようとしていた。

12 特措法への障壁

武漢からの帰国者たちの2週間の隔離の状況、その食事や部屋割りなどの隔離生活がワイドショーでは取り上げられていた。房総の海辺にあるホテルが宿舎となったが、眼下に見下ろされる砂浜に蠟燭《ろうそく》の火が灯され、ハートの形が浮かび上がった。隔離された人を励まそうという住民の優しい行動も報道された。

1月30日、WHOはようやく「国際的に懸念される公衆衛生上の緊急事態」を宣言した。しかし、このときすでに中国全土にウイルスは拡散、さらに世界中の18ヵ国で感染が発生していたにもかかわらず、パンデミック宣言は見送られた。結局、WHOがパンデミック宣言をしたのは3月11日、ここからさらに40日を経た後のことだった。テドロス事務局長の対応は、中国寄りであると叩かれ、WHOの限界を露呈した形となった。

WHOへの信用は地に落ちた。トランプ大統領はWHOへの拠出金を止めるとも表明し、私は、それまで愛用していたWHOのロゴの入ったスカーフや時計を捨てた。ジュネーブの出張のときに購入した記念品であり思い出の品でもあったが、最早、思い出したくもなかった。

1月中旬から、厚労省を中心に、この新型コロナウイルスを法的にどのように位置付けるかが問題となっていた。今後のコロナ対策の方向を決める重要案件である。

私は、TBSテレビのBS番組「報道1930」に渡航医学専門の濱田篤郎医師と自民党の国光《くにみつ》あやの議員と共に出演した。国光氏は厚労省医系技官出身であり、厚労族だ。政府や党の方針はある程度把握しているだろう。

スタジオ入り前、廊下での立ち話で、さり気なく濱田医師が国光氏に核心的な質問を投げかけた。

「この新型コロナは『新感染症』には指定できないのですか?」

この問いに、私は思わず振り返って、国光氏の顔を見た。まさにこの新型コロナウイルス感染症を「新感染症」に指定し、「新型インフルエンザ等対策特別措置法」(特措法)で対応すべきと考えていたからだ。まだその性質が明らかになっていない感染症であるのだから、「新感染症」にして、既存の感染症法に縛られない柔軟な対応をとることで、円滑な対策が可能になる。「新感染症」ならば、特措法の下で、省庁横断のオール日本態勢で事にあたれる利点も大きい。特措法ならば、有事の際、総理は「緊急事態宣言」を発出することもできる。

そもそも、このような新型ウイルス出現のために制定された法律なのだから、ここで動かさないという選択肢はない。新型コロナウイルスをまず「新感染症」に指定し、最悪の事態を想定して対応できるようにしておくべきだと、田代氏も私も考えていた。

しかし、なかなか政府が対策の方向性を打ち出さないのに業を煮やした田代氏から、珍しく電話が来て、「新感染症に指定して、特措法を動かせ」と言われた。怒っているような声だった。あまりに当たり前の政策であり、なぜ、そんな当然のことを電話してきたのかとわからずに、私は不思議な気持ちになった。

だが、田代氏から「そんな楽観視するんじゃない！」という罵声が電話の向こうから飛んできて、事態をすぐに理解した。

「厚労省マターの〝指定感染症〟にして、〝感染症法〟でやろうってことになりかねない。そんなことをしたら、すぐに法律に抵触して、何かある度に政令を連発しなきゃならなくなる。感染症対策が間に合わない。対策が後手後手になるぞ！」

それで電話は切れたが、田代氏の強い言葉は胸にぐさりと刺さった。古い記憶が、脳裏に浮かび上がった。

２０１２年、「新型インフルエンザ等対策特別措置法」が議案に上がっていたときだ。特措法についている「等」は、そもそもＳＡＲＳのようなコロナウイルスの発生を想定して、わざわざ「等」を入れた経緯があった。私は内閣府に呼ばれ、大臣レクをした。あれは民主党政権時だった。

そうだ！　当時の民主党政権下で制定されたのが、特措法だ。あのとき、参議院では自民党は欠席のまま決議された。それを自民党政権下で、そのままで動かすだろうか。ぞっとするような思いが去来した。パソコンを開くと、自民党はあえて特措法を無視しているという主旨のメールが田代氏から来ていた。そんな政治的な理由で特措法の適用を本当に拒むのだろうか……。

感染症対策の肝はスピードだ。すばやい対策をするには特措法の運用が必須となる。対策が後手に回れば、流行は必至だ。大勢の人が感染し、医療が逼迫する、するとコロナ以外の医療にも甚大な影響が出る。コロナ患者も大変だが、他の病気の診療も大変なことになる。特措法なら、緊急事態宣言も出せるし、極端な話、中国のように巨大な病院を突貫工事で造ることも、既存の病院の病床を押さえることも可能なのだ。

田代氏に背中を押されるように、私は厚労族の議員、大臣経験者にも連絡をとり、「新感染症」に指定して特措法で対応すべきだと進言し、メディアでも同様の発言をし始めた。田代氏が動かない以上、私がやるしかない。

まさにそんなときだったから、「報道1930」のスタジオ入り前に濱田医師が「新感染症には指定できないのですか」と国光あやの議員に問うたとき、思わず振り返ったのだ。

「そうねえ、むずかしそうよねえ」と答えた国光氏に、私は言った。

「未知の部分もまだまだある、この新しい感染症に対しては、まずは新感染症として対応し、大きく網をかけて対策をする。そして、詳細が見えてリスク評価が正しくできるようになってから、徐々に対応を緩めていく。それが、国内流行を抑止することになるのではありませんか」

国光氏は「それがね、新感染症はむずかしいみたいなんだよねー。指定感染症にするんじゃないかなあ」と事も無げにつぶやいた。

「なんで指定感染症なんですか？」

私はすぐに聞き返した。本当に指定感染症にするなら、新型コロナウイルスの性質や実態が不明確な中で、何類の感染症に指定するのだろうか？

国光議員は「どーなんでしょうねえ」と言葉を濁した。

いつでも厳しい感染症対策の措置が取れる法的裏付けを得る必要性からも、「新感染症」に指定して、特措法を動かせる基盤を作っておくことが勘所のはずだ。

国光氏からはっきりとした返答をもらえなかった濱田医師は、がっかりしたように「新感染症にはならないのですか」とだけ、つぶやいた。

その日のBS生放送「報道1930」で、私は「まだ〝未知の〟ウイルスであるから、危機管理問題として新感染症に指定し、特措法の枠で対応できる道をつけておくべきだ。楽観的なリスク評価はすべきではない」と一貫して述べた。このような発言をする専門家はいなかったので、MCの松原耕二氏は驚いた表情をした。

明日は、自民党の新型コロナ対策本部長に就いた田村憲久議員と、また番組で一緒になる。これは彼と議論すべき問題だ、と私は判断した。田村議員は私が厚労省時代に仕えた大臣であり、面識もある。政治家としても「人間」としても尊敬できる、と感じていた人だ。

「名前がついちゃってるから」

翌日、田村議員は本番30分前に局入りしていた。簡単なメイクの後に、ディレクターが田村議員と私を前に、この日の番組の流れを説明し始めた。私はひそかに台本には無い、「新型コロナウイルスを新感染症に指定して、特措法での対応をすべきではないか」という問題を田村議員にぶつけるチャンスをうかがった。

もっとも、生放送の番組中に議論することは無理がある。本番中、この話題を提案という形で振ることもできないこともないが、与党の新型コロナ対策本部長から生放送で意見を引き出すのはリスクが高い、と考えた。尺が無い中で議論は深められないし、あまりよくわかっていない中で、ノーという言質を生放送で流されたらまずいことになる。特措法は民主党政権下で制定されているから、自民党の中でどれくらい議論が深まっているのか、その按配を読み切れていなかった。

だが、何としても田村議員とこの話題を詰めておきたいと思った。話すなら番組前かCM中、あるいは終了後だと、タイミングをはかっていたが、本番前には話題にできなかったので、CMに入ると口火を切った。

「田村先生、このコロナ、まずは新感染症に指定して、特別措置法で対応する、というのが円滑に対策を打つのに必要だと思いますが」

「新感染症ね、それってね、未知のウイルスってことだよね。このウイルスは、もうコビッド19って名前がついちゃっているから」

私は思ってもみなかった答えに驚いた。

「ゲノムは解析されて、名前はついてはいますが、それが新感染症に指定することの差し障りになるのでしょうか？」

「うん、正体がわかっちゃっているウイルスは新感染症には無理だって、役所は言っているんだよね」

「お言葉ですが、新感染症に致しませんと特措法は動かせません。有事の緊急事態には特措法での対応が円滑です。でないと、法的根拠を求めるために政令を次々と出さないといけない、という事態になります。感染症対策は一刻を争う場面もありますので、特措法運用のカードは残すべきです」

「うーん、そうねえ、でも正体がわかっちゃっているからねえ」

１分弱のＣＭは終わった。通信販売のサイト名が連呼される映像が目の前に流れている間の会話だった。

新感染症の定義は未知のウイルスと明記されていたにせよ、ゲノムがわかっていても、名前がついていても、ウイルスの挙動や性質、病原性やその成り立ちも不明な新しい感染症なのだから、新感染症に指定できるはずだ。法律ではそう読めるはずだ。

新感染症に指定しないということは、特措法を動かさないということか？　やはり特措法は民主党政権下の立法だから、そのまま運用したくないのか？　もっと言えば、田村議員の言及した「役所」とは当然厚労省だろう。省庁横断でなく、あくまで厚労省マターにしておきたいから、新感染症と特措法は無しにしておく、という推測もできた。ＳＡＲＳやＭＥＲＳのように、この新型コロナも国内侵入や流行は起こらないとの楽観視があったのか？

ＣＭ中、私はこんな思考をめぐらした。ならば、番組終了後に徹底的に説明するまでだ。だが、「報道１９３０」の番組終了後に田村議員に説明をしたときには、もうすでに〝指定感染症〟２類相当の路線は決まっていて、動かしがたい状況であるとわかった。

１月28日、新型コロナウイルス感染症は「指定感染症」となる感染症法の２類感染症と閣議決定された。「２類相当」であるので、医師の届け出義務、感染症の発生・動向・原因の調査、入院、移送、健康診断、就労制限が課される。医療費は国がもつ。これらの業務はそのほとんどが保健所の仕事となり、全ての感染者を隔離する感染症病床が必要となる。危険度が２番目に高い２類ではあるが、無症状者も隔離対象となる等、一部は最も厳しい１類同様の措置となるため、２類相当と位置づけられた。

第2章 間違いだらけの対策

1 ダイヤモンド・プリンセス号入港

2020年2月1日、日本では新型コロナウイルス感染症を指定感染症の2類相当扱いにする政令が施行された。同日、中国国家衛生健康委員会は、感染者が中国全土で累計1万1791人、死者数が259人に上ったと発表した。しかし、この頃、武漢だけで感染者は35万人と推定されていた。

そして、2月3日には豪華クルーズ船ダイヤモンド・プリンセス号が横浜港に入港した。1週間前の1月25日に香港でこのクルーズ船から下船した乗客1名が、新型コロナウイルスに感染していることが確認されていた。この日、横浜港に停泊しているダイヤモンド・プリンセス号の乗客乗員3711人に検疫が開始された。

2月4日、「モーニングショー」のパネル脇で、パネルの内容を慎重に説明していく羽鳥氏の声を聴きながら、私は茫然とした。

ダイヤモンド・プリンセス号に乗っている4000人近くの検疫を沖合でやるという。その検疫とは何か？　体温が高い人、また体調不良を訴える人には新型コロナウイルスに感染しているかPCR検査し、陽性であった場合は医療機関に入院させる。無症状の人は帰宅し、2週間は厚労省が経過を観察するという。

なんだろう、この措置は？　無症状でも他者に感染させる場合があることは、すでに報告されている。武漢からチャーター機で帰国した邦人の中にも、無症状であっても検査ではウイルス陽性であり、入院観察中に発症したケースもあったではないか。なぜ、検温と症状の有無だけで、陽性者の出たクルーズ船の乗客の検疫を済ませられるのか？　無症状の人を帰宅させれば、家庭内感染が起きることは十分に想定されることだ。

羽鳥氏は冷静に「はい、岡田さん、この対応はいかがでしょう？」と振ってきた。サイエンスとしては破綻している対応である。やってはいけない実例を示されて、どうしてこのような対応をするのか、せざるを得ないのかと、思いめぐらしながらも私は「全員のPCR検査をまずすべきです」と答えた。

それは基本中の基本だ。無症状感染者もいるのだから、まずは検査だ。そこで陽性者を隔離する。1度ならず、3日おきに2回、3回とやれば必ず、感染者を拾えるはずだ。陽性者は当然、入院して治療、隔離対象とすべきであり、たとえ陰性であっても陽性者と濃厚接触していれば、隔離して観察するべきである。そのまま、上陸させて良い訳がない。厚労省のやろうとしていることは、ウイルス学の常識から外れている。

同世代で感染研に残っている友人たちを思い浮かべた。どの人間でも自分と同じことを考えるだろう。岡部氏だって、さすがに検査しましょうと言うはずではないか？

そもそも、このようなクルーズ船などの事態はコロナ以前から予想されていたことだ。だから、特措法には港湾の行動計画でも取り入れてあった。特措法を動かしておけば、厚木の米軍基地の施設を借り受けて、全員を下船させ、順次検査をすみやかに受けさせることもできたはずだ。行動計画通りに、乗客乗員を下船・収容とスムーズにいけた。領海問題も、船籍国、所有国、船長等に関しても、厚労省、国交省、外務省等の省庁横断の連携で処理できた。やはり、〝指定感染症2類〟に指定し、厚労省のみのマターにしたのは大きな失策ではないのか。

一方、この時点での日本の新型ウイルス入国阻止の対策は、米国のそれよりも大幅に甘いものであった。米国が「直近14日間に中国を訪問した外国人」を入国拒否とし、中国全土を渡航禁止とし、中国に向かうすべての航空機（アメリカン航空、デルタ航空など）を運航停止させるなど厳格に対処していたのに対し、日本は、入国拒否は「湖北省発行のパスポート所持者」「直近14日間に湖北省滞在の外国人」のみとされた。さらに渡航中止勧告は湖北省のみ。運航停止は武漢の直行便だけだった。

習近平氏の来日予定

「症状がなくてもPCR検査はすべきである」「武漢からの帰国者のみならず中国からの帰国者は検査対象とすべきではないのか」

私は羽鳥氏のパネル脇でそう主張しながら、もし中国からの帰国者全員を検査対象としても、さらにウイルスが拡散すれば対象国は広げざるを得ないだろう、それは時間の問題かもしれない、と思った。

そのとき、ふとある政治日程が頭に浮かんだ。「習近平氏の来日」だ。今年4月に予定されていたはずだ。習近平氏の来日は安倍政権が熱望している外交案件だ。その来日に水をさすようなことはできない、ということではないか。それで中国便の運航を止めないのか？　だからPCR検査は症状のある者に限り、地域は武漢に矮小化して対応するのか？　武漢縛りなのは、それが原因の一つなのか？　ならばウイルスの侵入は、なおさら止められない。止めるどころか、どんどん侵入してくる。検疫は、ウイルスの侵入を防げなくとも、せめて遅らせることが目標だ。少しでも時間を稼いで対策を急ぐ。この時間稼ぎすらしないってことか？

目の前で玉川徹氏が熱弁をふるう。専門外の彼が的を射た正論を吐くのにたいして、政府は次々にロジックの合わない政策を打ち出してくる。

ウイルスを運ぶのは人間である。病原体は人間が移動する距離だけ一緒に移動してひろがる。ウイルスを放出しながら移動する人間の多い分、さらに誰がウイルスをもっているか分からない分、このウイルスは厄介だ。都市にウイルスが入れば、一気に感染が拡大してしまう。特にこのウイルスは、致死率が低くて病原性の低い〝優しい顔〟を一見している。けれども、無症状や軽症の感染者が存在する分、その軽い人たちが動いてウイルスを運び、静かに、確実に感染を拡大させていく。

感染者数は世界レベルで億単位に増え続けるから、分母が大きい分、犠牲者数は莫大になる。一見、ＳＡＲＳやＭＥＲＳより病原性が低く、安心できそうな、優しそうなこのウイルスは仮面を取れば、実はＳＡＲＳより怖い、エボラよりも恐ろしい、クレバーで冷酷な悪魔なのだ。それをダダ洩れのように国内侵入させていい訳はない。このままでは日本中が脅威に晒されてしまう……。

2　政治家たちからの電話

ダイヤモンド・プリンセス号には２６６６人の乗客が乗船していたが、そのうち約半分は日本人客であった。さらに１０４５人のクルーが加わって、３７００人あまりとなる。２月３日から検疫を開始し、体調不良や発熱などの症状のある273人から検体を採取、そのうち31人にPCR検査をした結果、10人が陽性となった。症状のある人間に限ったにせよ、まさに想定外の陽性率だ。船内には予想以上に感染が拡大している可能性がある。

おそらく政府も大きな衝撃を受けただろう。この数字が発表された頃から、私の携帯に政治家たちからの着信が多数入り始めた。

開口一番の問いは決まっていた。「どうするべきでしょうね？」

また、「厚労省からこう言われたけど、本当のところ、どうなの？」という問いもあった。国会の質問事案を聞いてくる議員もいる。

私はシンプルかつ、明確に答える。

「はい、もちろん、本案件は乗客乗員全員のPCR検査を速やかにすべきです。陽性者を見つけ、下船させて隔離、治療すべきです。外国籍の方々もおります。国際的な信用に関わります。全員検査、そして下船。陽性者は病院、陰性者は2週間の隔離です」

「官邸の考えはそうだが、厚労省が猛反発している、うんと言わない」

「えっ？　検査、隔離、これが基本でございます。サイエンスではそうです。反発というのは具体的にどういうことでしょうか？　ウイルス学としては反対する理由が見当たりません。そんなことをすれば、乗客乗員の母国から、猛烈な批判が来ると思います。外務省も同様の対応をと言ってくるのではないでしょうか。外務省は何と言っておりますでしょうか」

呆れた私が、もはや別の省庁に圧をかけさせるしかないのか、と思ってこんな言い方をすると、その議員はこう答えた。

「方針だって言うんだよ、厚労省の。検査は症状のある人と濃厚接触者に限られるべき、というのが厚労省の方針だって一点張りなんだ」

「先生、お言葉を返すようで申し訳ございません。すでに無症状の感染者もいることは報告されております。さらにその無症状者から感染伝播したケースも報告されております。ですから、症状のある人だけ、という厚労省の方針は、科学的には破綻しております。即刻、全員検査すべきです。陰性の方も、念のために、3日おいて再検査と、それが良いかと思います」

　この電話の間にも着信が入ってくる。そのキャッチ音にピリピリしながらも、集中力を高めようと目を固く閉じて、説明をその議員に続けた。新たな着信は田村憲久議員からである。

「田村先生、今、無症状者を検査せずに下船させたら、ウイルスが国内に侵入します。止めてください。31人で10人陽性ということは、かなり船内に感染が広がっていると想定すべきです。まず検査、ひたすら検査をやって陽性者を医療機関で隔離、そして陰性者は下船、でも下船後、2週間は隔離したい。最悪でも、自宅での隔離で2週間おとなしくしていただく。もちろん、健康観察は続けます。必要ならば再検査。これは譲れない、妥当な対応でございます」

「よくわかりました。官邸も全員検査をと言っているから、一緒です。ありがとう。先生のニュートラルな意見で、了解しました」

　電話を切るとすぐに次の着信が入る。「すみません、お電話番号は知り合いの先生からうかがったのですが、単刀直入にお聞きしたい」という、厚労族ではない、大物議員からの電話もあった。大物であろうが1回生議員であろうが、答えることは一緒である。感染症対策の原理原則に従って、こうすべきだと伝えるだけだ。それは、再三再四テレビで解説していることと変わらない。

　この4日深夜12時に官邸へ関係省庁の次官、局長が招集されていた。想定以上の感染者がいることに緊急対応を協議するためであろう。感染者は多国籍に亘っていた。もちろん、日本人もいた。日本人3人、中国人3人、アメリカ人1人、オーストラリア人2人に加え、乗員のフィリピン人が1人であった。

「海に浮かんだ監獄」になる

2月6日の朝、私は「モーニングショー」のスタジオで「クルーズ船3700人14日間足止め　船内にはどの国の法律適用？」のタイトルのパネルを見つめていた。

羽鳥氏がまず検査で10人が陽性となったことを説明し、それを受け、加藤厚労大臣が「最大14日間の潜伏期間を引き続き船内にとどまって頂きたい」と述べたことを紹介して、「はい、これについて岡田さんのご意見は？」と続けた。

私はパネルを見ながら、いくつかのことが気になった。一つは、陽性になった人の中にクルーが居たことだった。クルーはその職務上、船内の乗客の不特定多数に接していたに違いない。だから感染し易かったのかもしれないが、彼が感染源となってウイルスを広げてはいないか？

クルーズ船になど乗った経験はないが、以前、フィンエアーのトランジットでヘルシンキに1日留まったとき、港からストックホルムに向けて出航する大きなクルーズ船を見たことがある。広いデッキから、多くの人々が手を振っていた。乗客にとっては豪華で優雅なクルージングかもしれない。でも、乗務員はどうか？　そのほとんどはあの巨大な船の船底近く、窓もない大部屋に何人もが居住を共にしていたのではないか。ならば、この1名の乗務員感染者の後ろでは、多くの乗務員が寝食を共にして濃厚接触となっているはずだ。船底の換気が悪い部屋なら、感染伝播の効率も上がる。クルーの感染者がもっといると想定すべきだろう。

さらにもう一つ気がかりであったことは、そのクルーらが無症状、または軽い症状のため仕事を休まず働くことで、多くの乗客に接したのではないか、ということだ。広く乗客と接するクルーから、乗客への二次感染が起こりやすいと想定される。だから実際は、もっと多くの感染者がいるだろう。

また、加藤厚労大臣は「乗客乗員には14日間船内にとどまっていただく」とした。だが、船内で感染伝播が続くなら、感染者と濃厚接触者はだらだらと出続けることとなり、隔離期間が延びていく可能性がある。

羽鳥氏の問いかけに、私は次のような主旨を述べた。留め置いたら、船内で発症者が出てくる。クルーが感染しているのだから、その業務的な接触で感染を広げていると想定すべきである。つまり、さらに発症者が増え、そのそばで濃厚接触者、感染者が出てくるだろう。ここは、全員検査前提で密な環境の船から降ろす必要がある。

下船させ、全員に検査を行って、陽性者を隔離して、まずは感染伝播を止めることが必要だ。3700人を留め置く隔離施設がないとされているが、特措法においてはこうした事態を想定し、大人数の隔離施設確保をどうするか、という計画は立てている。尾身氏、岡部氏は当時、委員会の座長・副座長であり、詳細を知っているはずだ。なぜ特措法にして運用しないのか。

翌7日、「モーニングショー」。クルーズ船の感染者はさらに増え、20人となった。陽性者が出れば濃厚接触者も増える、だから感染者も増加する、当たり前の現象だった。この現象を止める気はないのか？　私は一貫して、即座の全数検査を主張した。

しかし、厚労省の大坪寛子《おおつぼひろこ》大臣官房審議官は「中国の湖北省から帰る方たちではないので、全体について検査することは考えておりません」と明言した。武漢縛りに続く、さらに悪名高い「湖北省縛り」がここに登場した。チャーター機で帰国した邦人は全員検査したのに対して、検査が受けられない乗客乗員には不満が広がったのも当然であった。こうして、検査を十分に行わないままに陽性者が増加を始める。2月5日以降、乗客は自室に籠っての生活となっていた。

2月11日「モーニングショー」。3711人乗客乗員のうち、新たに103人の検体を10日に採取し検査、PCR検査陽性者は65人であった。脅威的な陽性率だ。

CNNやニューヨーク・タイムズなどの海外メディアも、このダイヤモンド・プリンセス号の感染率を報じ、「コロナウイルスに感染した、海に浮かんだ監獄。感染者はもっと増える」としたが、その通りとなった。この頃、私に海外のメディアからも取材が入り始めた。米国やドイツなどの複数の雑誌、新聞、テレビなどからの取材であった。その質問は鋭かった。〝クルーズ船へのバカな対応は国際的に問題となっている〟〝なぜ、日本はPCR検査して下船させないのか?〟それはこっちが聞きたいことだと、泣きたくなるような気持ちでわかっている事象を伝え、推測や感想は口にしなかった。

朝は「モーニングショー」、夕方は「Nスタ」、その間には「ひるおび!」や「バイキング」などの番組に出るようになっていた。夜は「報道1930」がある。テレビ局のハイヤーの中で、次の仕事の打ち合わせを電話でする、そんな日々となった。睡眠時間も減っていたが、多くの番組で意見を発信するのが自分の務めだ。視聴者層の違ういろいろな番組から呼ばれるのは有難いことだった。

時差で海外の仲間から、新型コロナウイルスや臨床のデータが入ってくる。田代氏からは相変わらず毎日、早朝に膨大なデータが送られてきた。彼は感染研時代からメールは日本語では書かない。たぶん、思考回路が英語かドイツ語になっているのだろうが、こんな多忙なときくらいは日本語で指示してくれないか、という思いが募った。微妙なニュアンスをどう読み取るのかが大事なポイントだからだ。

2月5日以降、乗客は自室に籠っての隔離生活ではあったが、最終的にはクルーズ船内で感染者712人、死亡者は14人となった。感染率は20%、感染者に対する死亡者数を示す致死率は2％で、相変わらず脅威的な数字だった。やはり早く下船させて、検査を一斉に行うべきだった。感染症が発生したとき、感染が疑われる状況下で閉鎖的な空間に置かれることは、中にいる人間にとっては地獄に等しい。

この感染率と致死率を日本に当てはめれば、2530万人が感染し、50万人が死ぬことになる。密室に近い閉鎖空間というクルーズ船の環境的なバイアスがあるにせよ、この数字は強烈なインパクトを与えた。

陽性者が出ると、濃厚接触となった人の隔離期間はさらに延び、乗客がすべて下船したのは1ヵ月を経た3月1日であった。クルーズ船内の床、トイレの床や電話、机などから最長17日間にわたりウイルスが検出された。物体上のウイルスが接触感染の温床となることも示された。無症状の乗客の部屋からもウイルスが検出された。

このクルーズ船騒動で、船内隔離の対応を判断した理由や目的は何だったのか。迷走しているような対応の中で、結局、感染率2割もの集団感染――のちに〝クラスター〟と呼ばれるようになるのだが――を出してしまったことに私は番組ではっきりと疑問を呈した。

私がさまざまな番組で、政府の対応に強く意見することも増えていた。与党自民党の幹部や厚労大臣などの現職大臣とも一緒の場で、直接疑問をぶつけることは政府批判ともとれたであろう。それはやがて、私へのバッシングの火種となった。

3　専門家会議

ダイヤモンド・プリンセス号の問題が毎日報じられる中、2月14日、「新型コロナウイルス感染症対策専門家会議」(通称・専門家会議)が組織された。政府は主に感染症疫学、感染症学の専門家を中心とした12名のメンバーからなる専門家会議をつくったのだが、これは厚労大臣が担当であり、内閣直属ではなかった。医学的見地で助言を行うという。会議の庶務機能は、厚労省の指示(協力)の下に内閣官房が担った。

座長は国立感染症研究所所長の脇田隆字氏、副座長は尾身茂氏であった。私は、厚労省にいた尾身氏とは長い付き合いだし、脇田所長も感染研の所長であるから知っている。彼の業績は肝炎ウイルスだ。C型肝炎の細胞上での培養の成功はノーベル賞に匹敵するものだと思う。

ただ、尾身氏の専門であるポリオも脇田氏の肝炎も、呼吸器感染症ではない。ウイルス屋といっても肝炎と呼吸器感染症では、ウイルス学の中では全くの分野違いである。SARSもパンデミック・インフルエンザもやったことがない人がそんなポジションに座るというのは、先生たち自身も不安極まりないだろう、と思った。この人事のしっぺ返しを一番くらうのは国民なのだから、同情ばかりしていられないが。

さらに他のメンバーを見ると、やはり岡部信彦氏も名を連ねていた。また、彼にお得意の楽観論と火消しを繰り返されると危険だな、という不安がよぎる。

〝指定感染症2類相当〟にしたのを始めとする様々な重要な方針・政策が政府によって決定され実施されていたが、最も問題であったのは、これらの政策が必要である理由、政策の目的、決定のプロセス、責任者などが国民に一切説明されていなかったことだ。クルーズ船の時も同様だった。メディアもそこを追及しない。ただ「こうなりました」とだけ伝えられ、それがなし崩しになっていた。この専門家会議ではそれが改められるのか?

だが、専門家会議が動き始めてみると、今度は、なぜか議事録もなかった。やはり、みんな闇の中で重要案件が決められていた。私は専門家会議の議事録を残して公開すべきだと「モーニングショー」で発言したが、それは役所の逆鱗にふれたようだった。「二度と言うな！」という電話が大先輩の専門家の先生から来た。怒鳴った後には、優しいフォローが入る。飴と鞭《むち》なのか、本当に悪いと思ったのか、不明だった。でも、私はまた「議事録が必要」と番組で繰り返す。2回目の電話はなかった。

余力がない厚労省

この頃の田代氏は私が電話をすると、必ず出た。だらだらとは話さない。プライオリティーの高い順に結論、理由、政策提言と、どんどん説明するのは現役時代となんら変わらない。田代氏の話を聞くとき、まずベクトルの方向を確認する。些末な点で少々、誤解が出たとしても、現実の政策とベクトルが合っていれば、その政策は勝てる。逆にベクトルが間違っていた場合には、もうどうにもならず、致命傷となる。

厚労省が指定感染症2類相当と決定し、特措法が動かないことやPCR検査が遅々として広がっていないこと、顕著な例として今まさにクルーズ船の全員検査という基本が妨げられていることは、政策のベクトルの方向が逆で、完全に間違っていると思っていた。

田代氏にそれをぶつけると、「あたりまえだ。どうせ、岡部と尾身で決めたんだろう、無責任な！」という辛辣な言葉が返ってきた。

私は懲りずに、こう反論していた。

「おっしゃる通りです。だから、専門家会議もこのメンバーになりました。でも、田代先生ももっと表に出てほしい」

田代氏の答えがないまま、電話は切れた。

テレビの解説には、一線を退いた定年後の先生も溢れているではないか。田代氏は世界のパンデミック対策でもっとも過酷とされたH5N1型鳥インフルエンザ問題、SARSの発生流行、H7N9型鳥インフルエンザ問題、MERS問題、そしてワクチン開発を実質、一手に担ってきた。まったく次元の違う解説ができる。

ふと、わが身を振り返れば、感染研を辞めて11年。教育学部教授として、学校感染症対策では業績ができ、著作や訳本も多い。別に今、こんな渦中で無理に頑張って、政策をやる必要性も義務もないのかもしれない。なぜ、自ら貧乏くじを引きにいくのか、わからなかった。でも、いま、これをやらなかったら、地獄の冬の大流行が来るのではないか？　サイエンスに反した、ロジックに合わない政策を見て見ぬふりができるのか？

わが身に余る問題をぶつけられた思いだった。それを受け取って、抱えながら、間違いが許されない生放送を毎日こなすことは、大きな緊張を強いられた。そして、政治家への説得、説明が何より危急であった。

一連のクルーズ船報道の中、夜の報道番組で、自民党新型コロナウイルス対策本部長の田村憲久議員と再び一緒になった。私は田村氏を信頼している。番組後に単刀直入に切り込んだ。

「先生、特措法なら、こんな水際対策のゴタゴタや、クルーズ船の問題も全省庁を挙げて対応可能だったはずでした。現在、クルーズ船問題にかなりの労力を費やしていますが、問題は市中に感染者が出てきたことです。中国と関係ない感染者が出ておりますことは、国内へのウイルスの侵入と、限定的ではありますが、市中感染が起こっていることを示しています。これは増大しますと緊急事態に発展する可能性があります。政策を早め早めに進めませんと間に合いません。これは特措法で円滑に対応できます。このまま厚労省マターでは対応しきれません」

「そうなんだよねえ、そもそもこのクルーズ船が想定外。こんなの来ちゃったから、厚労省はもうすったもんだで、余力がなくて」

という田村議員の答えに、クルーズ船対応だけで深夜まで電話とメールと会議とで役人がごった返しているだろう、本省の結核感染症課の様子を思い浮かべた。

そもそも感染症課にそんなに多くの人員がいる訳じゃない。いろいろな部署や他省からも人を集めて、優秀ではあるけれど、感染症に関しては素人の促成栽培で対応しているのだろう。

私は田村議員に対して、

「このままいけば国内でウイルス流行が拡大して、それを制御する対策を打つために新たな法律や政令が必要になります。政令を乱発しないと法的整合性が保てない。政令を作るのも役所は大変な労力が要ります。時間とエネルギーの無駄です。ここは新感染症、特措法で柔軟に」

と断じた。「でないとウイルスに負けが込むから、今年の冬が恐ろしい」という言葉は飲み込んだ。周囲にはキャスターもスタッフもいる中だったからだ。

〝正体がわかっちゃっているから新感染症にはできない〟とか、〝クルーズ船が想定外〟とか、そんな言葉は田村議員が厚労省の役人と闘った結果、役所から言われた言葉そのものなのだろう。どうにもならなかったということか、とも理解した。

そういえば厚労省では、相手がたとえ大臣であっても、「大臣の意見はさておきまして」という発言を聞くことがあったのを思い出した。ウイルスに立ち向かわなければいけない今、そんな発言が出ていないことを願った。

4　「37・5度以上の発熱4日以上」という縛り

ちょうどこの頃、クルーズ船報道が過熱する中で、明確な感染経路が不明の国内感染者が次々と報告されはじめた。国内感染状況が新たな局面を迎えていた。

タクシー運転手たちが屋形船で集団感染した。屋形船には1月に中国人旅行客に接客していた従業員がいた。春節に多くの中国人が来日していたし、中国便の運航もあるのでウイルスの侵入は防げるものではなかった。

2月中旬、和歌山県の済生会有田病院で院内感染が発生した。また、クルーズ船の医療チーム（DMAT）に参加した男性が、活動後、和歌山に戻って発症、陽性が確認された。

さらに、目からの感染が、国民の思いも寄らぬ感染ルートとして話題になった。クルーズ船で感染した男性が「目がちょっと赤くなって最初は結膜炎だと思った。熱が出始めたのはその2日後くらい」と語ったのだ。日本眼科学会は「新型コロナは初期症状で結膜炎を発症することもある」と全国の眼科医会に新型コロナ感染を想定するように注意喚起を行った。

そうだった、最初に武漢から勇気をもってコロナ問題を発信した医師は眼科医ではなかったか。彼は未知の集団感染に対し最前線で戦い続けた結果、自らもコロナにかかって亡くなった。動画で配信された彼の酸素のチューブをつけた姿が思い出された。

感染が疑われる場合、まずどこに連絡すべきか？　これは国民の大きな関心事であり不安となっていた。厚労省は「厚労省電話相談窓口」を設置した。また、感染が疑われる場合は各自治体の「帰国者・接触者相談センター」に電話することとされ、保健所が窓口となって全国536ヵ所で医療従事者が24時間対応した。相談には目安が必要になった。「これくらいの症状なら、電話してください」という目安なのだから、それは適切なものでなければならないはずだった。

居住地の相談センターがパンク状態で電話はつながらず、隣接地域の相談センターでは所轄外とされて、受けてもらえない。そんな実情が報道された。「モーニングショー」では、「新型コロナの疑いがあるから、相談センターに電話するように」と医師に言われても、相談センターからは「まだ対象ではない。現在、重症化している方で手が回らない状態なので対応できない」とされた人の例も紹介した。厚労省の目安をすべて満たしていない場合は、自宅で安静か、風邪・インフルエンザとして病院の一般外来を勧められる。これが現実だった。

命運の分かれ道

では、このような中で、厚労省が発表した「相談・受診の目安」はどんなものだったのか。これは、2月14日に組織された専門家会議から17日に出された。その目安を読みながら、すぐに岡部氏や尾身氏の顔が浮かんだ。

○風邪の症状や37・5度以上の発熱が4日以上続く人
○強いだるさ、息苦しさがある人
○高齢者や基礎疾患のある人、免疫抑制剤、抗がん剤服用者は右の症状が2日程度続くとき

このような場合には、都道府県ごとに最低1ヵ所、設けられた「帰国者・接触者相談センター」に電話相談する、というものだった。

18日の「モーニングショー」で羽鳥氏から意見を求められた私は、「そもそも帰国者・接触者相談センターというネーミングもあたっていないと思います。もう、日本人から日本人への感染が起こっていて、それに対処する訳ですから」と答えた。

もう一つ指摘したのは、2月なのだからインフルエンザ流行時期でもある、ということだ。発熱やせきなどの症状ではインフルエンザとの判別はつきがたい。インフルエンザでも高齢者などは重症化しやすく、48時間以内に「タミフル」などの薬で治療を開始することが望ましい。それを「4日間待て」というのは症状の悪化、治療の遅れにつながる。

「37・5度以上の発熱4日以上」という縛りは、PCR検査の抑制のためであった。それについては、のちに尾身氏が「検査体制とのバランスを取った」と言っている。これは、早期診断と早期の医療開始によって重症化と死亡を阻止するという、感染症の基本対処戦略を放棄していたことに他ならない。検査を待つ間に感染が広がり、また、重症化する。PCR検査の早期実施によるウイルス拡大阻止と、早期発見による早期治療開始の選択肢が外されたのだ。コロナ流行の明暗を分けるようなこの重大事項を、誰がどのようなエビデンスで決めているのかと、怖くなった。本来ならば、積極的に検査体制の拡充に向かわねばならないはずだった。

実際にこの頃、世界の潮流は「検査をして感染者を見つけていく」というものになっていた。先進国の中でも日本の検査数は桁はずれに少なかった。検査数を少なくすれば、見落とされる感染者が膨大に出てしまう。

この国家の命運を分けるような重要な初期対応もまた、やはり一般国民の目に触れないところで決まっていた。この時点で、国内流行に続く、冬季の流行、さらにそれ以降の命運が分かれたと言っていいだろう。台湾などとは対照的な茨の道を日本は歩むことになる。

時を同じくして、日本感染症学会からは「一般市民の方々へ」向けて、「1週間以上熱が続く、呼吸苦・呼吸器症状の悪化がみられる場合には医療機関へ」という、早期検査や早期療養を放棄すると見なされる見解が公式に出ていた。「風邪様症状から軽い上気道炎ぐらいの軽症例が多数存在する」、「このような症例は1週間で症状が軽快します。特に治療の必要はなく、自宅で安静にしておくことで十分です」との説明もあるが、何のエビデンスをもってこの判断を下したのだろうか。この時期にはすでに、無症状者、軽症者がウイルスを運び、うつすことも知られていたというのに。

この感染症学会の理事長は舘田一博氏であり、彼は専門家会議の一員でもある。専門家会議や学会はサイエンスで判断していないと疑わざるをえなかった。

5　最大の失敗

日本の新型コロナ対策において、最大の失敗はコロナのＰＣＲ検査に制限を加え、抑制したことにある。感染しているか否かを確認するためには、このウイルスの遺伝子をＰＣＲ検査によって検出するしかない。ＰＣＲ検査を行わずして、コロナ対策は打てるはずがないのだ。

当初、ＰＣＲ検査を行う検査対象者は、東京五輪の感染症対策の一環として整備された「疑似症サーベイランス」として、武漢からの帰国者や帰国者との関連性がある人に限られていた。その後、流行が拡大するにつれ、武漢から広げられて湖北省との関連性に変更された。さらに加えて、発症しているか否かの判断は、当初は「発熱＋肺炎」、その後は「発熱＋呼吸器症状」に変更されたが、それが条件となっていた。それに合致しなければ、検査は実施されず、検査依頼は拒否された。

だから、感染しても症状の出ない不顕性《ふけんせい》感染例、つまりサイレントキャリアや潜伏期患者は検査されず、取りこぼされて国内にウイルスが侵入することとなった。また、初めから国内の感染による患者を検査から外していたのだ。

結果として、感染伝播経路が追跡できるような流行初期（国内流入期）の感染者のみが、検査されて報告されている。その絞り込まれた数字が報告されて、報道で流された。「この数字は氷山の一角で、潜在的にはもっと多くの感染者がいるはず」と解説しながらも、検査していない以上、実数の把握ができていないために抽象的な表現に留まってしまう。

明確な数字が可視化されないまま、国内流行期に入っても、感染拡大が起こっていても、これらの患者は検査対象とはされず、いつまでたっても〝国内流入期である〟との誤った判断が示されることになった。

「帰国者・接触者相談センター」という、コロナを身近な問題と感じさせない場違いな名前が、国内流行が強く疑われた時期にも温存されたのも、ＰＣＲ検査を抑制するためだったろうか。身の回りに武漢周辺からの帰国者や、その接触者がいなければ、コロナは他人事だと思わせかねない。そして、流行の状況把握が阻害されることにより、国内にウイルスが拡散していった。

また、ＰＣＲ検査の遅れがなかなか改善されず、検査数は他の国より桁外れに少ないために、日本の感染者数は海外からは疑いの目をもって見られていた。私はＰＣＲ検査の拡充を毎朝、「モーニングショー」を通じて訴え続けた。検査できなければ陽性者がわからず、治療が遅れる。さらに確認されていない感染者から、他者への感染が広がる。そして検査して陽性者数が把握できなければ流行の実態がわからず、対策が遅れる。対策の準備、実行が遅れた結果、また市中感染が多くなる。そうなれば、もはや緊急事態宣言によって国民全体に行動制限をかけるという禁じ手を打つしかなくなる。

なぜ、検査を増やすことができないのか？　他の国々ではすでに当たり前のことが日本ではできないのはなぜか？　玉川氏は何度となく、検査のことでこんなに揉めているのは日本だけである、という意味のことを本番中に口にしていた。私は「行政検査」というワードに、検査が増えない理由が集約されているように思っていた。国立感染症研究所に居たときに、その実態を肌で感じていたからだ。

専門家会議の押谷仁氏は、ＰＣＲ検査の少ない理由を「我々のポリシーです」と明確に答えていた。ＰＣＲ検査が少ないのは、厚労省と専門家会議の確固たる意志だと明言したのである。

〝症状のはっきりした患者と濃厚接触者にしかPCR検査を行わない〟という方針だった。当然、検査できない人が続出した。感染の確認が遅れ、4日間を自宅で待っている間にも重症化したり、入院後回復をみないで亡くなる人も出た。

行政検査だけでは検査数が足りないのならば、行政検査に固執せず、他の対応を速やかに取るべきである、民間の検査会社を入れて検査数を増やすべきだ、と玉川氏はさまざまな提案をした。自分で足を運び、取材して具体的な提案を番組で行った。合理性があると私も同意した。検査数を増やすことは最優先事項の1つだ。

また、私は「保険適用にして、通常のクリニックでも医師が必要と認めるならば検査できるようにすべきだ」とも語った。国は民間検査のクオリティコントロールをし、その結果を報告させて速やかに現状把握に努めるべきだ。「モーニングショー」は、必要な検査数を確保するための提案をすることも多く、「PCR原理主義」と揶揄されることもあった。

そしてこの頃、「PCR検査拡大に反対するコンフィデンシャルな文書」があると、官僚や国会議員から知らされた。厚労省がそんな内部機密文書を作成して、官僚や国会議員などにネガティブ・キャンペーンを行っているのだ。さらに、政府の専門家らはマスコミ相手にも、オフレコの勉強会を開いていた。クローズドで行われ、参加できる人間は、ごく主要な人物に限られる。オフレコだから、その内容を流すことはできないが、「専門家の説明」を聞いた人らがそれを信じ込むというのは、想像に難くないだろう。

厚労省が作成した「不安解消のために、希望者に広く検査を受けられるようにすべきとの主張について」という文書は私も読んだ。

「PCR検査は特異度が低いために、検査を増やすと偽陽性の人が増える。偽陽性と判断された人が病院に押しかけたら医療が崩壊する」という主旨であった。

他の国々が積極的に検査をして、感染者を見つけ出し、このウイルスの拡大を抑え込もうとしているのに対して正反対の論旨である。だいたい、感染者を見つけることが新型コロナ対策の基本だ。無症状者や軽症者を見つけずして、どうやって、市中での感染の広がりを止めるというのだろう。コロナの検査を拡大すると、医療が崩壊するというのは本末転倒である(それにそもそも、PCR検査に偽陰性、つまり感染者が検査で陰性と出ることはあっても、偽陽性はほとんど出ない)。

どうしてこのような思考ができるのか? いや、この論が検査を拡大しない理由にはならないことは、厚労官僚は当然わかっている。だが、結論ありきで、〝PCR検査を拡大しないことを決めている〟から、理論破綻していることを承知でこの文書を作った。理論破綻を知っているからこそ、内部機密文書なのだろう。

理論破綻しているのが明々白々であっても、コロナ所轄のトップの厚労省がこの文書を放てば、意味が出る。御上が言っていることだからと、そのままに受け止める人も多い。「厚労省」はマスコミよりも、よほど国民に信用があるだろう。さらに、権威に鋭敏な人たちもいる。そういう人間は矛盾を承知で御上に迎合する。私はこのような人種に多く接してきた。解説者や識者と言われる人にも、こういうタイプが少なからずいる。

「ネトウヨも週刊誌も」

ウイルス学的または感染症学的に誤りであること、そして現場の実務としてできないことや、極めて効率の悪いことには、「違う」と私ははっきり言い切った。「モーニングショー」「Nスタ」「報道1930」「日曜スクープ」、この4番組を中心にそれが可能であった。

だが、そうした姿勢に対し、直接的な圧力が来る。新型コロナウイルス報道初期の頃、「ひるおび!」という番組によく呼ばれていた。MCの恵俊彰《めぐみとしあき》氏は国内外の最新情報をしっかり頭に入れ、理解した上で質問や発言をしていた。勉強家なんだな、と感じた。目の前で何十枚ものボードを床に並べ、それを選び出しながら、わかりやすく番組を進行する。

1月、2月の頃には、まだ〝ソーシャルディスタンス〟が言われていなかった。だから、長いテーブルにゲストが何人も座る。本番中、テーブルの下から紙を見せられた。台本の裏にマジックで走り書きされた一枚紙。差し出したのは、すぐ隣にいたコメンテーターだ。

「○○秘書官があなたの言動を注視　気をつけた方が身のため」

そんな文字が目にはいった。その紙を受け取ろうとすると、その人はすっと自分の手元に回収した。そして耳元で、

「結構いやらしいのよ、ほら、ネトウヨも週刊誌もね、気をつけたほうがいい」

と言われた。そのまま番組は進行し、その日も自分の意見を言ってミッションを果たした。その後、帰りの車中で、以前あった出来事を思い出した。

政治家とは、感染症研究所時代から付き合いがある。付き合いと言っても、政策やその時に問題となっている感染症について、レクチャーをしに伺うといったことだ。大臣レベルに説明することもあった。その後、総理に上り詰めた人も複数いる。まさに渦中の政治家も多い。政治家と付き合うと、窓口の秘書とはさらにタイトな関係になる。いろいろなことを見聞きするのも、秘書たちからだった。

議員会館の事務所に行くと必ず、「週刊新潮」と「週刊文春」があった。大臣室にもあった。政治家は週刊誌の記事を非常に気にしている。それは選挙が近いとされていた頃だった。指定された時間に議員会館に伺ったが、国会が長引いて待ち時間があった。仲の良い秘書だったから、気楽な会話になった。そのとき、彼が「まあ、ちょっとこの週刊誌でも見て待っていてください」と雑誌をテーブルに広げた。ある政治家の女性関係のスクープのページが開かれていた。

「記者もね、いろいろいるんですよ。若いときは給料も安いですしね。フリーならもっとやりやすい。ちょっと仕掛けて書いてもらったんですよ」

渡された雑誌に取り上げられていた政治家は、彼の仕える政治家と同選挙区だった。その選挙区で勝ってあがることも、負けて比例であがることもある、苛烈で有名な選挙区だ。国会議員も選挙区の状況でずいぶんとその苦労も異なる。

記事自体は、銀座のクラブの女性とどうこうというようなものだったが、「ああ、そうか、この秘書は自分の手柄を私に見せたかったということか」と思いながら、その時はただ頷いてやり過ごした。

昼間の番組で耳打ちされた「ネトウヨも週刊誌も」という言葉の意味は、あれと同じようなことか。ネットなら書き込みをさせればよい。そういえば、霞が関でも、一生懸命それを〝やらせている〟官僚がいた。政府機関にいる経産省出身の官僚が、警察庁から来ていた若い官僚にネットへの書き込みをせっせとやらせていたのを思い出した。

6 報道のスタンス

ＰＣＲ検査の拡充は医療を壊す、そんな論がまことしやかにひろがっていった。世の中の空気、流れをつくるためにＳＮＳを利用する人もいる。同じ人間、一部の集団が何度も繰り返し投稿をしていた。政治的な人もいる。金がらみもあるそうだ。

私の論がどうの、玉川氏の意見がどうの、青木理氏のコメントがどうの……その内容の当否ではなく、政権批判をするような人間、論はすべてつぶしていく。

このツイッターなどのＳＮＳは、報道側にも大きな影響を与える。プロデューサーの中には、発信者のフォロワー数を気にした上で、その発信内容に左右される人もいる。ＮＨＫで番組の企画や制作に関わったことがあるが、企画を通すのに起用する俳優のＳＮＳのフォロワー数が大きく影響するのを知って驚いたことがあった。ＮＨＫでそうならば、民放はもっと敏感であろう。

ＭＣには自分で学び、取材し、テーマをもって本も書き、中には博士号まで取る人もいる。一方で、新聞とヤフーニュース、ＳＮＳのチェックを余念なくして、それで乗り切っている、という人もいる。

山口豊アナウンサーの「日曜スクープ」は安心して出演できる番組だった。担当ディレクターも信頼でき、プロデューサーも非常にまじめな人で、ぶれることなく報道する番組だ。さらに視聴者層も良い意味で限られていた。尺が充分にあり、丁寧な取材の大パネルで国内外まで網羅して展開していた。この「日曜スクープ」に呼ばれ、意見や情報を発信できることは、私にとってはとても有難かった。

羽鳥アナが仕切る「モーニングショー」は、とりわけ新型コロナウイルスの報道が始まってから注目度も高まっており、良くも悪くも目立つ番組であった。新型コロナ報道の象徴的存在となっていたかもしれない。だからこそ、この番組には批判的な人たちがどうしても出てくる。

番組の中で1時間近くをコロナ報道に割り当て、コメンテーターや、解説する私の発言を羽鳥氏が回していく。そんな流れの中で討論する番組であるのに、「恐怖をあおるな」と、番組の流れの中での発言がいいように切り取られて、ネットニュースに流されてしまう。番組や、発言者の意図とは反するところで、炎上が広がる。

「モーニングショー」では玉川徹氏が首尾一貫、正論を通していた。私にとっては、そんな彼の姿勢が支えであった。番組スタッフも、私も、感染拡大を防ぐために必死で声を届けたいという一心だった。だが、その意図が伝わらず、あらぬ方向から攻撃を受けてしまうことが悲しく、歯がゆかった。番組や私に悪意を向けてくる人たちだって、感染拡大の心配をしているだろうが……。番組スタッフはネットの書き込みなど、記事も含めて見ないようにと言ってきた。「僕たちが守りますから」という言葉もかけてくれた。

ネットやSNSでの炎上に怖さを感じたが、必死で頭から振り払った。この頃から、ストレスで食欲がなくなり、体重が減り始めた。それがまた、新たなバッシングへとつながり、精神的に追い込まれていく。

だが、風向きを見て、うまく言動を変えるような器用さは私にはなかったし、そうする気もなかった。そもそもウイルスはウイルス学的な性質と環境因子を背景に、人間の社会で流行を起こす。人から人へウイルスが伝播して、体内に入って増殖し、人の免疫の応答の結果として症状を発症するが、病気になるのにSNSやネットは関与しない。闘う相手はウイルスであって、そこを間違えてはいけない、と思った。

そう思えたのも、信頼できるディレクターたちのおかげだった。なかでも中堅の一人が私を支えてくれる、中心的な存在となった。迷ったとき、困ったとき、よく彼に意見を求めた。月曜から金曜まで毎日、「モーニングショー」に出るようになっていた私には複数のディレクターが張り付くが、彼はその1人だった。

社会部の記者経験が長かったという彼の視点や考察に、いつも耳を傾けていた。自分にはない見方ができる人だと思った。パッションの強さ、頭の回転の速さ、一見、ちゃらんぽらんに見えて、実は生真面目な彼は頼もしい存在だった。真っ向からサイエンスだけで主張する自分の議論が、宙に浮いて浸透しないのを壁と感じるようになっていた頃、彼の社会や政治の動きを考え合わせる意見は心に沁みた。

「モーニングショー」は朝が早い。4時には起きて準備して出かけなくてはならない。翌日の担当者らは前夜から徹夜で番組を制作するので、やはり毎日のように出演していたTBSの夕方の報道番組「Nスタ」の後にテレビ朝日へ戻って、6階の「モーニングショー」のスタッフルームで打ち合わせをしてから帰宅していた。

熱心なディレクターだと議論が長くなる。ベテランのディレクターは、手短にして私をなるべく早く寝かせようとしてくれる。ぎりぎりまで粘って取材を続けて完成度を上げて、ブラッシュアップするディレクターが相手だと、打ち合わせは深夜に及んだ。日付が変わることもあった。特にこの中堅ディレクターの担当の日はそれが多かった。「お待たせして、すみません」、ハハハっと笑いながら私のところへ説明に来る彼の目は、真剣そのものだった。どこまで報道できるか、そして視聴者が受け取れる許容量はどれくらいか、どんな反応になるのか、そんなことを総合的に勘案していたのだろう。そこへサイエンスで押し通そうという私が解説でいる。私がどんな答えを投げてくるのか。そんなことを確認する作業が深夜行われていた。

生放送の現実

「Nスタ」の後に「報道1930」が入ることもあり、そんなときは21時の番組終了後に、翌朝の「モーニングショー」の打ち合わせをすることになる。「報道1930」の後に同じTBSで「ニュース23」にも出ることもあった。「ニュース23」に出て、「モーニングショー」の打ち合わせをすると、ほとんど寝る時間はない。さらに土曜日の午前中も報道番組や、ワイドショー寄りの報道番組が入ることもあり、夜は決まって「サタデーステーション」に出ていた。日曜の朝は「サンデーモーニング」、夜はBSで討論もできる「日曜スクープ」がある。

どんなに疲れていても、それぞれの番組の台本を熟読し、ディレクターと打ち合わせをして、その真意を探った。かねてからの方針通り、生放送しか出ていなかったので、オンエアで間違いや誤解を生む結論に至るような〝失敗〟は避けなければならない。自分の論旨は十分に伝えておこうと思った。それで起用されなくなるなら、それでいい。テレビは出ることに意義があるのではなく、そこで何を伝えようとするか、だろう。一本一本が勝負だと思っていた。

ゲストによっては、打ち合わせのときとは異なる説明や発言をする先生もいる。打ち合わせの段階では思ったことをはっきり言うが、本番では論旨のわからない発言しかしない人もいる。特に影響の大きい「モーニングショー」では、突っ込んだ発言や主張は止めておこう、という発想になる人や、発言そのものを慎むという人までいるのが現実だ。

「アビガン」の政策案件で呼ばれた先生は、まさにこのタイプだった。この頃、抗ウイルス薬はなく、既存の薬の中からアビガンが有力視されていた。早期に検査をし、ハイリスクとされる人には早期からアビガンの治療薬を飲ませることで重症化を阻止することはできないかと私も考えていた。自分で飲めるということが重要なので、まずは有効性の確認をしたうえで、使用の可否を早く見極めて欲しかった。

それを番組で伝えるはずが、一緒に解説をするその先生はアビガンの効果や副作用など、肝心のポイントをぼかしてしまう。本番後、スタジオを出た私は、楽屋への暗い廊下を黙って歩きながら、その先生を呼んだ一番信頼のある中堅ディレクターに思わず叫んでしまう。

「あれじゃ大事なことが伝わらない！」

対策を早く進めるためにも無駄な時間はないと思って、自分ができることに毎日全力で取り組んでいる。だからこそ、こみあげる虚しさを抑えられなかった。私が涙をこらえ切れなくなったのを見た彼は、バックヤードの「美術」と書かれたティッシュ箱をつき出した。私も内心ではよくわかっていた。このディレクターが悪いのではない。そんな腰の据わらない専門家も多いという現実に、腹を立てていたのだ。

7 感染症ムラ

一連のコロナ対策の中で、私がもっとも危険視していたのは、相変わらずPCR検査が拡充されないことだった。厚労省の「内部機密文書」が効果を発揮したのか、国民の知らないところ、見えないところで、「PCR検査を拡充せず」という新型コロナ対策の命運を分けるような重要事項が決められていく。国民不在の中で、役所の主張を通そうとする姿勢は、公僕としての公務員のあるべき姿が欠如しているとしか思えなかった。

「行政検査」のままであることも、改善すべきことだった。保険適用になった後も、実質的には「行政検査」のままであった。この「行政検査」に固執した理由は推測できる。行政検査であれば、そのデータは全て国立感染症研究所で集約が可能だ。データの集積・集約と解析、その発表が一元化されるのだ。研究者にとっては貴重なビッグデータを独占できることを意味する。一方、厚労省にとっては政策を左右する基礎データでもある。政策の論拠はこれらの現状把握の基礎データから出てくる。

事実、PCR検査については、その「行政検査による検査権と既得権益の維持を優先」する人間がいたことが、のちの民間臨調の報告書には書かれている。

感染研には感染症疫学センターがあって、平時からさまざまな感染症の発生動向が定点報告（国内で指定された医療機関から1週間ごとに報告される感染症の報告数や内容）や全数報告によって上がってくる。各地域の保健所が所轄の「全臨床医」「定点診療所・病院」の情報を吸い上げ、地方感染症情報センターを介して、感染症疫学センターや厚労省と共有するのである。

現在、新型コロナウイルス感染症のデータは、もっとも重要な案件として扱われている。この疫学センター長を長く務めたのが、岡部氏だ。今も実質的な強い影響力を残し、国の新型コロナ対策を左右する人物だ。

私はよく「感染研なんて国家公務員だし、研究費もふんだんにあるのに、何で辞めたの？もったいない」と言われた。国立感染症研究所は国の機関で、大臣官房厚生科学課に属し、独立行政法人ではない（２０２１年11月現在）。厚労省の結核感染症課の下にある。しかし、このムラ社会にどっぷり浸かることは、パンデミック対策などの感染症対策で正面切って正論を言えない、ということを意味していた。

辞めるにあたって、もっとも強い動機付けとなったのは、感染研の研究者が厚労省に都合の良いような情報を出して、自身の保身を図るのがまかり通っていたことだ。これは、結果として国民の生命を軽視することにつながり兼ねない。そんな発言や態度を内部で繰り返し見てきた。あんな風に迎合するようには生きられないと私は思った。

大学に就職した友人らが厚生労働科学研究費（科研費）を取ることに一生懸命になっているのを不思議な気持ちで眺めていたことがある。私自身も文科省の科研費をもらって、感染症の歴史についての研究を行ったことはある。一方、日々の業務の中で厚労科研費による仕事はしているが、こちらから科研費をもらいに行く必要はなかった。感染研には厚労省から科研費と研究テーマが割り振られてくるからだ。部長やセンター長らが班長となって、本省から来る潤沢な科研費を部下や意に沿う大学の研究者（教授）に「配って」いた。本省の意を汲むような仕事（研究）をすべきだと考えている所長もいた。だから、厚労行政に口を出すような研究結果は出すべきではない、としていた。一方、田代氏は真逆だった。正しい厚労行政に導くためにサイエンスをやるのが感染研なのだ、といつも言い放っていた。

こんな思い出がある。自分の担当であった麻疹ワクチンについて、「1回しか接種していないためワクチン免疫が減衰して再感染を起こし、これが大学生などの若年成人での麻疹の流行につながった」という研究結果を得た。この研究はもちろん論文にした。考察では「麻疹風疹の2種混合ワクチンでの2回接種を定期接種にすべきだ」と提言していた。これは、まさに厚労省の「麻疹単身ワクチン1回接種」という現行の政策の不備を明確にし、「2回接種」で現状の流行を抑止できるという政策提言を目標とした仕事であった。WHOも推奨し、先進国では当たり前の2回接種について、当時の日本では厚労省は後ろ向きで、1回接種のままだった。

このときの提言は、感染研という厚労省所轄下の研究所として、田代氏の指示下で私が担当した、まっとうな業務である。大学の教授陣からは良い仕事だと評価され、臨床医からはこの結果をもってワクチンの2回接種定期化が求められた。

だが、当時の感染研の所長の逆鱗に触れた。彼は「本省の厚労行政に口を出すような仕事をしてはならない」というスタンスだったのだ。論文を取り下げろ、取り下げない、というやり取りが所長と田代氏との間であったと聞く。

結局、2006年、「麻疹風疹2種混合ワクチンでの2回接種を定期接種にする」ことを厚労省は認めた。この後、麻疹の流行は日本ではなくなった。ワクチン接種政策はドラスティックに麻疹の流行を抑止したのだ。

長い間、私を教育してくれた九州大学の恩師の医師は「ここまで来るのにこんなに時間がかかるとは思わなかった。20年遅れたね」と落胆していた。ワクチンに後ろ向きである厚労行政は、1992年の東京高裁での、おたふくかぜワクチンの副反応訴訟の敗訴から始まる、トラウマとも言うべき歴史があったのだ。

総理の言葉すら通らない

厚労省結核感染症課から科研費が「新興・再興感染症及び予防接種政策推進研究事業」として配分され、主に感染研を中心に地方衛生研究所や大学に再配分される。研究班には班長となる感染研の人間をトップとして、分担研究者が感染研、地衛研、大学で組織される。公的研究費であるから公募が基本ではあるが、実質的には身内に配っている、と言っていい。これが「感染症ムラ」と呼ばれるものの、強い絆を作る。

その絆によって、さまざまな忖度や統制が生まれる。各種の厚労行政の委員会にも科研費でつながったメンバーが顔をそろえることで、政策にも大きく影響する。専門家会議の構成員を務め、分科会メンバーでもある岡部氏は、感染研OBとして川崎市健康安全研究所の現職所長であり、今なお、絆を取り仕切っている。そして、専門家会議にも分科会にも厚労省の新型コロナアドバイザリーボードにも、この一連の感染症ムラの先生方が顔をそろえていた。

2月13日に、官邸が新型コロナウイルス感染症対策本部の会合で研究費の予算配分の案を示しているが、感染研に総額のおよそ3分の2を割り当て、以下、東大医科研、国立国際医療研究センターと続く。東大医科研からは2名、さらに国際医療研究センターからはOBが専門家会議に名を連ねた。国際医療研究センターは厚労省が所轄する独立行政法人である。

厚労省の研究費でつながった、ひも付き人事の果てに委員会があり、そのメンバーの提言で政策が決められるのか。安倍晋三総理が何度も何度も、PCR検査の拡充を自ら訴えていたのを思い出した。各地、各所から要望が出ていても、そして総理がいくら訴えても、感染症研究所の意が伴わないなら何も動かない……。

私が厚労省の感染研にいた頃は、「大臣の意見はさておきまして」という発言はあったが、さすがに総理の言う事は、あの役所も「全力でどうにかせねば」としていた。

医師でもある鴨下一郎議員は、与党議員の前で「岡田さんの言っていることが一番正しい」と明言したそうだ。そのことは「報道1930」のスタジオで、石破茂、中谷元両議員から聞いた。そして、同番組に鴨下議員と共に出たとき、アクリル板ごしに私が「私はマイノリティーです。でも、それでいいのです」と言うと、鴨下議員は「岡田さん、あなたはマジョリティーだよ、マジョリティー」、そう言って励ましてくれた。

だが、自分の意見がマジョリティーだとはとても思えなかった。総理が言ってもPCR検査がなかなか拡充されないことに象徴されるように、対策の速度は遅かった。検査も、医療のベッド数の拡充も、発熱外来の設置も、当たり前と思われる対策が遅々として進まなかった。対応は、接触を防ぐための「自粛要請による行動変容」ばかりを主軸に行われていた。

政治家は選挙で国民に選ばれた人間だ。私の周囲には「人のためと思って政策をやるんです。実際にそうやってきた」と語る国土交通省の官僚もいた。別の国交官僚は、厚労省の対応を見て「霞が関も落ちたもんだ」と言った。

私の前に厚い強固な壁が立ちはだかる。それは向こう側の見えないグレーの壁だ。叩いても揺れることも響くこともない、重く頑丈な壁。叩く私の手は傷つき血が流れる。叩くほどに痛みを伴う傷が際限なく広がり、深くなっていくのに、叩くことを止めてはいけない、コロナの冬の只中だからだ。コロナウイルスの市中感染率を上げてはいけない。そして、海外からウイルスを入れてはいけない。

この2020年夏には東京五輪の開催が決まっている。感染者を見つけ、その莫大な数が表に出ると、五輪の開催に水を差す。だから、検査が拡充されないのではないか。そんな疑念も、心のどこかに付きまとっていた。

番組に出演して解説すれば、いつも決まって五輪開催の可否を問われた。五輪の開催は最低でも2年は延期すべきだと私は考えていた。多くのウイルス学者や感染症の専門家が、同様の考えだった。

習近平氏の来日も、延期するかどうか、まだあやふやだった。その決定が遅くなっているせいで、依然として中国からの人の流れを止められておらず、ウイルスの侵入を許しているのではないか。

ウイルス対策に政治、外交、経済等さまざまなファクターが波状攻撃をしてきているように思えた。なぜ、こんなシンプルなサイエンスが通じないのか。「モーニングショー」で玉川氏と共にPCR検査の拡充を訴えながら、この答えのない疑問に悩み続けていた。

8 マスク不足の春

2月28日、「モーニングショー」のパネルの脇で、羽鳥氏の説明を聞いて、茫然となった。安倍総理が「全国すべての小学校、中学校、高等学校、特別支援学校について来週3月2日から春休みまで、臨時休校とするよう要請します」と発表したという。

どうして小中学校を休校にするのか、理解し難《にく》い政策だった。

そもそもコロナは年齢依存性に重症化率が上がる。SARSのときも、小学校や保育園などの子供の世代には流行はほとんど起こっていない。大流行ともなれば、子供の感染が出てくることも想定される。しかし、インフルエンザのように、子供の間で、つまり学校で流行が起こって、そのウイルスを家庭に持ち帰って地域流行の起点となるような性状のウイルスとは、〝現段階のウイルス〟では思えない。あくまで現状では、そのような性状のウイルスではない。今後、遺伝子が変異を起こして、子供にも感染するような感染力の強さを持てば話は異なるが。

現に、教職員がかかって、その濃厚接触者として子供の感染を調べてもPCR陽性者は少ない。それなのに、何で全国一律で一斉休校なのか……。また政府批判と言われるだろうと覚悟しながら、そう解説するしかなかった。

だいたい、流行には地域差がある。地方では感染者が少ない、もしくは出ていない県もある。地域ごとに、それぞれの流行状況に合わせて対応するのが感染症対策だ。臨時休校は要請であるので、各都道府県知事がその地域の流行状況で判断もできるであろうが、首相の要請は強いインパクトがあろう。私は困惑した。

この頃、政府はイベントの中止や延期を要請、それを受けてコンサートやライブ、劇場の公演や博物館、美術館なども自粛していた。専門家会議はこの1、2週間が極めて大事な局面として、政府はそれに従った。

実際、感染者数は増え、医療機関から検査を依頼したが、保健所が拒否したことで検査が遅れ、重症化するといった事例も多くなって、問題化してきていた。実態を調査する必要があるとして、日本医師会は「検査拒否の全国調査」をする方針と表明した。

さらに2月27日、医師会は国に対し、PCR検査の改善要求を出した。東京都医師会の尾崎治夫会長は「現場の医師が『PCR検査が必要』と判断しても受けられない例がかなりある」と言い、日本医師会の横倉義武会長は「医師の判断で検査を確実に実施できるように体制強化を」と訴えた。医師だったら、そう考えるのが当然だろう。初期には特徴的な症状もないが、2割程度は発症後1週間くらいから急に肺炎が増悪する感染症に対して、確定診断をつける検査は行いたいに決まっている。

一部には、「検査で陽性であっても、特異的な治療薬が無いから」という意見もあったが、診断を確定して治療を行う、というのが最善なのは当たり前の話ではないか。

翌日の2月28日には、北海道は感染拡大を受けて、鈴木直道知事が法律に基づかない、独自の「新型コロナウイルス緊急事態宣言」を出している（3月19日まで適用）。本番中に画像に映し出された北海道知事の顔にハッとした。この人、会ったことがある。思い出した、都庁の会議だった。私が参加した会議にいたということは、感染症の行政の経験があったということだ。国に先んじて緊急事態宣言を打ってきたのは、状況を十分に理解してのことだ。

屋形船やスポーツジムなど身近な場所での集団感染が起こってくると、マスク不足が起きた。医療現場でも不織布のマスクがなくなり、市民生活でもマスク不足が深刻になった。さらにトイレットペーパーの買い占めがあったのもこの頃だった。

3月5日、ようやく中国（香港・マカオを含む）、韓国からの入国制限が9日から行われることが決定した。同日、政府は4月に予定されていた習近平国家主席の訪日が延期されることを正式発表している。

3月13日には、ようやく特措法を一部改正し、新型コロナウイルスを指定感染症2類のままで緊急事態宣言が出せるようになった。私はほっとため息をついた。だが、対応は2ヵ月遅れだ。だいたい法改正などしなくとも、指定感染症ではなく、新感染症に指定すればよかっただけではないか。

この間に梅の花が散り、桜の季節がもうすぐ巡ってくる頃となっていた。東京都は「花見宴会控えて」という異例の要請を出し、飲食を伴う宴会などを控えるようお願いした。大きな声で話すことや料理の取り分け等での感染を防ぐことが目的であって、通りすがりに花を見上げること自体は差し支えないと私は番組内で解説した。

これより先、4月に入ってからのことだが、「国民にマスクを配布すれば不安が解消される」として、不織布ではない布マスク、通称〝アベノマスク〟が全世帯に配られた。巨額な税金が投入された政策だった。総理自身が小さなガーゼマスクをしているのは、海外の研究者らからは驚愕された。

9 「3密」の強調

重症患者は、普通の風邪のような症状が出てから5〜7日で急変して、入院となると3〜4週間と長期に及ぶことが多い、ともわかってきた。初期症状が特徴のない普通の風邪症状であることは、患者を見つけ出しにくいということだ。さらにその風邪症状の期間が1週間と長い。もっとも困ったのは、風邪症状の出る2、3日前からコロナウイルスを外に出して感染源になることだった。やはり、検査しなければ感染者は見つけられない。それが滞ることは、潜在的な感染者が市中に増えることだ。私はそれを恐れていた。

しかし、専門家会議はその危険性には触れずに、尾身副座長は「ここが瀬戸際の2週間」として、国民に「3密」の条件を示し、感染防止の対策を訴えた。3密ばかりを強調していた。小池百合子都知事の巧みなフリップ解説で、この「3密」は流行語にすらなった。感染防止の啓発は良いのだが、そんな国民任せの対応だけではなく、感染者を見つけて隔離して、感染を封じ込める、根本的な対応に行かないのはなぜか？

3月6日にPCR検査は保険適用になったが、かかりつけ医などの医療機関は個別の契約が必要となり、その契約がネックとなってなかなか検査は広がらなかった。そんな貧弱な検査体制のまま、国内の感染者数は増えていく。

PCR検査について、専門家会議、分科会、諮問委員会と全てに参加している押谷仁氏は「森を見て全体像を把握する」と語っている。「感染が大規模化しそうな感染源を正確に把握し、その周辺をケアし、小さな感染はある程度見逃しがあることを許容することで、消耗戦を避けながら、大きな感染拡大の芽を摘む」こととしたが、木はさながら個々の感染者であり、森はクラスターという意味であろうか。森、つまり集団感染のクラスターを中心に検査して対応していればよく、木、個々の患者はある程度見逃しても、それで消耗戦を避ける、という戦略だろうが、患者の背景には無症状患者もいるし、発症前からウイルスを外に出すので森の周りには広大な森林が存在することになる。これを見逃すことになり、潜在的な感染源となって、日本社会にコロナウイルスが浸潤していくことになったのではないか。

この頃から自衛隊病院でも感染者受け入れを開始し、その徹底した感染防止策が院内感染を防ぐ〝模範的モデル〟とされた。私はその防止策を説明しながら、これが、どこの病院でもすぐにできるようなものではないことを痛感していた。ここまでしないと院内感染を阻止できないのならば、なおさら、検査、感染者の炙り出し、保護、ウイルス封じ込めが最優先となる。

社会体制は異なるにせよ、中国の対応はこの疾患に対して、凄まじく有効であった。私は広大な中国の大地を思い浮かべた。近年、中国の優秀な研究者たちの、国際学会での台頭も凄まじかった。日本人が忘れてしまったような強烈なハングリー精神を見ることができた。研究であれ、なんであれ、着火するのは情熱なのだろう。そんな彼らが、このウイルスに向き合ったとき、短期間で、ウイルスの性状の解明、診断方法の解明、治療薬の検索、ワクチン開発などの基礎研究が飛躍的に進んだに違いない。そして、莫大な数の検査をし、ウイルスの封じ込めを図った。

比較して日本はどうか？　中国で行った武漢の都市封鎖《ロックダウン》のようなことが、東京や大阪でできるのか？　そんな政治判断は、そもそも法的にも難しく、コロナウイルスの大流行となってもできようがない。今、やっていることは国民の自主性に頼った自粛である。サイレントキャリアも放置されたままである。それならばと、私は頭を切り換えようと思った。

感染者数の増加は防ぎようがない。水面下で増え、感染が点から線になり、面となったとき、市中感染が起こってくる。職場感染から家に持ち込まれたウイルスで、家庭内感染が多発する。それが、健康面でハイリスクの人が多い集団に入り込んだとき、大きな問題となって顕在化する。高齢者施設やハイリスク者の入院している病院などだ。若い人は無症状や比較的軽症とは言っても、発熱、せき、倦怠感などの症状が出る人もあろう。その感染者のうち2割は発症後5〜7日程度で肺炎が悪化する。つまり、多くの人間が医療機関を受診するし、治療、入院体制の確保が必要となる。これに現在の日本の体制で対応できるのだろうか？

２００９年のＨ１Ｎ１インフルエンザは軽微なものではあったが、その後の反省に基づき、専門家から政府に対しての報告書には、即座にパンデミックに対応できるような準備態勢の確立、維持、改訂が明記されている。だが、日本は漫然と時間を過ごし、経済効率を優先させて、感染症専門病院や病床、検査体制などが減らされ、全国の保健所も大幅に合理化、削減され続けていた。

ＰＣＲ検査数を抑えているのは、検査して陽性者が出れば、〝指定感染症2類相当〟であるから感染症の専門病院に入院させなければならない、その拡充を行ってこなかったため、たちまちベッド数が足りなくなるからではないか？

だが、積極的な検査をして封じ込めをしない以上、これから患者が増えていくのは自明である。専門病院や隔離施設を作ってベッド数を増やしながら、検査を拡充しなければ、流行を防ぐことはできない。流行阻止に失敗すれば、さらに多くの病床が必要になるが、病床確保ができなかったら医療が逼迫する。もっと進めば医療が崩壊して、一般の通常医療ももたなくなる。そして、流行を抑えるために緊急事態宣言を出すこととなり、経済活動に甚大なる影響が出る。今、方向転換をして検査拡充、ウイルス封じ込め、流行阻止に向かわなければ、医療も経済ももっと苦しくなってしまう。

やはり、押谷氏の「PCR検査を増やさないのはポリシーです」という対策方針では、事態を悪化させるだけだ。無症状の患者がサイレントキャリアとなり、感染を拡大させるのを承知で、なぜクラスター対策に執着するのだろうか？　一刻も早く、積極的な検査体制を構築し、感染者を見つけ出しては隔離・保護して流行を抑止していく対策に保健所のマンパワーを割くべきだ。現状では、今、この瞬間もウイルスが広がっていく……。

私は、このことをテレビの解説で繰り返し説いた。政府の対策への批判ではない、これはサイエンスの議論なのだとわかって欲しい、という願いを込めながら。

感染症対策こそ経済対策

このような中、2020年3月11日にWHOのテドロス事務局長は「新型コロナウイルスの感染拡大はパンデミックにあたる」と宣言した。新型インフルエンザ以外でのパンデミック宣言は例外的だが、中国以外の国々にも感染が拡大し、大陸を越えた同時流行となっている現状、この感染症の早期収束は困難と認定されたのだ。逆に中国国内は、強力な対策が功を奏し、流行の縮小傾向が認められて来た頃だった。流行の中心が欧州に移ってから宣言するのかと、テドロス事務局長が中国寄りと揶揄される追加材料ともなった。

当時、日本で確認された感染者数は１２７５人だった。自粛による経済への影響も出始め、特に観光やイベント等の業界は深刻であった。自粛要請の延長にともなって業界からは不安の声もあがっていた。就職内定の取り消し等が問題となり、政府は「雇用調整助成金」の特例を追加した。内定取り消しの歯止めに効果を期待したのだ。

米国のトランプ大統領は、減税で経済の立て直しを検討しているとし、日本国内でも景気の落ち込みをどう立て直していくかを各政党が主張した。感染症対策と経済対策のどちらを優先するかというような、横並びで議論するような状況が出来ていた。

だが、感染症対策は「早く強力に行って効果を上げ、短く切り上げること」が要諦であり、それが結果として経済的な打撃も少なくできるのだ。

後にフィナンシャルタイムズやオックスフォード大学からも、新型コロナでこれを立証する論文が出されてくる。いずれも、新型コロナ感染症をコントロールできた国ほど経済的な打撃も少ない、というのが結論であった。よく、経済対策と感染症対策は真逆であるかのような報道がされたが、それは違う。感染症対策をがっちりやって封じ込めることが、経済の回復を押し上げ、経済対策にもなるのだ。中途半端にやっていると流行がずるずると長引き、経済もガタガタになるだけだ。

当初から私は、感染症対策も経済対策も、ベクトルの方向は一緒なのだ、と強調した。ただ、それは現実に足元で燃えている経済問題の火を消すことに精一杯な人たちに聞き入れられるものではなかった。

そして状況はどんどん悪化していく。テドロス事務局長が「いまや、欧州がパンデミックの中心」と語ったように、ヨーロッパから帰国した日本人の感染も認められ、欧州からのウイルスの流入が厳しい状況を作り出そうとしていた。

このままでは、また感染者が増え、連動して患者が増える。ヨーロッパ型ウイルスは初期にあたる武漢のウイルスより、人間に順化している。流行を繰り返す中で、人に罹りやすく、増えやすく、伝播する力が強いウイルスが選択されて残っているのだ。

この変貌したウイルスが日本で主流になる前に検査も医療体制も改善しないといけない。この状況が劇的に改善されないままなら、どんどん患者が増えていき、病床も足りないから自宅療養者が増える。そうなれば、早期治療が遅れて重症者が増加する可能性が高くなる。

私は、右のようなことも、つながりのある政治家に直接電話して訴えるようになった。

10　いわれなき炎上

「モーニングショー」に出演するようになってから、番組で良きパートナーとなっていたのは、池袋大谷クリニックの大谷義夫《おおたによしお》医師であった。東京医科歯科大学の呼吸器内科で准教授まで務め、今は開業している。肺炎治療のエキスパートだ。ウイルス屋の私と臨床家のコンビでの解説は専門性をお互いに補完しあって、うまく展開していた。また、彼は高潔な人格者でもある。

3月19日、政府の専門家会議は「無症状や軽症な人は自宅療養、入院対象は重症者に限る」という見解を発表した。重症者とは、酸素投与が必要な肺炎患者や合併症のある患者とした。軽症者はその容体を電話で確認する。この発表を受けて、私は、「軽症者、無症状者の隔離施設を作るに尽きる。無症状でも今後、発症の恐れもある。さらに急変も起こりうるだろう。電話の確認だけでは、自宅で重症化したり、死亡したりするケースが出てくる可能性がある。なので、体育館や公民館などを男女分けした施設に作りかえ、医療従事者を巡回させて経過観察をできるようにすべきだ」と提案した。

医療施設は重症者や中等症以上の患者のために空けておく必要がある。しかし、いきなり自宅療養では家庭内感染を引き起こし兼ねないし、何と言っても医療者の目が届くことが、患者の変化を察知して対処できることになる。電話したけれど出ないので、保健所の職員が様子を見に行ったら、呼吸困難となっていたとか死亡していたとか、そんな最悪の状況を回避するためだ。食事は弁当を所定の場所に置くのでもいい、みんな感染者なら個室でなくて大部屋でいいはずだ、だからこそ目が届く、と大谷氏と話した。

無症状感染者を隔離・保護する施設として、番組では、さいたまスーパーアリーナや幕張メッセなどを挙げた。無症状者はそのような大規模施設で医療者の巡回の元に保護し、冬季の流行期には軽症者を受け入れる。急変して中等症へ移行する患者が出たら、病院へ円滑に転院させる施設として使えるようにする。ここで医師の診察の元にハイリスク者などに投薬ができれば早期に治療を開始することもできる。

流行期には症状の出た患者を医療につなげる病院機能を備えた大規模施設が必要になる、と踏んだ。このまま、検査の拡充が追い付かなければ、サイレントキャリアが冬に大きな流行を作るのは自明だった。この大規模施設の必要性は、これから先、ずっと訴えていくことになる。

大谷氏は医師として、医療側の切実な事情も番組内で吐露した。「ＰＣＲ検査をしてほしい」と症状のある患者がやって来ても、医療現場に必要な防護服やマスクが入手困難であり、さらに隔離部屋を作り、完全防備で対応することは現実的には無理だと述べた。そこで、一般外来と感染症指定医療機関の間の中間的存在として、「発熱外来」の設置を訴えた。

すでにこの頃、発熱患者のたらい回しの実態も明らかとなり、国民の不安を招いていた。大谷医師も「発熱や呼吸器症状があるからと診療拒否された患者の話は聞いている。何ヵ所も断られた人が多数いる」と語った。高視聴率の番組で言われたくないことを暴露されたと思った人間はいたであろう。厚労省は「症状があることのみでは診療拒否の正当な事由に該当しない」としたが、実状とあっていないことは明らかであった。

一方、院内感染を起こした医療機関は外来を全面停止とするなど、病院としての機能が喪失し、また風評被害も起こっていた。発熱・せき症状の患者を救急で受け入れることに抵抗をもつ医療機関が出てくることも、感染症対策に十分対応できていない病院では想定できたことだ。

医療崩壊の最初は救急救命の崩壊からだ。だから、それを阻止するためにも、大谷医師は中間的存在として「発熱外来」を作るべきだと主張したのだ。私もこれには強く賛同した。これがなければ院内感染は防げない、とも思った。

また、交通事故や別の病気で入院してきた患者が、コロナウイルスに感染していたという事例も出てきた。これを受け、独自で検査ができるウイルス学や微生物学などの基礎系の研究室を持つ大学病院などでは、手術などの入院前にＰＣＲ検査を行う準備を開始した。

私は水面下で、「発熱外来」の提案を自民党の田村憲久議員に訴え続けた。

「田村先生、発熱外来でサンプルを取り、ＰＣＲ検査をして感染者を確定して、患者を診れる病院に振り分けませんと」

田村議員は「厚労省は発熱外来という名称が嫌みたいなんですよ、前のことがあるから」と答えた。

「先生、２００９年の新型インフルエンザの時のことですね。同じ名前が嫌なら、別の名称を考えます。とにかく、血算と血液検査ＣＲＰ（炎症マーカー）が高くなるのがコロナですから、それからＤ－ダイマー（血栓マーカー）とか、できるだけＣＴを撮って、検査をする。そんな施設、院内感染の防止の砦を、院外に作るべきです」

これは大谷医師とディスカッションをし、呼吸器や救急救命の現場の医師らの意見や提案を取り入れたものだ。この頃から、医師会や大病院では独自に、発熱外来と同じような機能をもつ施設の準備を始めてくれていた。

次は岡田だ！

この時期から、治療薬の情報も出てきた。ナファモスタットは膵炎《すいえん》の治療薬で、日本で開発承認された、静脈点滴で入れる薬だ。新型コロナウイルスの細胞侵入を助長する酵素の機能を阻害して、ウイルス侵入を阻止する可能性があるとされた。

喘息《ぜんそく》の薬のシクレソニドの投与でも、新型コロナの症状が改善された症例が複数報告されてきた。大谷医師は呼吸器内科の専門医であるから、この喘息治療薬の説明をスタジオで行った。スタジオの隅で医師のユニフォームである白衣に着替えると、温厚な笑みをたたえて周囲を和やかにさせるのが大谷医師の常だった。彼によれば、シクレソニドは、感染早期から中期あるいは肺炎初期に投与することで、ウイルスの早期の陰性化や重症肺炎への進展の阻止が期待されるという。この時期は、患者の治療方法が模索されていた時期だった。

ところがそこへ、大谷医師のクリニックに中傷や非難の電話が殺到するという騒ぎが起きた。もちろんクリニックの営業には甚大な悪影響が出た。発端は3月4日の「モーニングショー」だった。

大谷医師はスタジオでシクレソニドの吸入のデモを行った。シクレソニドは自分で吸入する方式の薬である。また、彼はＰＣＲ検査拡充も従来から私や玉川氏と共に強く訴えていた。すると大谷クリニックに抗議や中傷の電話が一日に何十本もかかり始めたのだ。その中には、喘息の患者さんのためのシクレソニドが市場に無くなるのではないか、という抗議もあった。そんな電話が何日も殺到し、そのため受診を希望する患者さんからの電話がつながらなくなった。

大谷医師の妻は「政権批判だ！」と言われたという。実は、同時期、私の勤務する白鷗大学にも同様の電話が殺到していた。大学では事務の人たちが分担して受けてくれた。いずれも、数人の同じ人が繰り返し掛けてくる様子だったという。

さらには、大谷クリニックに見知らぬ男性が乗り込んできた。ストレスのあまり、大谷夫人は体調を崩してしまった。彼女は「お疲れでしょう、先生おやせになりましたね、大丈夫でしょうか、少しですけれど」とチョコレートを渡してくれる、そんな優しい女性だ。大谷医師はそれ以降、テレビからしばらく姿を消してしまった。患者さんのため、スタッフのため、家族のためであろう。

ネット上には、「大谷義夫は〝カタ〟がついた、次は岡田晴恵だ」という書き込みがあふれた。容姿や服装、そんなことまでが火種となった。悪意がある表現、虚偽の書き込みが相次ぎ、中傷する動画がユーチューブにどんどん投稿される。ネット右翼の象徴的な人間が私を名指しで批判した動画を上げ、その再生回数も膨大だった。心配した羽鳥氏はこちらを気遣い、励ましてくれた。

自宅のポストには、郵送ではなく、直接、手紙が入っていたこともある。ネットでは、殺害予告の一歩手前、危害を加えてやる、抹殺しろ、消えていなくなれ、天誅だ、そんな書き込みは日常茶飯事だった。警察は一部の少数の人間がやっていると調べ上げていた。その少数がインフルエンサーになって、流れを作っていく。

11年前、新型インフルエンザ対策で私のテレビ出演が増えたとき、やはり悪質でしつこいネット上の書き込みがあった。これを調査したのは警視庁捜査一課であった。相手は海外のプロバイダーを使って、個人が特定されないようにしていたが……。「意外に身近にいるものなんですよ」と捜査員は語っていたが、今回はそれとは規模が異なった。

11　週刊誌記者

この頃、夕方のニュース番組ではTBSの「Nスタ」に毎日出演していた。1月の初め、最初に連絡を取って来たディレクターは、熱心に仕事と向き合う、30代の男性だった。

「俺、コロナで犠牲になる人を救いたい。報道は人を救うためにあるんだ」

と、彼はコロナについて日々勉強を重ね、番組に反映させて行った。

TBSまでの道路沿いの桜が開花し始めた。季節の巡りを感じていたこの日はTBSで関口宏さんの「サンデーモーニング」に出演し、その後に同じ局の「アッコにおまかせ!」に出てから、テレビ朝日に移動してBSの「日曜スクープ」に出るというスケジュールだった。

新型コロナ対策は、全世代に注意喚起をする必要がある。「サンデーモーニング」を観る世代に加えて、より広い年齢層を啓発していくためには「アッコにおまかせ!」は大事な番組だと思えた。

和田アキ子さんは優しい気遣いの人だった。大きなパネルを使って説明し、報道番組より柔らかな感じで、その週のニュースがわかりやすく視聴者に届けられる。想定外の質問もあったが、それは一般の視聴者目線からの疑問なのだろう。私が必死に解説するのを、アッコさんや出演者の皆さんがフォローしてくれた。

放送終了後、ディレクターに車に案内された。局のハイヤーである。この日は正面玄関だった。「アッコにおまかせ!」のディレクター2人がそばに付き添う。正面玄関の脇の扉から出た瞬間、ドアマンみたいに記者が現れた。

「週刊文春です！　田代眞人さんとの不倫についてお聞きしたい！　田代さんとの不倫の噂は本当ですか？」

なんだろうこれは。テレビの昼のワイドショーで芸能レポーターがマイクを持って聞くような文言が次々と降ってきた。

「違います！」と明言すると、2人のディレクターが私を取り囲んで守るようにして、バン型のハイヤーに押し込んだ。私はとっさにディレクターの手をつかんで「お願い、一緒に来て」と頼んだ。

「ねえ、今のは何？」と私が車中で聞く。

「TBSの敷地内ですね。本来ならばここでの取材はダメなはずなんですが」

「あれって、取材なの？　私、はっきり違いますって答えましたよね」

「はい、はっきり否定されていました」

ディレクターは後ろを振り返る。車がついてきていないかを確認しているようだった。心を落ち着かせなければ。次は「日曜スクープ」の出番だ。2時間の生放送番組である。山口豊アナが心血を注ぐようにしてやっている番組だ。集中しなければならない。今、為すべきことに集中すべきだ。

テレビ朝日に着いた。スケジュールは連絡してあるので番組のディレクターが迎えてくれる。この日は、深い間柄のディレクター2人が居て幸いだった。

「岡田さん、どうしたの？　大丈夫？　ずっと忙しいし、眠れていませんよね。控室で、メイクまで少しゆっくりしましょう」

上《うわ》の空でディレクターと話しながら、記者の質問に頭をめぐらせた。なんだろう……ああ、そういえば20年以上前、感染研で、そんな噂をしていた親ぐらい年の離れた先輩方がいたっけ。遠い記憶を探り出した。

新参者の小娘

私が国立予防衛生研究所（国立感染症研究所前身）に採用されたとき、配属された部では実に20年ぶりの新規職員であった。ポリオなどの小児に対するワクチンが国の定期接種として開始され、そのときに一挙に採用した後、その人員が60歳定年を迎えるまで、ほとんど出入りがなかった。定年退職者が出て欠員が出たところでポッポッと公募がかかった。

大学院の博士課程で免疫を学んでいた私を採用したのは、新任部長の田代氏であった。この若い部長が上司として着任したとき、年上の多くの部員は、「俺たちを部長職に上げずに若造の医者を連れてきやがって」となった。なぜ、自分たちが部長になれないのか？　研究の業績がないことなどが理由だが、それは受け入れがたい。

彼らが国家公務員でいた時期のほとんどは日本の高度成長期にあたる。民間企業が活気づき、給与も高かった。よくしてもらった女性の大先輩からは、こう言われた。

「内緒だけれど、これから職員としてここで生きていくなら憶えておいて。ここはね、昔は東大のごみ捨て場と言われたのよ。大学で使いものにならない人が送り込まれてきた。それから、民間企業で務まらなかった人たちもこの研究所に流れついてる訳よ。若い部長が来たら、たたき出すのが彼らのやり方。だから、田代部長もすぐにどこかの教授職で出ていくんじゃないかしら。でもそうなってしまって、若いあなただけがここで職員でいるのは辛いわね。新任部長の忍耐が続くことを祈るわ」

そんな中で、部長の採った新規職員たちへの執拗な虐めが続いた。そのメインターゲットは、不器用で愚直に仕事をする私だった。

田代氏の生来の性格から言って、年上で組合員の部下をうまく使いこなすなどという芸当ができるわけはない。だから、新規職員として入った私には、田代部長が必要と考える仕事がみんな降りてきた。こなしきれないほどの大量の仕事にプライオリティーをつけて、かたっぱしからやっていく。

滞っていた田代部長の仕事が回り出す。おかげで、若い部長憎しの先輩職員から私は大変な不評を買い、20歳も30歳も年上の先輩方から袋叩きに遭った。その先にあったのが、田代部長との噂話だった。今でこそこれはセクハラ、パワハラであろうが、当時の先輩方にそんな発想は微塵もない。

結局、私はこの研究所で11年耐えた。その11年の間に私を虐める人たちは全員定年退職していたが、ここでやって来た「パンデミック対策」を、経済界や教育界など感染研の外で私は続けていきたいと思った。耐えるだけ耐えて、もう大丈夫となったときに辞める。そんな自分の不器用さに呆れるが、逆に感染研でやれることはやりきった。一方で、H5型鳥インフルエンザのパンデミック対策に待ったはない、そんな時期にきていた。外に出よう、国家公務員の安定よりも重要性・緊急性で仕事を選択する決意をした。そんなとき、経団連の21世紀政策研究所に職を得て、私は自由になった。

それから20年を経て、あの頃の噂を今さら週刊誌の記者が聞いてくるのか?

感染症ムラの怨念を引きずるような、20年前の噂話は、70代、80代の先輩方が売り込んだものか。あの頃のまま、先輩方からしたらきっと私は小娘のままなのだろう……。

記者の目を見たときから、私は外に出られなくなった。コンビニにすら行けなくなった。週刊誌が置いてあるからだ。それを見るだけで嘔吐しそうになった。その夜、テレビ朝日のスタッフは私の身を囲うことを決意して、「岡田さん、こちらでホテルを用意するから家に帰らないでください。記者が家の周囲を張っているといけないから」と言った。「自分たちが守るしかない」と、彼らは思ったという。

しかし私は家に帰った。テレビ局の車で家の近くまで来たとき、一台の車が停車しているのが見えた。「運転手さん、すみません。ドアを開けないでください。あの車、何でしょう？ 私、記者に追われているんです」と言ったとき、運転手さんが言葉を遮った。

「あ、降りてきましたね。先生、ロックしてありますから大丈夫です。私が相手を確かめてきましょう」

運転手さんは相手が近づく前に自分が車外へ出て、さっとドアを閉めてロックした。何か揉めている声が聞こえる。運転手さんが戻ってきて「文春の記者です。局に電話を」とだけ言うと、再びロックした。記者がグルグルと車の周囲を回り出した。後部座席の窓をのぞき込む。外からは見えないのだろう、ぎりぎりまで顔を近づける。小柄な男性、20代半ばか。グルグル旋回する記者の表情を見て、気持ち悪くなった。そう、TBSの玄関で見た人だ。ディレクターの携帯へ電話した。彼はすぐに出て、「すぐ警察に電話してください」と言った。警察へかけると、「そのまま車外へは出ないで到着を待ってくれ」と指示された。その間にも記者は車の後部座席の窓に顔をぎりぎりまで近づけてのぞき込んでくる。私は身を引きながらそれを見上げていた。

そのうちに記者の姿が見えなくなった。私が乗るハイヤーの脇を車が過ぎ去っていった。「警察が来るってわかったんでしょう。逃げて行きました。車のナンバーをひかえました」と運転手さんが優しい声でなぐさめてくれた。

記者が車で逃げた後に警察がやってきた。結局、その週の週刊文春の記事には「ハイヤーに籠城」と書かれた。

　テレビ朝日の周囲の人間は、私につきまとう記者を非常に警戒した。車両部に連絡をして、家に入るまで見届けてほしいとハイヤーの運転手さんに話をしてくれた。運転手さんは尾行している車がいないか、また、家に着いても何度か周囲をめぐっては怪しい人間がいないかを確認した。車を止めてからも、先に自分だけが出て安全を確かめて、盾になるような位置に立って私を家にいれ、室内に入り、施錠するまでを見届けてくれるようになった。

　セキュリティー会社との個人契約も、より強固なものにした。防犯カメラに記者らしき人間が映っていたからだった。庭に入り、室内に干してある洗濯ものをガラス越しに覗き、写真に撮る。犬が鳴いているがそれはお構いなしなのだろう。ああそうか、と気づいた。生放送に出ているから留守を確信しているのだ。以降、雨戸を閉めることにした。

　また、絶対に一人にさせないと、周囲のスタッフは徹底して気遣ってくれた。私はドアの閉まった控室に一人でいるのが耐えがたくなり、報道局やスタジオの一角にいるようになった。

　あの記者の目を見た時から、私は人の顔や目を見るのが怖くなった。メガネを外すようになったのもこの後である。外界があまり見えないことに救われる。ただ、台本の文字が読めなくなったので、拡大コピーをしてスタジオに持ち込むようになっていた。ある番組で私の前に置かれるテーブルを大きくしてもらったのは、拡大コピーを置けるようにするためだった。

12　謝れる人と謝れない人

　ネット上でのバッシングも、さらに苛烈を極めてきた。テレビ朝日のディレクターは「エゴサーチはしちゃだめですよ」と私の目を見て念を押すように言った。「なんかヤバいことが書かれていたら、僕が言いますから」

また、「岡田さん出歩かないで下さい。写真撮られても困るから」と言われた日から、散歩コースはテレビ朝日7階の人工庭園だけになった。クローバーだけが一面に緑の葉をひろげている。7階だからか鳥や虫はあまりいない。でも植物の生命を感じることができた。ここで四つ葉のクローバーを探したが、見つからなかった。

食事が喉を通らない。誰の目から見てもあきらかなほど、やせてきた。空腹を感じることがなくなり、味を感じることもなくなった。誰かと一緒の食事なら、つられて食べられるから、一緒に食べてくれる人を探した。だが、それもコロナ禍ではどんどん難しくなった。目標は、本番前にせめて塩おにぎりを1個食べること。それさえできない時は、スタジオで駄菓子1つでも口に入れる。チョコレートを1かけらでも口にすることを努力目標のようにしていた。

やつれや疲れの露わな顔をカバーするために、メイク担当者が化粧や髪型を工夫してくれた。だが、思いも寄らないところから弓矢が飛んできた。ある有名な女性タレントに「老いたキャバクラ嬢みたい」で不愉快、とブログに書かれたことで、ネットで私の服装、メイクや髪型への非難や中傷がさらに燃え上がった。私は、あこがれていた女性の発言だったので落ち込んだ。そのときのメイクの担当者は、「明るく見せたかったから新しい髪型にして、自信をもって送り出したのに、先生が名ざしで中傷されてしまった、すみません」と泣いた。多くのスタッフに支えられて、私はギリギリのところで何とか生きていた。

一方で、田代氏とは一切、連絡が取れなくなっていた。週刊誌に出た時点で嫌気がさしたのだろう。記事によれば、田代氏の家にも記者が聞きに行ったらしい。そんな事実はないと答えたようだが、学究肌の彼としてはそんな世俗的な質問をされるだけでも嫌だったに決まっている。

田代氏とディスカッションができないことは、コロナ対策を訴えるためには大きな損失になった。私は、コロナの感染・流行を抑止しなければ、という気持ちで、崖っぷちに立ちながらやっと踏みとどまっている状態だ。必死に耐えているのは、国民の健康被害を最小限度にすることがミッションだと思っているからだろうか。足を引っ張らないでくれ、今はコロナでそれどころじゃないだろう。そう強く思った。

「岡田さん、もう、登録していない電話番号には出ないでください」

知り合いのディレクターは、文春の記者がいくつもの電話番号で私の携帯へ執拗にかけてくるのを次々と着信拒否にしながら、そう言った。白鷗大学は、大学をあげて守ってくれた。事務局は広報を中心に、電話の対応をしてくれた。励ましもあったが、クレームの電話も多かったという。数人が繰り返しかけてくる、脅しのような電話もあった。私を守るために弁護士資格を持つ法学部の教授が複数人付けられた。マスコミ関係とつながりのある教授陣も助けてくれた。

実は以前、「週刊文春」で書評を執筆したことがあった。そのためか、住所や電話番号など個人情報はダダ洩れだった。「週刊文春」に記事が出たとき、月刊誌の「文藝春秋」でコロナ対策について論説を書いていたし、過去に同社から本も出していた。現在、企画中の書籍の話もあった。私を知る編集者からはお詫びの説明として、「あれは社員ではないフリーの記者が個人的に岡田さんに執着して書いた記事ですから」と、関係ないと言わんばかりの言い方をされた。

その記者がフリーなのだと知り、「ああ、この人も大変なんだな」と思った。フリーならば、この記事を一本、いくらで書くのだろう？　記事にならなければ、お金にならないのか。車の周りをグルグルと回っていたのも、切羽詰まっていたからかもしれない。

この頃、私にはまだマネージャーや事務所がついてくれている状況ではなかったが、「もう、先生はマネージメントをしてもらった方がいいです。大手のプロダクションなら守れることもあります」と複数の番組スタッフから、そう助言された。事務所に入るべきという言葉を聞いて、クリスマス・イブの日にスタバで助けてくれたあの男性のことを思い出した。もらった名刺には「ワタナベエンターテインメント」と書かれていた。その芸能事務所に所属することになった。

もう一人の週刊誌記者

2020年3月後半から感染者数は増え始め、緊急事態宣言が発出された4月には深刻な状況を迎えていた。

その日、私はたまたま家に居て、宅配便を待っていた。日中自宅にいることは珍しかった。スマホの振動にビクッとする。知らない番号だが、宅配便の配達員からの電話だと思って出た。開口一番、文春とは別の週刊誌の名前を名乗られてドキッとした。一番取ってはいけない電話に出てしまったのだ。

記者も、まさか出るとは思ってなかったけど、本人が出た、だから聞くことは聞こう、と思ったようだった。彼が聞いてきたことは、どこで洋服を買うのかとか、価格帯とか、そんな質問だった。ああ、ネット上で洋服のことが取りざたされているからだなとわかった。ツイッターで、私の着ている服がその番組が終わらないうちに、どこのメーカーで幾ら、と書かれているのだという。大手の通販サイトの安価な服だから、見つけやすかったのか。

感染者の増えているこの時期に、そんな質問なのか？

「そんなこと、どうでもいい。私の服なんてどうでもいい。私はあるものを着ているだけ。服がどうのと考える暇もない。今、報道すべき大事なことは他にあるんじゃないの？　感染者増えているよね？　対策とか、コロナで伝えるべきことは他にあるんじゃない？　あなたは出版社の社員？」

「そうです」

「ならば、あなたは何を目標にというか、何をしたくて、その出版社に入ったの？　こんな私の服なんて、どうでもいいことをこの大事な国難の時期に記事にするって、そんなくだらないことのためなの？」

怒りに任せて、言い切ってしまった。最後は泣き声だったかもしれない。明らかに文春の後遺症ともいえる、週刊誌の記者への不信感、嫌悪感が出ていた。少しの沈黙の後、その記者は答えた。

「すみません。まったくその通りです。僕は何をやっているのでしょう。書くべきことは他にあります。僕は上に言われて、それをそのまま先生に電話をして、先生にご不快な思いをさせてしまいました。すみません。僕は大学を出て、この会社に入って、何をやっているのでしょう」

この返答に今度は私が衝撃を受けた。そして、激しく狼狽した。僕は何をやっているのでしょう、という彼の声が耳に残った。この記者の素直さが胸に響いた。ああ、やってしまった……教員として学生に言っちゃいけないくらいの強い言葉で、しかも逃げ場を与えない言い方で責めてしまった。

あなたも仕事だったのね、言い過ぎました、ごめんなさい、そんな気持ちでいっぱいになった。続けて、後悔の念が襲って来る。「ごめんなさい。あなたは無関係でした」文春のことでこの記者に八つ当たりをしてしまった自分を責めた。そして、彼が最初に口にした質問に矢継ぎ早に答えて電話を切った。

この記者が自分の非を認めて素直に謝ったことは、私にとっては大きな出来事だった。そう、彼は謝れる。でも、官僚や国の舵取りをする専門家の先生方や、政治家の多くも、決して謝らない。間違えても、謝ることも訂正することもなく、上書きするようなその説明を繰り返す。そして誤った方向のまま、進んでいるようにみえる。

この素直に謝る青年は、私の心に深く刻まれた。

服についてのやり取りは、のちに記事になった。自宅に週刊誌が送られてきたとき、私は何で住所がわかるのだろうと思った。この出版社とはそれまで仕事をしたことはないのに、電話番号も自宅住所もわかっているのか。もっとも、取材に答えても、掲載誌を送ってこない記者もいる。見せられない記事だからか。新聞のまともな記事であっても、掲載紙が来ないこともある。謝った記者から律儀に送られてきた雑誌を、私は開くことはなかった。そもそも週刊誌を読むこともスタッフに止められていたのだから。

その後、この記者から2回程、取材を受けた。1回目はテレビ朝日近くの蔦屋書店にあるスタバで待ち合わせて、小一時間話した。初めて会ったのは、その時だったと思う。あまり強い印象はなかった。しつこさもない、純朴でまじめそうな青年という印象だった。

外に出るのさえ控えるように言われていた頃に、スタバに出て来てまで会ったのは、初回の取材での言い過ぎを詫びたかったからだ。

そのうち、記者からゴディバのクッキーの缶が届いた。御礼の熨斗紙がついていた。私がストレスで食べられないことを知り、「このクッキーなら口にできるのではないかと思った」という話を後になって聞いたとき、私はこの記者の携帯番号を登録した。

その後、週刊誌の取材などで困ったことがあると、この記者に電話して相談するようになった。

「今、家の前に車が止まっているの、どうしたらいい？　警察を呼ぶべき？　記者だったら、なんて答えたらいいの？」

そんな質問に、彼は記者の立場からアドバイスをしてくれた。

「記者だって、人間なんです。どうせ、上から言われて来ているんです。公道に車止めて待っているだけで警察呼ばれたら、それはカチンと来ますよ。うまく、記者にも人間的に応対してください。そして、こう言ってください」と教えてくれる。「『ご苦労さまです。すみません。事務所を通していただけませんか』と言って、かわしてください。そこで会話を続けると、たぶん、わあーっといろいろ聞いてくるから、そこまでです。記者も何にもなしでは帰れないってこともあるし」

そして、彼は必ず一言付け加えることを忘れなかった。「何かあったら、すぐ電話してください」

第3章　緊急事態宣言へ

1　接触制限ばかりの対策

東京で3桁の新規感染者数が初めて2日続いた4月5日、病院や特別養護老人ホームで集団感染が報告された。台東区上野の永寿総合病院ではこの5日時点で147人もが感染、少なくとも16人が死亡した。対策がなかなか進まない間にもウイルスが確実に拡がり、弱い人が集まるところで顕在化してきた。

小池都知事は「国が早急に結論を」と政府に決断を要求し、都知事対官邸という構図がつくられた。この事態を受けて、いつ緊急事態宣言が出るのかと報道各局が取り上げ始めた。

私は「日曜スクープ」で、イタリアのベルガモとローディの2都市を比較して、早期に都市封鎖《ロックダウン》を開始した場合と遅れて開始した場合では、その後の感染流行の封じ込め効果に雲泥の差が出ることを解説した。「モーニングショー」と同じディレクターが担当し、緻密な取材を行い、私と念入りなディスカッションをして番組を構成した。早期に、つまり市中感染率が低いうちにロックダウンなどの強い措置をとればコントロールでき、結果的に人々の生活への影響は小さくなる。だが、決断が遅くなれば感染伝播が連続し、効果が出なくなる。対策の遅れたベルガモはすでに医療崩壊を起こし、重症者を空軍がドイツに移送する事態になっていた。

これと同様の教訓は、約100年前の新型インフルエンザにもある。スペイン・インフルエンザでは、米国のセントルイスとフィラデルフィアの2都市が対照的な結果となった。セントルイスの市長は市民の猛烈な批難を浴びながらも、「私は市民が死ぬことを望まない」と、早期のロックダウンを命令。それによって大流行を回避し、市民生活と医療を守った。結果、医療が対応できるレベルに患者発生を抑えることができた。一方、決断の遅れたフィラデルフィアは時すでに遅しで、ロックダウンしても感染伝播が止まらず医療も崩壊、多くの犠牲者が出た。この事例の新型コロナ版とも言える事態が、2020年春、イタリアで現実のものとなったのだ。

このとき、専門家会議の尾身氏は「武漢やイタリアのロックダウンとは全く違う」マイルドな方法で、「ライブハウスやスポーツクラブ、夜の飲食などに法的根拠をもって使用制限をかけられる」と発言していた。それを受け、西村康稔経済再生・コロナ対策担当大臣は「テレワークや時差出勤など3密を避ける注意をすれば普通に仕事ができる」とし、「スーパーに食料品の在庫は十分にある。薬局や金融機関・交通機関も動く」と言った。そして、中国や欧米諸国のような強い対応ではない、と強調した。

緊急事態宣言は、まず専門家が集まる諮問委員会に意見聴取をし、国会に事前報告をして、総理大臣が緊急事態宣言の対象期間と区域を公示する。その後、対象地域の都道府県知事が要請や指示を行うものである。

厚労省のクラスター対策班に入っている北海道大学の西浦博教授は、「人との接触を8割減らすことができれば、10日から2週間後に新規感染者数が激減する」というシミュレーションを発表した。ただ、この時点で火薬庫となっている東京都において、5万6044件のコロナ相談件数に対して、検査数は４５８６件でしかなかった。この極端に少ない検査数では実態を把握できず、感染伝播の流行状況を可視化することが出来ていないと考えられる。

そもそも、相談窓口に連絡するのは、すでに感染が疑われる症状がある人間が多いと想定される。その人たちですら、およそ12人に１人しか検査出来ていないということだ。第１波とされたとき、東京のＰＣＲ陽性率は最高３割を超えたが、検査数は圧倒的に足りていなかった。「接触を減らす」という国民努力だけでは、到底、ウイルスを制御することなどできない。基本として、まず検査数を増やして感染者を医療保護し、市中にウイルスを拡げないことだと、番組で何度も解説した。感染をまず封じ込める。そこで最低限、疑わしい症状がある患者や、身近に感染者が出たなどして相談してきた人や、医師が検査が必要と考えた人は、速やかに検査できるようにする。検査しないと白黒がつかず、結果として自宅療養になれば、家庭内感染も起こりやすく、周囲に感染を広げ、さらには市中感染を広げてしまう。医療において、検査で確定診断をつけるのは基本だ。次には、無症状の感染者も存在し、感染を広げるのだから、検査のハードルを低くして、この層の感染者も掘り起こしていくしかない。しかし、日本は検査の数を絞ったままだった。

この日本の状況に、在日アメリカ大使館は、日本にいる米国人に対して「日本政府はＰＣＲ検査を広く実施しない方針をとっており、感染率を正確に評価することは困難だ」として帰国を促していた。

圧倒的に少ないＰＣＲ検査数の感染者データをもって、この国の感染状況をどれくらい評価しうるのか。このコロナウイルス感染症は、無症状感染者《サイレントキャリア》が３割とも５割とも報告されていた。そのような感染症に対して、有症状の患者だけを追っても確実に取りこぼしが出る。今なお「クラスター対策班」を名乗って、後ろ向きのクラスター追跡をしたところで、無症状者という見え難《にく》い感染者を追い切れるものではない。

クラスター対策は、感染がごく少ない〝点〟の状態なら役立つかもしれない。しかし、無症状者がウイルスを運ぶこのコロナで、感染が広がって〝面〟になったら、検査数を増やして、サイレントキャリアも含めて見つけ出すことが圧倒的に勝率を上げていく、私は各番組でそれを強調した。

4月7日、安倍総理は「感染につながる人と人との接触を極力減らすため、医療提供体制をしっかり整えていくため、可能な限りの外出自粛に協力していただき経済社会活動を可能な限り維持する」として緊急事態宣言（第1回）を発出した。8日から東京、神奈川、埼玉、千葉、大阪、兵庫、福岡の7都府県を実施区域に定め、期間は5月6日までの1ヵ月程度とした。体温が37・5度以上の人の入店や入場を制限するため、各所にサーモグラフィーや簡易体温計がセットされ、ソーシャルディスタンスとして2メートルの距離を保つことが感染防止策とされた。

具体的にはどのような休業要請を行うのか、対象施設が問題となった。休業要請を出した場合、休業した事業者に「感染拡大防止協力金」を出すことになる。東京都は財源があるので協力金を出すこともできる。しかし、国は飲食店などの損失補償をどこまでできるのか？　落ちた売り上げを全額補償することは到底困難だ。また、東京都とその他の自治体との差も当然出てくる。休業施設の対象をどこまで広げるのか？　制限するのか？　小池知事と西村大臣の緊急会談も行われた。

東京都が休業要請を検討していた主な施設には、商業施設として百貨店やショッピングモール、ホームセンター、理髪店などがあった。政府は百貨店、理髪店、ホームセンターは国民生活の安定の確保のために必要とした。安倍総理が「海外のような都市封鎖ではない、専門家もその必要はないと言っている」と言った通り、接触8割減を目指す西浦理論で展開した。

だが4月8日、緊急事態宣言の初日、東京メトロ全線の朝8時前後の利用者数は前年比4割減、8時半から9時では約6割減にとどまった。クラスター対策班の西浦氏は80％減、65％減、60％減での新規感染者数のシミュレーショングラフを出し、「6割減では感染者数の増減はない」とした。

尾身氏なら理解できないはずはない

緊急事態宣言の初日に6割減にしかならなかった東京メトロのデータに、人の接触減を目指すだけではウイルスをコントロールすることができないことを私は痛感した。デパートも閉まり、飲食店などの業界も痛手を一身に負う。リモートワークが進むにしても、それが可能でない職種もある。自給自足からは遠ざかり、社会機能が細分化された現代において、接触制限には限界がある。だから、国民の接触制限だけではなく、打って出る対策が必要だ。

国民全員検査とは言っていない。まずは至急に、疑わしい人、医師が必要と認めた人は速やかに検査できる環境を整えることだ。ＰＣＲ検査数を増やして、治療が必要な人は病院へ。軽症者は、家族が居る人なら療養施設へ。一人住まいなら生活必需品を宅配でドアの前におく。そうして、サイレントキャリアも含めて感染者を保護して、ウイルスを市民生活の場からとにかく減らしていく。接触制限と検査体制拡充、その両輪の対策で進めなければ国民生活と経済に与えるダメージがあまりにも大きくなる。

そうやってウイルスを封じ込めながら時間稼ぎをしている間に、コロナが流行りやすい環境因子の揃う〝冬季の流行〟に備えて、医療施設・ベッド数、治療薬の確保を急ぎ準備する。加えて大事なのは、院内感染を防ぐためにも、院外に発熱外来を設置することだ。

緊急事態宣言の初日であってさえ、人の流れが6割減なのだ。8割減を目指すのなら、海外のロックダウン並みの対策をせねばならない。だが、そもそも日本にはそれをやれる法的根拠がない。

それにしても、なぜ、専門家会議のメンバーらは、接触制限ばかりに行くのか？ 国民生活に極端な我慢を強いる対策は長続きしない。このようなことは、尾身氏なら理解できないはずはないと思う。一方、岡部氏ならば、検査体制拡充には踏み込まないだろう。彼は感染症研究所で各種感染症の検査情報を統合する情報センター長だった。情報センターとして、貴重なコロナのデータ集積に強くこだわり、データを掌握しやすい行政検査に固執するだろう、と私は思った。

緊急事態宣言の入口は、新規感染者数で判断される。それは尾身氏も繰り返し言っている〝オーバーシュート〟、つまり感染爆発を阻止するためだ。ただし、出口、解除の方は、新規感染者数だけでなく、病床占有率も含めての議論になる。だから、出口の間口を広げるためにも今、医療確保にも傾注すべきだ。東京都で感染者が増えてきている以上、緊急事態宣言はやむなしとしても、それを早く切り上げるには、とうてい無理な8割減を叫ぶだけではなく、同時にこれらの対策を火急に行うべきだ。

肝心なのは、コロナを制御・コントロールすることが経済対策にもなると認識することだ。ウイルスをコントロールすることは、早期から徹底的にやれば、短期間で切り上げられる。ウイルスはゼロにはならないし、他国から侵入してくる可能性もあるが、私は検査拡充、感染者の保護、医療確保、治療薬で、ワクチン供給までもって行ける道を探っていた。

もちろん、感染防御のマスクや手洗い、換気、アルコール消毒、ソーシャルディスタンス、人との接触機会を減らすなどの努力は継続してもらう。検査の拡充を行わず、保健所に大きな負担をかけるクラスター対策でサイレントキャリアを取りこぼしながら、ひたすら国民に接触減と、商売が成り立たない程の自粛をお願いするのはおかしい。中途半端な分、長引くことにもなり、果ては大流行につながり兼ねない。

2 国家の意思決定は誰の手に

検査拡充を説いている中、「モーニングショー」ではさいたま市保健所長の話を紹介した。保健所長は「病院があふれるので、検査対象の選定を厳しめにやっていた」という。陽性になれば指定感染症2類相当であるので、入院となる。

私は、「検査を広げるだけでは、必要がないのに入院せざるを得ない人を増やすことになる」から、「ホテルなど滞在施設の確保が必要」だと解説した。〝入院の必要がないのに入院〟とは、感染源となるので軽症や無症状であっても入院措置となることを指摘している。

本人の病状に入院の必要がなくとも、他者にうつして感染源となる以上は保護・隔離は必要だ。これは公衆衛生上、流行を食い止めるための措置であり、病院でなくとも一般の施設でもかまわない。韓国では、すでにサムスンなどの企業の保養施設を借り切って行っている。滞在施設を準備することこそ、行政がやるべきことだろう。この保健所長は、自らも問題だと思っているからこそ、公に語ってくれたのであろう。良心の現れなのだ。

私は、オンエア前に友人の保健所長に電話して、彼はどう対応しているのかを聞いていた。「困ってるんや。ＰＣＲ検査で調べたいと思って、自治体の健康福祉課にお伺いを立てるやろ。でも結構、そこでダメって言われる」

「検査の判断は県なの?」

「国の方針が来てるんやと思う。で、ダメや、ってなる。当然、問い合わせた開業医が怒るやろ、『どないするんや、コロナやないか』って。対応しているのは保健師やから、どうにもならん。泣いたりしよる。僕は、怒る開業医の方がマトモやって思う。当たり前や」

そんな状況下の4月、沖縄の群星沖縄臨床研修センター長の徳田安春氏ら医師600人以上が提言を発表した。PCR検査の適用を一般医療機関の医師に判断させる(現状は適用の許可権が最終的には保健所にある)ことと、PCR検査を新たな検査場所で実施(現状は帰国者・接触者外来だけで実施。指定医療機関だけ)するという内容の提言だ。

この「新たな検査場所」とは、まさに私が初期から何度も要望している「発熱外来」であり、そこで採取した検体の検査は民間業者でやろう、というものだ。民間検査会社の活用は、繰り返し「モーニングショー」で玉川氏が提案してきたことだ。それを沖縄の診療現場も必要とし、提言したのだ。とにかく大事なことは、医師が必要と認めた患者の検査を滞りなく行うことだ。

カリフォルニア大学の研究では感染者の半数以上(感染者48人中27人)が無症状であるとされ、この半数の無症状者も感染の拡大に寄与する。イギリスの公衆衛生の専門家30人は、「全国民に毎週1回のPCR検査を」とし、ハーバード大学専門家グループは「完全な経済活動再開には1日2000万件の検査を」としていた。

4月6日、安倍総理が緊急事態宣言を発出するに際し「感染拡大に備えPCR検査体制を1日2万件に倍増させる」と前進した。しかし、同月25日時点でも、可能な検査数は1万5555件、実際に行われている検査数は最多の日で9369件に留まった。保健所が検査をするか否かを決める際に、相変わらず「空き病床数」をみて判断しているのだろうと言われた。ならば、病床数を早急に増やすしかない。ベッド数を今のうちに増やしておかないと、冬季の流行ではとうてい間に合わないのは自明だ。

総理もＰＣＲ検査を増やせと言っている。少なくとも官邸はこの意見だ。だが事態はそうなっていない。では、誰がどんな立場でこの国の政策決定に影響を与えているのだろう。

テドロス事務局長でさえ

保健所は合理化の波で、この20年間で統廃合により4割減っていたという事実がある。予算も人も減らされている中で、新型コロナで業務が回らなくなった。特に新規感染者数が多く、流行の震源地になりやすい繁華街が多い首都圏や大都市では、すでに保健所が疲弊していた。

東京都医師会は、保健所を通さずにＰＣＲ検査ができるよう、ＰＣＲ検査センターを都内47ある地区医師会すべての地域に開設する検討を始めた。そのうち10ヵ所は近日中に動き出すことを明らかにした。「Ｎスタ」でこの東京都医師会の会見を報道したとき、私はこれが全国のモデルになってくれることを望んだ。

また、山梨大学の島田眞路《しんじ》学長は、ＰＣＲ検査の体制強化を訴え、「特に地方の大学病院こそ蜂起すべきだ」とした。大手製薬メーカー、ロシュが開発した全自動ＰＣＲ検査システムは、国内の検査センターや大学病院などに35台導入されているが、これをフル活動させれば1日7万6000件の検査が可能となることも示された。ＰＣＲ検査を増やそうと思えば手があるのだ。だが、専門家会議の押谷氏らは真逆のブレーキを踏んで、検査を抑えるべきだとした。

緊急事態宣言の少し前だが、3月22日放送のＮＨＫスペシャル「専門家に聞く〝新型コロナウイルス〟との闘い方と対策」で、押谷氏は次のように述べている。

「ＰＣＲ検査の数が少ないので、見逃している感染者が多数いるのではないかという指摘もありますが、本当に多数の感染者を見逃しているのであれば、日本でも必ず〝オーバーシュート〟

が起きているはずです。現実に日本では〝オーバーシュート〟が起きていません。日本のPCR検査は、クラスターを見つけるためには十分な検査がなされていて、そのために日本では〝オーバーシュート〟が起きていない、と。

実はこのウイルスでは、80％の人は誰にも感染させていません。つまり全ての感染者を見つけなければいけない、というわけではないんです。クラスターさえ見つけられていれば、ある程度制御ができる。むしろすべての人がPCR検査を受けることになると、医療機関に多くの人が殺到して、そこで感染が広がってしまうという懸念があって、PCR検査を抑えていることが日本が踏みとどまっている大きな理由なんだ、というふうに考えられます」

無症状の感染者や軽症者が居るのに加えて、検査数が少ないならば、感染が拡がる。そして、高齢者施設や病院などで重症化した感染者が集団で出てくるようになってからでないと、なかなか探知しづらいことになる。そうなったら、多くの犠牲者が出るではないか。さらにウイルスが広がって、あちこちで集団感染が起こったら、ロックダウンでもするつもりなのか？「クラスターさえ見つけられていれば」と言うが、感染者のクラスターを見つけることが検査なのだ。そして、クラスターを作らないように前段階で市中感染を抑えるためにも検査が必要なのだ。これは私には理解不能な発言だった。

さらに、押谷氏は、オーバーシュートを起こさないためには、「感染者、感染連鎖、クラスター、クラスター連鎖。このいずれも監視下に置くことができれば、流行は起こさないです。そういうことが、今の日本の戦略だということになります」と語っているが、これらはいずれも、検査を拡充することが大前提なのではないか。

あのWHOのテドロス事務局長でさえ、「テスト（検査）、テスト、テスト」と訴えていた。そのテドロス氏の顔を見ながら、この人の方がよっぽどマトモだと思った。

ゴールデンウィークがやってくるのを前に、「連休中は外出自粛を、オンラインで帰省を」という報道が流れる。専門家会議の尾身氏は「3月の連休のころ、私たちの警戒がなんとなく緩んでしまい、都道府県をまたいだ人の流れにより、感染が地方に拡大した」「ＧＷも同様に全国への感染拡大が加速する懸念がある」と、帰省自粛を促した。

人口密度が高く、人の流動の激しい都会では感染者数も多くなっていた。帰省で、無症状者や軽症者や潜伏期間中の人がウイルスを地方に運ぶリスクが高い。だから、帰省自粛は致し方なかった。ただ、この3ヵ月後、尾身氏は「旅行自体ではうつらない」と政府のＧｏＴｏキャンペーンに平然とお墨付きを出すことになる——。

3 宣言解除の数字

5月8日の「モーニングショー」では、感染症とは分野外の〝理論物理学〟から論文が出て来たことを取り上げた。九州大学の小田《おだ》垣《がき》孝《たかし》名誉教授が「ＰＣＲ検査数を2倍に増やしたら接触5割減で収束可能」とする試算を公表したのだ。

教授は「ＰＣＲ検査数を増やし、感染者を隔離する対策が最も有効」とし、「検査を受けずに生活を続ける感染者が他者に感染させることで市中感染が起こる。検査を受けて隔離された感染者は感染を広げない」とした。

当たり前と言えば当たり前のことなのだが、こんな理論的な主張さえ、反対者が出る、そんな奇異な空気が出来上がっていた。反対者によれば、「ＰＣＲ検査を増やしたら、医療が崩壊する」というのだ。

そもそも、融通のきく特措法ではなく、指定感染症2類相当にしたから、全ての陽性者を感染症指定病院に入院させないといけないのである。本来なら、入院は医療が必要な病状の人だけにして、後は簡易隔離施設で過ごしてもらう、それでいい。百歩譲って、自宅で隔離であったにせよ、感染者が出歩かないことを徹底する。さらに家族に感染している事が知らされた時点で、感染防御の対策だってとれるではないか。調べもせずに放っておくのが、一番まずい。

私の意見に、周囲の感染症学、ウイルス学の研究者や解説者は同意してくれるのだが、オンエアでコメントしてくれる人は少なかった。専門家会議の感染症の先生方は、PCR検査を増やす気配もなかった。スペイン・インフルエンザの流行を解析するためにイギリスで発表された数式が改良されて、今回のコロナウイルスの流行でも国内外の多くの識者が使用していることから、小田垣教授がこれを用いて計算し、発表した主張も届くことはなかった。教授は「市民生活と経済を犠牲にする8割削減ばかりを強要するのは国の責任放棄。検査と隔離のしくみの構築は政府の責任」とコメントした。

時を同じくして、日本医師会は、唾液でのPCR検査の速やかな実用化を加藤厚労大臣に申し入れた。唾液で検査できるなら、鼻腔や咽頭から検体を採る際に、患者から飛沫を浴びるリスクが大きく軽減する。さらにノーベル生理学・医学賞受賞者の山中伸弥教授は、「大学等の研究所の研究者や機材などの力を利用すれば、PCR検査は1日2万以上、10万くらいいける可能性がある」とした。

一方、PCR検査機器を開発した日本のメーカーがフランスから感謝状をもらったというニュースも入ってきた。プレシジョン・システム・サイエンス社は全自動リアルタイムPCR測定システムを作った。それは1~2時間で結果が出せて、全自動でミスなく、精度が高く、さらに人がウイルスに触れないために感染の危険性がなかった。この会社はフランス・エリテック社の製品を日本で製造し、これが欧州のコロナウイルスの流行下でのＰＣＲ検査に貢献したとして、駐日フランス大使館から感謝状をもらったのだ。本体価格８００万円で、１日２４０検体がこなせる全自動リアルタイムＰＣＲである。病院や検査機関にうってつけだ。

だが、この機器は日本では未承認だった。日本国内で製造し、外国のブランドとして、フランスだけでなくドイツ、イタリア、アメリカでもコロナのＰＣＲに使われ、大きな貢献をしている。それなのに、日本では使われていないという現実。

大臣経験もある議員の「韓国のドライブスルー、ウォーキングスルー、あの機械、日本製なんだよ。いやんなっちゃうよな」という言葉を思い出す。番組で一緒になり、隣席にいたその議員からＣＭ中に、アクリル板越しに聞かされた言葉だった。

日本の優れた技術で効率よく大量の検査ができるのに、それをしない、やろうとしていない。彼は「情けないよな」と言っていた。海外で貢献するのは喜ばしいことだが、日本国内で利用されないのは、なぜだろう。

プレシジョン・システム・サイエンス社の社長は、「日本は厚労省の認可申請手続きが煩雑で、認可まで1年以上要するのに対し、フランスは特例対応となって、２週間で認可された」と答えていた。

〝コロナ禍で特例〟は緊急事態下では妥当であろう。日本ではコロナ対策は、危機管理とはならないのか。それとも、危機意識が共有されていないということか。大臣経験者という影響力のある政治家でも手に負えない現実があるのだ。

疑わしき東京の陽性率

ＰＣＲ検査が充分になされているかどうか、その指標がある。全検査数に対して陽性となった数を分子、検査数を分母にした割合は、陽性率と言われる。千葉大学の大学院の研究チームから、陽性率が低いと死亡者数が少なくなるという研究結果が出た。

1億人あたりの死亡者数を見てみると、陽性率が7％未満の国と7％以上の国とは死亡者数が5倍から10倍違うという結果が出ていた。陽性率を7％未満に抑える、これがポイントであるということだ。大阪の吉村洋文知事は、大阪モデルで休業要請の解除基準にこの陽性率7％未満を入れていた（大阪モデルは「感染経路不明10人未満、陽性率7％未満、重症者の病床使用率60％未満」とした）。

検査が足りているかどうか、それが陽性率に反映される。陽性率が高い程、検査が足りていないと考えられる。それは、犠牲者数の増加につながる。東京都はこの陽性率をなかなか出さなかった。これは検査の実態がわからないことになり、私は繰り返しその公表を求めていた。

5月11日の「モーニングショー」では、ようやく公表された東京都の陽性率を取り上げた。5月7日の段階で7・8％とされたが、3月、4月はずっと高い数値を記録し、陽性率のピーク時は30％以上であった。この異常な高値からやっと下がったから発表したのか、という憶測を呼んだ。

緊急事態宣言が1週間延長された後の2020年5月14日、8都道府県を除く39県で解除された。8つの都道府県とは、特定警戒都道府県に指定されていた北海道、埼玉、千葉、東京、神奈川、大阪、兵庫、京都である。これ以外の34県と特定警戒都道府県のうちの福岡、愛知、岐阜、茨城、石川の5県を加えた地域が解除された。8都道府県に関しては、引き続き5月25日まで緊急事態宣言が延長された。14日の午前中に専門家会議と諮問委員会で話され、午後に衆参議員運営委員会に報告、安倍総理が会見し、対策本部を経て宣言解除が正式決定した。

この1回目の緊急事態宣言の解除は、①感染状況、②医療提供体制、③監視体制で判断され、直近1週間の人口10万人当たりの新規感染者数は0・5人以下を目安に検討された。これを東京都の1400万人の人口に当てはめれば、1週間で70人以下となり1日では10人以下となる。

専門家会議の岡部氏は、この10万人当たり0・5人という数字に対して、「数字は必ずしも全部エビデンスに基づいているものではない。一番大切なのは医療体制。0・6だとダメという事ではなく、医療体制・検査体制などの条件を満たせばよい」と発言。感染研の脇田所長も「必ずしもこの数字に厳密にとらわれることはない。様々な指標をみながら判断していく」と表明した。

大阪は府独自の基準で休業要請を解除、5月18日から高島屋や近鉄百貨店で営業が再開された。一方、病床確保のために大阪市立十三市民病院を新型コロナ専門病院へ転用する方向も示した。

4 「ファクターX」

検査が少なく、無症状感染者も半数程度いるのではないかとされる中で、いったい、どれくらいの日本人がコロナに感染したのか、あるいはコロナに免疫をもっているのか？

集団免疫には約7割の人が免疫を持つことが必要とされる。感染した経験があるか否かは、血液の中の新型コロナウイルスに対する特異抗体を検査することによって調べることができる。

厚労省は日本赤十字社の献血をサンプルとして、東京と東北で500人に対し複数の検査キットを使って調べた。調査の結果、抗体陽性率は東京0・6％、東北0・4％であった。東大などのチームが都内の複数の医療機関の受診者500人を調べたデータでも0・6％であった。

これを「モーニングショー」で扱ったのは5月18日だったが、玉川徹氏は「たったこれだけ？集団免疫には程遠い。つまり、これからが本番ってことですよね」と嘆息した。私は数字を見て、この国が自然感染によって集団免疫を確保しようとするなら、どれだけの健康被害、犠牲者数が出ることだろうと思った。イギリスやスウェーデンでは「自然感染で集団免疫を」という思想もあったようだが、とんでもない。そんな諦め方をしたら、多くの犠牲者が出てしまう。

5月21日および25日、緊急事態宣言が延長されていた8都道府県に解除の判断が出され、これで全面解除となった。しかし第2波がやってくることを想定しなければいけない。18道府県知事が第2波に向けた攻めの戦略を打ち出した。この中心となったのが湯﨑英彦広島県知事で、「モーニングショー」にも出演した。

再び緊急事態宣言が発出されるような事態は何としても回避せねばならず、感染への不安から経済や社会活動が萎縮するような日常生活も避けなければならない。ウイルスを抑え込みながら、1日も早く経済、社会活動を回復させ、日常生活を取り戻すためとして、知事たち18人が提言した政策は以下の通りだった。

①感染者の早期発見――PCR検査を始めとする検査を大規模に拡大
②接触者を徹底的に調査・検査
③重症度に応じた適切な施設での治療と療養

具体的には、検査対象をごく軽症の者を含むすべての有症者とすべての接触者に順次拡大し、また、症状の有無にかかわらず医療従事者、入院患者、介護従事者、介護施設利用者等を検査対象とする。そして、保健師を陽性者の行動履歴調査に集中させ、調査協力に法的措置も設けるというものであった。湯﨑知事は、コストは年間で2000億円。第1波の対策費にかかった莫大な費用を思えばずいぶん安くなる、とした。

日本医師会の横倉義武医師は、第2、第3の波への備えとして、同じように検査体制の充実や入院施設の必要性などを訴えた。

しかし、これらの提言も政策には反映されない現実が続く。

「ジャパンミラクル」の妥当性

緊急事態宣言を解除すると再び、感染者は徐々に増加していった。海外では流行に歯止めがかからず、世界では1週間に65万人の新規感染者が出ている状況だった。ヨーロッパでの流行に続いて、ブラジルをはじめとする南米やインドが新たなる感染の震源地となっていた。こうした海外からのウイルスの流入をいかに防ぐか？

5月27日、日本はインドやアルゼンチン、エルサルバドルなど11ヵ国を新たに加え、計111の国と地域を入国拒否とした。過去2週間で入国拒否の国・地域に滞在した日本人は全員にPCR検査を実施し、陰性であっても14日間の待機。その他の国でも入国翌日から14日間の待機とした。

前年2019年4月に比して20年4月の訪日外国人数は99・9％減、2900人となった。

また、この頃から「ファクターX」という言葉が取り上げられるようになった。それは、日本がイタリアやフランス、アメリカなど欧米諸国や南米のようなひどい状況にはならないのはなぜか、ということだ。

確かに日本は感染者数や死者数が少なかった。京都大学の山中伸弥教授はそれを科学的に追究しようとして、「ファクターX」と呼んだ。ノーベル賞受賞者の権威と教授の信用度から、多くのメディアでも取り上げられ、それが本当に存在し得るものとして、国民にとってはコロナ禍における希望ともなった。

山中教授は「日本の対策は世界の中でも緩い方に分類されます。しかし感染者の広がりは世界の中でも遅いと思います。なぜでしょうか。私は何か理由があるはずと仮定し、それをファクターXと呼んでいます。ファクターXを明らかにすれば今後の対策に生かすことができるのです」と語った。

ただし、これは日本の感染症対策や政策が優れたものだったということではなく、中国、台湾、韓国、オーストラリア、ニュージーランド、アイスランド、タイ、ベトナムなども同様に大きな流行を逃れている。日本だけの話ではない。

安倍首相は緊急事態宣言解除の記者会見で、「まさに日本モデルの力を示した」と述べ、海外からは「ジャパンミラクル」と称賛された。WHOのテドロス事務局長も「感染者数が大幅に減少し、死者の数も抑えられている。日本の対策は成功している」と発言した。日本モデルは欧米諸国や南米諸国と比較すればうまく行ったのだが、他国でもうまく行った国々がある。比較検証することは大事だが、日本だけ特別うまく行ったと理解するには飛躍がある。

海外メディアからは、公共交通機関の混雑ぶりや、高齢化社会、罰則を伴わない緊急事態宣言など「大惨事を招くレシピのようだ」(オーストラリアABC放送)、「何から何まで間違っているように思えるが、不思議なことにすべて良い方向にむかっているようだ」(フォーリン・ポリシー誌)、「ドイツや韓国と比べると日本の検査数はゼロを1つ付け忘れたようにみえる」(BBC)と言われながらも、日本における人口10万人当たりの累積の死者数は、たしかにG7主要7ヵ国でみると最少であった。

こうして、ファクターXの正体は何か、と多くの報道で議論されるようになった。普段からマスクをする習慣があった、自宅で靴を脱ぐ、ハグや握手が少ない、毎日入浴するといった生活習慣や、BCG結核ワクチンの接種効果、日本人の遺伝的な要因等があげられた。「クラスター対策が功を奏した」と言う専門家会議のメンバーもいた。新型コロナに類似した何らかのウイルスによって、交差免疫があったのではないかとする研究者もいた。ウイルスの遺伝子の変異が影響したのかとも言われた。

クルーズ船がやってきた2月初めの時期から、日本人の多くが症状の有無に関係なく、マスクの着用を続けたことは感染伝播の抑止には効いたであろう、とは思う。手洗いについてもまた、日本人は欧米人より頻繁だろう。ドイツに留学したとき、手に何か付いたとき等以外は手を洗うことのない欧米人に驚いた記憶がある。靴を脱ぐ習慣についても、一因にはなるかもしれない。

また、重症化のリスクとしては、血栓の問題がある。新型コロナウイルスでは血管内皮細胞上等に出ているACE2を受容体《レセプター》とするため血栓が生じることや、免疫暴走《サイトカインストーム》が起こることが重症化の要因にあるとされる。この血栓のできやすさは人種によって差があり、アジア人種はコーカソイドやネグロイドに比して血栓ができにくいことが指摘されている。それが重症化の因子に関わるのかもしれないと思った。ただ、血栓の問題は重症に関与するかもしれないというだけで、感染のリスク因子ではない。

それに、オーストラリアやニュージーランドもヨーロッパ系の白人が多いにもかかわらず、感染者数も死亡者数も少ない。アジア人種に血栓ができにくいということだけでは説明がつかない。

肥満は新型コロナの重症化因子で、アジア人は欧米人より肥満の割合は低い、ということも理由の一つに考えたが、それもオーストラリアやニュージーランドには当てはまらないだろう。米国やヨーロッパでも、人種による犠牲者数でアジア人が特に低いという報告は見ていない。

あとは、BCGだ。BCGは結核菌に対する特異免疫のみならず、一次免疫や基礎免疫（自然免疫）も上げる、つまり免疫増強効果がある。がん治療の丸山ワクチンは、この現象を利用したものだ。そして日本が定期接種に選択しているＢＣＧワクチンは、ロシア製のものと並び強力である。だが、ＢＣＧワクチンの接種年齢は乳児期の小児だ。そもそもＢＣＧは乳児結核には効果を示すが、効くのは10年程度とされる。とすると、高齢者に重症者が多い、この新型コロナウイルス感染症で、どれだけ重症化阻止等の効果を示すだろうか。だいたい、ＢＣＧによる免疫効果の持続期間がそんなに長いだろうか……。

だが、とふたたび原則に戻って、考えてみる。これらの考察すべてが「ファクターＸは存在する」という結論ありきの思考なのである。日本人にはコロナに強い〝何かがある〟と決めてかかって、後付けにいろいろとファクターＸを探しているのだ。そもそも、そんな思考をめぐらしていいものか？　さらにこの春の流行当時、日本が欧米のようにならないで済むというエビデンスは全くなかった。だから、田代氏でさえ、「２週間後にこの日本がニューヨークのような状況になる」と緊急事態メールをしてきたのだ。結果として、ならなかったというだけである。ならなかったのは幸いであるが、だからといって、これからもならないということにはならない。楽観視で政策を決定してはいけない。

5　パンデミック対策の覚悟

すべては数、感染者数なのではと、私は思う。

ファクターＸを考える時、重要なのはこの新型コロナウイルスがいつ、その国、地域に侵入したか、だ。フランスでは、２０１９年12月に肺炎になった患者の血液サンプルから新型コロナウイルスの陽性反応が出ているという報告がある。しかも、その患者に中国への渡航歴はなかった。つまり、すでにフランスでは２０１９年12月には市中感染が起こっていたということを強く示唆する。

田代氏からの電話を表参道で受けたクリスマス・イブの日、武漢ではすでに市中で感染が起こっていて、集団感染が医療関係者や行政の問題とするところとなっていたのだろう。冬季に、しかも特徴のない呼吸器疾患だ。肺炎に発展するとはいえ、当初はインフルエンザにまぎれて人間社会にひっそりと浸潤していったに違いない、スポンジに沁みこむ水のように。それはだんだんと水量と速度を増していった。ヨーロッパにはアジアより早い時期にこのウイルスが入っていた——そして武漢同様にインフルエンザにまぎれて感染者が増し、武漢で問題となった時点ではすでに多くの感染者が市中に存在していた、ということだったら？

つまり、ウイルスの侵入がアジアよりヨーロッパの方が早かった。武漢で流行が確認された時点で、欧州では市中感染が広がっていた。それで抑えようがなく、大流行となったということではないのか？

そう考えないとロジックが通らない。武漢由来のウイルスからヨーロッパ型（欧州型）のウイルスへの変化が異常に早かったではないか。ヨーロッパでは2月、３月に欧州型ウイルスが大流行していた。ウイルスが侵入してから1ヵ月やそこらで、武漢型ウイルスから欧州型ウイルスに変化して、それが主流になって流行するということは考えられない。

アジアより早期に、この新型コロナウイルスはヨーロッパに侵入していたはずだ。酷い流行を起こした国と言えば、イタリアだろう。イタリアはそもそも中国人労働者が多い。昔ならば、地理的な距離がものを言った。でもグローバル化した高速大量輸送時代の21世紀では、人的交流が多い地域への飛び火の方が早いということか。

そして米国では、この冬はインフルエンザが例年より大きな流行をしていると報道されていた。あれは、本当にインフルエンザだったのか？　米国には日本のような医療皆保険制度はない。つまりインフルエンザの抗原検査はしていないだろう。症状からインフルエンザと思って、ドラッグストアで買った薬を服用するだけで、そのまま自宅で寝ていた患者も多かったはずだ。新型コロナウイルスがインフルエンザに紛れて欧米諸国に浸潤していた、ということではないか？　だから感染者が点から面の数になり、流行に至る律速段階に乗るのが早かったのだろう。

ならば、ますますファクターXを期待するのは、政策的にはマイナスだと考えた。

危機管理の心得

これを裏付けるデータも後に出てきた。下水道の排水サンプルからの新型コロナウイルスの検出だ。イタリアでは、すでに2019年12月には下水にこのコロナウイルスが出てきていた。コロナウイルスは呼吸器だけでなく、腸管でも増殖する。糞便として排泄されたウイルスは下水に出て来るのだ。フランスで初めての患者が確認されたのは2020年1月だが、前年の12月に入院していた肺炎患者が後に、コロナであったことが判明していた。

日本のコロナウイルスの感染者数は、欧米諸国よりゆっくりと増加した。人口100万人あたりの感染者数が100人に達してからの日数を横軸、感染者数を縦軸にとった各国のグラフでも、日本はゆるい角度のカーブを描いて増えている。もっとも、シンガポールは日本よりもゆっくりと感染者が出ている。コロナウイルスはインフルエンザに比べると感染拡大の速度は遅い。でも、市中感染が多くなって、高齢者などのハイリスクの方々に感染が及ぶようになると急激に発症者が増加して、問題が顕在化してくる。増えるのが遅いのは、ウイルスの侵入時期、スタートが違うからではないのか。

アジアは地理的には中国に近くても、たまたまウイルスがさほど入ってはいなかった。さらに近隣国である分、中国での不気味な肺炎の情報には鋭敏に反応したはずだ。だから、予防策を励行する。台湾も韓国も素早く対応を開始していた。

日本は、春節の中国人観光客は受け入れたけれども、図らずも2月初頭にはダイヤモンド・プリンセス号がやって来て、政府も急遽その対応に追われた。また、ダイヤモンド・プリンセス号の報道によって、国民全体に危機感の共有が急速に出来あがり、予防策を実践した。それがひとまず功を奏したのではないか？　だんだん日本人の感染者も出てくるようになったが、感染者数が少なかったから、今回は対応できたということではないのか。都民の0・6％しか感染していないという抗体検査の値とも符合する。

そう考えながら、ならば、コロナ流行の本番はこれからだと思った。ここで対策をしくじれば、欧米のようになり得るということではないか。

パンデミック時の感染症対策は危機管理であり、とりわけ病原性の高いウイルスであった場合には、まさに安全保障問題である。最悪の事態も考えて対策を立案することだ。感染研時代に田代氏に叩き込まれた有事のパンデミック対策の精神が頭をもたげてきた。

田代氏の言葉が次々と頭に浮かぶ。

「対策をやって、流行が起こらなかった。それで『やり過ぎだった』と非難されるのは覚悟しろ。国民の健康被害が減るならば、それでいい。要は国民の健康被害を最小限度にするということだ。最も避けなければならないことは、エビデンスのない〝楽観論〟で対策を緩めることだ。市中感染率が上がってしまうと、どんな対策をとってもウイルスの拡大に間に合わない、手の打ちようがなくなる。つまり、ウイルスに負ける。医療崩壊や野戦病院になるのは、如何にしても阻止しなければならない」

「感染症対策をやる人間は、非難を恐れるな。どのみち非難されるのが、パンデミック対策だ。仮に対策が上手くいって健康被害を抑えられても必ず『やり過ぎ批判』が出てくる。経済や教育、つまりは社会活動を抑えた結果、国民に痛みを強いることになるからだ。一方で、大流行を起こし、大きな健康被害が出れば、それは国民の生命・健康を大きく損なう耐えがたい苦しみとなる。そのときにも、何でもっと対策を一生懸命にやらなかったのだと『ダメ出し批判』で非難される。これを職務としたからには、それを甘んじて受ける覚悟を持て。政治や上に忖度するな、迎合するな、サイエンスだけを見ろ、ウイルス学と感染症学で対策を考え、普及時にはワクチン学で冷静にリスクを読め」

「対策の必要性を政治家に確実に説得しろ。政治家は感染症にもウイルスにも素人だ、わかりやすく、数字を示して、これを放置したらこうなりますよ、と先を見て説くことだ。ここで決して、大臣や政治家の顔色を見るな。自分の説明に1億の国民の命や生活がかかっている、その一点で精神を維持しろ。政治家はいろいろな業界団体を背負ってやってくる。その圧力がかかる。でもここを突破しろ。ここで折れると中途半端な対策になる。感染症対策は初期対応こそが肝心だが、経済活動に影響が出るから、政治家への最初のリスク評価が肝心だ」

「新型ウイルスでは、最初は厳しい対応をかけ、そのウイルスの性状がわかるにしたがって、有効な対策と抱き合わせで行動制限を緩めていくことだ。ろくな情報もエビデンスもなく、初めから対策を緩めると、ウイルスが広がるだけ広がって、後で負けがこむぞ」

今こそ、冬に備えてのコロナ対策を準備すべきだ。コロナやインフルエンザのような脂質二重膜で遺伝子が包まれた〝エンベロープウイルス〟は、四季のある温帯地方では冬に流行のピークを迎えやすい。熱帯地方はピークなく、ずっと流行が続く。亜熱帯地方は雨期を中心に二峰性のピークをもって流行する。今は、冬でないだけ、環境因子としては人に有利だ。夏だから流行らないわけではない、冬よりマシということだ。

このマシな時期に、冬季の過酷な時期への備えをすべきだ。まずは検査体制の拡充と医療資源と病床の積極的確保、治療薬の備蓄などになる。その準備の時期に、正体不明の有るのだか無いのだかわからないファクターXで気持ちを緩めてはいけない。

6 「緩めたら、すぐに戻る」

5月8日、厚労省は新型コロナウイルス感染症の相談・受診の目安を変更した。目安の「風邪症状や37・5度以上の発熱が4日以上続く（高齢者や基礎疾患がある人は2日程度）ならば受診相談」が「4日以上続く場合は必ず相談。強い症状と思う場合にはすぐに相談」となった。

加藤厚労大臣は、当初「風邪やインフルエンザは3日、4日程度で回復がみえるが、新型コロナウイルスはさらに続くという指摘があった。専門家と相談して数字を決めた」としていたが、この日には「相談・受診の目安が基準のように思われたが、我々からみたら誤解。幾度となく通知を出して、相談・受診は弾力的に対応してもらいたいと申し上げてきた」と語った。この答弁は厚労省の官僚（医系技官）が大臣に説明したものだろう。官僚はなかなか過ちを認めない、謝らない、という典型例を見る気がした。

誤解なんて言っていいのか？　37・5度以上を4日以上経過しないと検査してもらえないという状態が実際には続いていた。〝誤解の基準〟で保健所に検査を断られていたのなら、検査を依頼した医師や、何より苦しむ患者が浮かばれない。コロナで重症化したり亡くなったりした〝国民の健康被害〟に誰が責任を持つのだろうか。

女優でタレントの岡江久美子さんがコロナで亡くなったのは、この少し前、4月23日のことであった。岡江さんは4月3日に熱が出たとき、医師から4、5日様子をみるように言われ、自宅で療養をしていた。3日後の6日、容体が急変して入院、ICUで人工呼吸器をつけた。PCR検査で陽性が確認されたのは入院後だった。

「モーニングショー」で、大谷医師に後を託されたように正々堂々と意見を述べる倉持仁《くらもちじん》医師は、岡江さんが昨年末、初期の乳がんで手術を受け、放射線治療を行っていたことから、「放射線治療後2ヵ月ぐらいが一番副作用の肺炎が出やすい」として「速やかにPCR検査をすべきだった」とコメントした。岡江さんのご主人は俳優の大和田獏さんだ。テレビ朝日の「ワイド！スクランブル」で大和田さんがMCをされていた頃に、私はよく番組に呼ばれており、いわば旧知の仲だ。

大和田さんが自宅前でマスコミのカメラに「今、久美子が帰ってきました」と頭をさげる姿を見た私は、悲しみで震えた。また、尊い命が失われてしまった。「こんな形の帰宅は残念で、悔しくて、悲しいです。みなさんくれぐれもお気をつけください。それが、残された家族の願いです」と、マスク姿で言葉を絞り出す大和田さんの無念の表情が、脳裏に焼き付いて離れなかった。

だから、早く検査をしないといけない。4日待ってはいけないのだ。それなのに、今さら、「誤解だ」の一言で片付けられて、誰が納得できるだろうか？　あの発言は、官僚や行政に対する強い不信感を国民に植え付けたはずだ。

振り返ってみれば、この2020年5月から6月は感染者数が減少し、穏やかな頃だった。感染者数が下火となり、緊急事態宣言も解除された。ファクターXの議論もこのような中で出てきた。実効再生産数も下がったため、さまざまな規制が緩められ、自粛に疲れた人たちもホッとできた時期であったろう。

検査のチャンス

だが、留学時代の友人であるドイツの医学部教授は、「緩めたら、すぐに感染伝播が戻る」とメールしてきた。ドイツでは、4月に実効再生産数が0・9と1を下回ったことから、4月20日に一部の商店街を再開したが、翌週には実効再生産数は1・0に戻ってしまった。その後、制限を戻して再生産数を低く保ち、0・7以下までもってきたところで、全商店の営業を再開したら、わずか10日で実効再生産数は1・13に上がってしまった。

「流行のスピードは落とすことができたから、レストランやホテルの制限を解除したけれど、やはり実効再生産数をまた上げることに影響したな」、「市中の感染がどれくらい抑えられているかで、戻る時間も違うが、とにかく、市中感染率を下げて抑えてから、解除だ」という。

彼のメールを読んで、問題は市中感染率だと納得した。しかし、検査数が充分とは言えない日本では、現状、市中にどれだけの感染者がいるのか、まったく把握されていない。東京や大阪、福岡などの繁華街のどこかで、無作為のモニタリングでのPCR検査をできないものか。大都市の繁華街は感染流行のエピセンター（震源地）になりやすい、まずは感染リスクの高いエリアでの実態調査だ、と考えた。データの乏しい政策はそれこそリスクだ。

感染者数が落ちてきて、検査のキャパシティーに空きが出ているであろう今ならばできる。たぶん、陽性率は0・1%あたりでとどまってくれているだろう。しかし、そのうちに上がってくる。その動きをモニターしていく。数値が上昇してくる予兆を捉えることが大事だ。感染症はエピセンター化を止め、流行の手前で制御したい。エピセンターからウイルスが拡散し、市中感染率が上がってしまうと、それを制御するには行動自粛を伴う強い措置をかけるしかなくなる。海外では、気づいたときには流行が起こってしまっていたから、ロックダウンとなった。日本はそこまでウイルスが広がっていないのだから、モニターしていくことで止めよう。「モーニングショー」で、私は「無作為の定点モニタリング検査を大都市や地方都市の繁華街でやっていき、そのデータを集積すべきだ」という発言を繰り返した。

だが、このモニタリング検査を専門家会議が採用すると言い出すのは、約1年後の2021年の3月を待たなければならなかった。

7 都知事は再選すれど

コロナ流行下では、北海道の鈴木知事、大阪の吉村知事、東京の小池知事など、知事の活躍が目立った。これまで国の行政の下であまり口を出すことが無かった地方自治体の首長たちが、緊急事態宣言下でその権限も強まり、また、都民、道民、府民、県民に〝ちゃんと対応している〟と示せることを積極的に実行した。

特に小池都知事は、国と対峙しているかのような姿勢で臨み、「私こそ都民の味方です!」と強くアピールしているようにも見えた。毎日、取材に答え、報道に欠かさず出てくる小池知事の発信力は凄い。言葉が強く、明確に届く。男社会の政治の世界で30年も生き抜いてきた経験が、彼女の精神を強固に支えているのか。もっとも、その執念と精神力が都民に向かっているのか、自身の政治的な野心に向かっているのか、不安になるときがあったが。都知事選挙を目前に控えた、良くも悪くも重要な時期だった。

小池知事は「都の剰余金から出せるものは出す」という姿勢も強く打ち出した。問題は、どこにどれだけ出すのか、その割り振りだ。今、自粛のため痛手をこうむっている業界への補償は必要だ。ただ、医療現場にも向けてほしい。今、医療に向けないと、コロナの病床のために赤字を出しながらもベッドを空けている大学病院などの医療機関は経営がもたない。すると、冬のコロナ流行に向けた医療資源や病床の準備が保証されない。医療を確保、拡充するなら、流行の収まってくる夏から秋にするしかないのだ。しかし、医療に回る前に、都の莫大な積み立て資金のほとんどがなくなっていった。

第1波での東京都の新型コロナ対策の予算は1兆円超であった。その内訳は、休業要請などに対する感染拡大防止協力金に930億円、テレワーク活用促進緊急支援に366億円、宿泊施設活用事業として197億円などである。この財源は、いわば貯金にあたる財政調整基金だが、2019年度末には9000億円あったが、一気に取り崩されて500億円までに落ち込んだ。

大学病院の経済的な逼迫について、私は慈恵医大血管外科学の大木隆生教授から聞いていた。彼は年間500件以上の手術をこなす高名な血管外科医だが、積極的なコロナ患者受け入れ態勢を2020年の早くから整えていた。不急の定時手術や内科入院を延期し、1000床のうち600床が空床となっていた。そのために西新橋の本院だけで前年同月比で大幅なマイナスとなっていた。大木教授は国や東京都からまだ財政援助はないと訴えた。新型コロナの診療報酬を倍増すると言っても、それは雀の涙にしかならない、これでは秋冬の流行に備えられない、その前に大学病院が経営破綻するかもしれないと言う。

一生懸命コロナ対策に協力している大学病院が、経営悪化している。病床を確保することは、今後の流行に対して最優先課題であろう。新型コロナの病床を確保するためにも医療機関への損失補填を行ってほしいと、大木教授の代弁者のように、私は出演するあらゆる番組内で繰り返した。ようやく国と都道府県の折半で補塡をすることに決着した後も、東京都の対応は遅々として進まなかった。

「小池さん、目下の案件だけではなく、先を見て対策を立案してください、今後の流行に備えた対策を」と私は訴え続けたが、冬に備えるという当たり前の主張も「煽りだ」と謗られた。第1波が去って安堵したい気持ちの中で、「縁起でもないことを言うな」という心情は理解できるのだが、感情で対策を提言することはできないし、それは健康被害を広げるだけではないか……と考えていた。

そのような中、小池都知事は「東京アラート」を発表した。①新規陽性者数1日20人未満、②新規陽性者の経路不明率50％未満、③前週からの陽性者数増加比率1未満。これらの目安を超えるとレインボーブリッジが赤くライトアップされるという。これより前、吉村知事が通天閣をライトアップして、府民に注意喚起していたが、その東京都版か。小池知事は、「都内の感染状況を都民の皆様方に的確にお知らせするもの。警戒をしながら、感染拡大防止と経済社会活動との両立を図っていきたい」とした。

番組で「レインボーブリッジが赤くなってきれいだから」と観にやってきたというカップルのインタビューが流れる。東京アラートが出ても、都内は混んでいた。渋谷センター街の人出は緊急事態宣言時に比較して微増であったが、歌舞伎町は１４０％まで増加していた。「東京アラートと言われても、どう気をつけたらいいのかわからない、『落石注意』と同じようなものじゃないかな」と言う若い会社員もいた。この時期には、若い世代、生産年齢層は軽症か無症状だから大丈夫、という認知が広がっていた。コロナは高齢者の問題とされていた。後遺症等が取りざたされるようになる前のことである。

そして小池知事は、6月2日に発動した東京アラートを、12日に新規陽性者が20人を連続して下回ったとして解除した。そのうえ、いきなり、「今後はコロナと生きていく『ウィズコロナ』という新しいステージに入った。自粛ばかりをお願いしてきたが、これからは自衛の時代ではないかと。自粛から自衛へ」と表明して、7月5日投開票の都知事選に打って出た。

新宿のエピセンター化

しかし都知事選の前から、人出の増していた歌舞伎町などの夜の街を中心に、恐れていたエピセンターが出来上がっていたのだ。感染集積地からウイルス拡大の火の手が上がった。それは若い世代が中心であった。

時間を巻き戻すと、6月19日の「モーニングショー」のパネルでは、東京の41人の感染者の中に20代から30代が27人であった。ホストクラブで感染者が増えていた。ちなみに、この19日から、安倍総理は国内移動を全面解禁している。私は次のように明言した。

「新宿エリアを集中的に検査すべきです。感染者の出た店舗だけではなく、このエリアで働く人、よく出入りする人を誰でも検査できるように、今日は1丁目、明日は何丁目と地域で区切って検査し、若い無症状の感染者を見つける。そうやってウイルスを封じ込めるべきです」

ホストの人たちは若いために多くが軽症で、サイレントキャリアも当然存在するという前提で対策を打たねばならない。一斉検査だ。やらなければ、クラブの客からその先に拡大していく。若い層が中心だから行動、活動も活発だろう。放っておけば、あっという間に広がる。エピセンターをつぶせ。「モーニングショー」は多くの政治家が見る。小池都知事にメッセージが届くことを願った。

新宿を地域ごとに区切って検査することは、5月の終わりにこのエリアでの感染者の報告が上がり始めてから、何度もいろいろな番組で繰り返し言ってきたことだ。店舗ごとに検査していく方法は、陽性者が出れば店を閉めないといけなくなるために協力が得難い。陰性であったにせよ、風評被害を心配して、なかなか協力店舗を広げることができないのだ。ならば、個人で検査に行けるよう「地域ごと」にやる。もちろん個人情報は守る。これで新宿の感染者をあぶり出し、保護する。必要な人は治療もする。こうしてウイルスを封じ込めよう。

このような番組での私の提案も、小池知事には届かなかった。知事は「いくつかの店がすでに多くの検査を受けているので、来週は大きい数字が出て来る可能性はある」と言って、さもやっていると見せながら、こちらの焦りとは裏腹に、積極的な検査の拡充は避けた。これは東京だけの問題に留まらなくなる。

新宿の繁華街を訪れた人が、都内や首都圏に移動することでウイルスを広める。さらに全国移動が解禁になった今、首都圏から地方に広がっていく。新宿のウイルスを止めることが先決なのに、〝いくつかの店で検査をやりましたよ〟で済ませて良いのだろうか？　これはウイルスを放置しているのと同じではないのか。

新宿区歌舞伎町だけでも、接客を伴う飲食店は約700店、従業員は約1万人、住民は約2500人。歌舞伎町2丁目はホストクラブやナイトクラブ、1丁目はキャバクラが多いという。ホストクラブで集団感染が発生している。その客には水商売の女性も多い。つまり、次はキャバクラなどを利用する一般男性に感染し、職場や家庭に広がっていく。

この時期、東京の感染者数は多くて数十人、というレベルで推移していたのだから、検査のキャパシティーはあったはずである。これより少し前、6月半ばに小池知事は、「感染者を迅速に把握し第2波の予兆を的確に捉える」ために医師や専門家を交えて今月中に方針を取りまとめると発表していたが、「予兆」はすでに都庁のそば、新宿で起こっていた。だが、有効な手を打たないまま、新宿にコロナのエピセンターができた。

ドイツのバイエルン州では全住民に無料のＰＣＲ検査を実施する、というメールが友人から来た。バイエルン州はドイツでもっとも感染者数、死者数ともに多い地域だ。症状がなくとも、検査を受けたい人は受けられる。自分の感染の確認ができる。それで抑え込むのだ。

それにしても、尾身氏や岡部氏らが新宿エリアの一斉検査を提言しないのはなぜだろう、と私は不思議だった。メディア関係者からは、感染者数が増えると東京五輪の開催に悪影響があるからだ、という憶測をよく聞いた。岡部氏は「東京２０２０大会における新型コロナウイルス対策のための専門家ラウンドテーブル」の座長も務めている。

７月５日、小池氏は都知事選で圧勝し、再選を果たした。

７月６日、「モーニングショー」では2期目に入った小池都政の新型コロナ対策を扱った。東京は４日連続で感染者数が１００人超えとなっていた。直近３日間の感染者の年齢別の内訳は20代から40代が83・6％を占め、３６６人の感染者の内、〝夜の街〟関連は１６６人、45％を占めていた。その１６６人のうち１３８人が新宿の感染者であった。池袋のホストクラブでの集団感染もあった。ホストクラブはチェーン店もあり、シフトで従業員が各店舗に動くのだそうだ。この時期、新宿区におけるＰＣＲ検査陽性率は、ホストクラブ従業員の集団検査を除いても30％と驚異的な高さであった。この陽性率は、第１波の検査を「37・5度以上が４日」で絞り込んだ時期の東京都の値に匹敵する。接触歴不明、感染経路不明の感染者も増えていた。

６月14日以降、東京の実効再生産数は1を超えていたが、７月４日は１・62とまずいことになっていた。対策が急務とされる中、小池知事は「感染症拡大防止と経済社会活動の両立を目指していく」と言い出していた。「実効再生産数１・62でこの方向性は危険だ、中途半端にするとウイルスはどんどん広がる、経済へのダメージも長期化、地域も拡大してしまい東京だけの問題ではなくなる」と私は番組中に憤った。

さらに知事は、夜の街の休業要請について、「全体で休業するよりは、特定の地域や業態に対して明確なメッセージを出してお願いしていきたい」と公言した。「モーニングショー」のパネルの前で、〝経済との両立〟〝メッセージでお願い〟という2点の今後の方針を羽鳥アナが読み上げたとき、これで拡大は必至だと覚悟した。

お願いベースには限界がある。そのため、政府の方では、休業拒否に対する罰則の検討を始め、特措法の改正法案の調整が俎上にのせられていた。

「人権に抵触するような、強い法的権限を持つ法律の改正は、夏から秋のうちにやるべきだ。コロナの冬が来る。その前に十分に議論をしてほしい」と私はコメントした。コロナ大流行期のどさくさに紛れて、このような人権に関わる重要法案を通すということは止めてほしい、ここだけは押さえておきたかった。

対人距離を1メートル、アクリル板の設置、マスク・フェイスシールドの着用、名前や連絡先の保存など、夜の街のガイドラインもできた。しかし、店舗の自己チェックに留まることなどから実効性の可否が問われた。現実には補償がなければ、罰則があっても無くても、店舗は営業せざるを得ないのは当然であった。

そして、この新宿の夜の街のクラスター問題以降、コロナ対策は飲食店の時短・自粛を中心に動くようになる。検査をして拡大を阻止するという議論は消えていった。

8　分科会のごまかし

7月始め、東京の感染者が高止まりする中、新たなる「新型コロナウイルス感染症対策分科会」が発足した。

専門家会議は廃止され、「分科会」への移行が行われた。尾身氏、押谷氏、脇田氏、舘田氏、釜萢敏《かまやちさとし》氏（日本医師会常任理事）、岡部氏らが横滑りし、新たに経済から小林慶一郎氏（慶応大教授）、労働、コンサルティング分野からは平井伸治氏（鳥取県知事）らが入った。分科会長は尾身氏で、会長代理は脇田氏である。

経済人や自治体の首長らも入ったのは、感染症の専門家以外にも広く意見を聞き、経済と感染症対策の両立を図るという目的であろう。感染症の専門家は、尾身氏、押谷氏、岡部氏、そして釜萢先生か、と私は羽鳥アナのそばでパネルを見つめた。

岡部氏ではなく尾身氏が会長なのかと思ったが、岡部氏は内閣官房参与として総理に意見をする、さらに上の最重要ポストについていた。ここに田代氏や奥野良信氏（大阪健康安全基盤研究所理事長）あたりが居てくれたなら、というのが私の本心だった。この「政府の専門家」の中に、日本のコロナ対策を正面からサイエンスで軌道修正する人物がいてくれることを願った。

分科会の尾身会長は「東京を中心に非常に懸念される状況であり、時間との闘いになる、早いアクションが必要」としながらも、現状の感染者は若者が多く、重症者は少ない、医療体制は逼迫していない、4月上旬とは状況が異なるとして、「分科会メンバーからも緊急事態宣言や休業要請を出すべきという意見は出ず」とした。そして次の提言が出された。

1つめは、イベント開催の緩和について。最大5000人または収容率50％とし、コンサート・展示会・プロスポーツなどのイベント開催は緩和予定。2つめは、感染者の情報共有について。3つめは検査について。人と場所を3つのカテゴリーに分けて、それぞれにふさわしい検査体制を構築する必要があるとした。3つのカテゴリーとは、「症状のある人」、「無症状で感染リスクの高い人（場所）」（これは具体的には感染者が1例でも出た高齢者施設、夜の街関連など）、

「無症状で感染リスクの低い人（場所）」だ。

このカテゴリーの3つめは安心のために検査をしたい人とされ、ＰＣＲ検査の感度を70％、特異度99％と仮定して試算していたのだが、これに私は吃驚した。

尾身氏は特異度99％、逆に言えば1％は感染していないが陽性（つまり偽陽性）と結果が出るという設定で、安心のための検査の問題点を指摘し、話を展開していた。だが、ＰＣＲ検査の特異度、つまり陰性の人が陽性と判定される割合（陰性者が間違えて陽性と判断される割合・偽陽性が出る割合）がなぜ1％と見積もられるのかが全く理解できなかった。ＰＣＲは遺伝子増幅反応の検査である。理論的に偽陽性は出ない（前にも記したように、陽性の人を陰性と判断する偽陰性はある。これは感度で示される）。ＰＣＲで1％も偽陽性が出るわけがない。どういう論拠で1％のエラーが出ると言うのだろう？

しかし、尾身氏はこの1％の数字を使って、無症状の人間に広く検査することの不利益をこう訴えた。感染していない陰性者が陽性と間違って判断される割合を1％とした場合、1万人で感染率1％と仮定して計算したとすると、陽性者は100人。これに対して偽陽性、つまり陰性だけれど陽性と判断される人は99人（100－1＝99人。1は真の陽性者数）となる。だから、ほぼ同じ人数が感染していないにもかかわらず、陽性者と判断されてしまう偽陽性が発生するではないか。その結果、本来不必要な自宅待機などの措置が取られてしまうことになる。これでも、感染リスクの低い人にまで検査するべきだろうか、というものだった。結論は、「だから、検査は広げない」ということだ。

私は海外まで広く論文の検索をかけてみたが、ＰＣＲ検査の特異度が99％の論拠となるような論文は全く出てこなかった。これは「無症状者の検査はやらない」という結論ありきではなかったか。

まず、市中感染率を1％として、偽陽性も同じ1％としよう、特異度99％に論拠などないが。本当の陽性者と同じ程度の頭数の陰性者がミステイクで陽性と出てくるとすれば、間違って陽性と言われた人が隔離されて不利益を被る、と国民も考えるだろう。1万人を対象にすれば100人程度の発生で、説明しやすい。これなら「検査はPCRの特異度から見てダメだ」となる。素人相手なら、偽陽性1％でいけるだろう――そんな考えでもなければ、サイエンスでは説明がつかない。

分科会には感染研の脇田所長もいる。PCRを行う感染研の所長として、これに疑問をはさまなかったのか？　偽陽性1％なんて、感染研のポスドクだってオカシイと思うだろう。この時、私は検査を拡充して、ウイルスを封じ込める対策を取る意図が彼らにはもう無いのだと、思い知らされた。これは本当に国民のためなのだろうか？

実際のところ、国民の多くは、「安心のための検査は、本当の陽性の人と同じくらいの数の人が間違って陽性と判断されて隔離されてしまう。隔離も嫌だし、医療負担を重くするから、やっぱりダメなんだよね」と尾身会長の説明のままに思い込んだ。PCRの特異度なんて知らない一般人に罪はない。

それまで私は、政府の政策決定を左右する専門家の先生方に一縷の望みをかけてきたけれど、このあたりから少しずつ、「マトモではない……」と思うようになっていった。

そもそも、分科会の言う「安心のための検査」とはなんだろう？　本来はサイレントキャリアを捕まえて、感染拡大を防ぐための検査ではなかったか。国民の〝メンタルの安心のための検査〟へのすり替えは、検査目的の本質を巧妙に隠蔽していた。

「安心のための検査は偽陽性が出るから国民にも負担をかける。無用な隔離が行われたら人権にも抵触するから」と、そんなサイエンスが破綻した理屈で、コロナ対策への〝国家の意思決定〟がなされたのか？　公衆衛生と言うけれど、分科会の感染症専門の先生方の判断の基準は、本当に国民の健康被害の軽減に向けられているのだろうか？

延期したとはいえ、来年の五輪はやる気なのだろうか？　もしも本当にやるつもりなら、今のうちに何としてもウイルスの抑え込みをすべきだ。だが、コロナ病床もベッド数も十分に増えてはいないままだ。大学病院の赤字に悩む大木教授の顔や、エピセンター化した新宿のカオスのような風景、疲弊する医療従事者たち、自粛で悩む飲食店主らや孤立化する大学生の鬱っぽい表情などが次々と頭に浮かんでは消える。私はやり場のない怒りを感じ始めていた。

「飲食の時短や人出を抑える等の提言をしただけでは、感染者は減りはしません。結局は冬に感染爆発することになります。サイレントキャリアのコントロールを捨てたら、時間差で感染者数は激増します。コロナは数です。感染数が増えたら医療が逼迫する。医療が逼迫すれば、コロナの医療難民のみならず、他の医療や救急搬送にも悪影響が出ます」

番組で訴えるだけでは足りない。危機感を募らせた私は、政府や自治体、医師会の専門家たちや、大臣経験クラスで影響力のある政治家たちにも直接説明を続けた。だが、政治家の反応は、困惑の度合いに差はあっても似たり寄ったりだった。

「分科会の専門家の先生のご意見を聞いてみますよ」

9　若い世代からの感染拡大開始

時を同じくして、「サンデー毎日」に〝大予測コロナ時代〟という特集記事が掲載された。〝半年後はこうなる〟とサブタイトルを打たれた、その特集の中に「感染　第2波、ワクチンは不明でもＰＣＲ検査信仰は消える」という、岡部信彦氏の記事があった。岡部氏は、ＰＣＲ検査を否定し、相変らずの楽観論を述べていた。

テレビ局のある記者は「尾身さんも岡部さんも政治家よ」と、再三にわたり語っていた。「こういう人たちが総理にも大臣にも自民党にも意見を言う。岡部さんが上だね。尾身さんが世間には出てるけど、実質的には岡部さんが落としどころを決めながら調整をつけている」

その記者には本質を見抜く眼があった。

７月に入ってから、確実に感染者数が上がり始めていた。東京では１日の新規感染者数１００人超が続き、中旬には２００人を超えた。若い世代、30代以下が８割を占めていたが、数日で40代以上の感染者が増え始め、「世代的に広がることも懸念材料である」と、小池知事は述べた。若い世代から高齢者へ、という感染が拡大しつつあり、そういう家庭内感染の事例も報道でよく取り上げられた。

「モーニングショー」では、「20代が50代の親世代にうつすことで、介護している80代の高齢者へ家庭内感染していく、これが問題です。若い世代では無症状や軽症が多く、高齢者に感染が至った段階でコロナの流行が顕在化する。水面下で広がって、高齢者施設や病院で感染拡大がはっきりとした形で見えてくるのです」私がそう解説すると、「だから、広い検査を」と玉川氏がコメントをした。

東京の状況が悪化していく中、帝京大学医学部附属病院の坂本哲也院長は「入院患者は陽性者の増加に合わせて、２週連続で大幅に増加している。今、１０００床体制なので間に合っているが、だいぶ逼迫している状態だ。今後コロナ病棟を増やしていく中で、日常の医療を圧迫する恐れもある」と不安を述べた。

まず、救急医療が受け入れ困難になる。院内感染が出れば、それに拍車がかかる。コロナを疾患だけで語る人は、「そんな大した病気ではない、もっと重症な病気はいくらでもある」と言う。だが、コロナは数だ。新型だから、感染拡大しやすく、たくさんの患者が同時期に出ることで、医療を破壊する可能性がある事が問題なのだと私は番組で解説した。「破壊する」という言葉はテレビでは使えない。だから、「圧迫する」「悪影響を及ぼす」「逼迫する」、最後のカードとしては「医療崩壊させる可能性がある」、そう述べた。それでも、煽りだと猛烈な非難の声がSNS上であがる。対策を提言することも煽りと受け止める人がいるのだ。だからこそ、現象論だけに留まる先生方が増えるのかもしれない。批判を恐れて、ものを言わない解説者や、通り一遍のコメントも増えていた。そうして対策が遅れてしまう。

7月7日火曜、東京都は医療機関に対して、翌週月曜日までに中等症以上の病床を900床から2700床に増やすよう通知を出した。通知を出すのはいいが、現場は困っているだろう。一般病床を転用するしかない。

マンパワーも限られている。医療従事者は短期間で増やすことはできない。コロナ禍で看護師の離職も進んでいた。感染症の専門医は少なく、他の科のドクターから協力を得るしかないが、専門性の高い職種であるので、それもなかなかうまくいかない。ガウンやN95のマスクなどの感染防御用品も足りなかった。第1波（3月から緊急事態宣言の解除まで）を越え、やっと通常医療に戻ったところで、またコロナ専用病棟を増やす要請に現場は混乱した。

すでに病院側は経営的にも疲弊していた。昭和大学病院では前年同月比で15％～30％の減収だった。東京女子医科大学では夏のボーナスがゼロとなり、看護師400人以上が退職希望とされた。いつ自分が感染してもおかしくはない仕事で、超勤も多く、病院が赤字になったからボーナス無しでは、もう緊張感も体力も続かない、それが本音だろう。

ようやく政府は、重症・中等症の患者受け入れの診療報酬を3倍に、感染者受け入れのため確保した空床の補償としてICUで1日9万7000円、新型コロナ外来を実施している医療機関へ24時間で19万7000円の補助金、感染者の診療・治療に携わる危険手当の補助として1人当たり1日3000円などの支援を決めた。しかし、慈恵医大の大木教授は「それでは全く足りない。雀の涙にしかならない」と言い切った。十分な補償もせずに、都から1週間で病床を確保せよと言われても、現場の医療機関は無理だと言うしかない。

だから、まずは感染の震源地を抑えるべきだった。都知事選の前からの新宿のクラスター、あのウイルスが地方に拡散していったではないか。

隣の中野区に感染者の増加現象が出てきていた。中野区の医師は「危機感を感じている。中野区内のPCR陽性率も上がってきている」とし、「新宿の夜の街の関係者の居住が多いこと」を指摘した。新宿からのウイルスの沁み出しと論じられていた。東京都医師会の尾崎治夫会長は「ホストクラブの周辺からいろんな人の流れによって、やはり市中感染が起きていることはおそらく間違いないと思います」と言った。

6月前後のエピセンターは歌舞伎町だったが、まごまごしているうちにスポットからエリア、エリアから地域……と拡大していった。これは後々、コロナウイルスのゲノム解析をやっている研究者がデータで報告するだろう。時間は取り戻せない、今、どうするかだ。

7月15日の「モーニングショー」では、東京の感染拡大で療養ホテルが逼迫、ほぼ満室状態となり、入院・療養調整中の人が300人を超えていると報道した。調整中の人は自宅療養で待つ。新型コロナは感染力が強いので、自宅では家族に家庭内感染を起こすリスクが高い。さらに血栓を起こす症例報告も海外からは上がってきていた。〝急変〟の症例報告が、国内でも相次いでいた。

この番組で私は〝集団で診る〟ことを提案した。とはいえ、第1波以来考えていたことの応用だ。個室のホテルではなく、体育館や公民館などの大きい場所を療養施設に転用する。感染者は男女分けをして療養してもらい、医療従事者を巡回させる。これは苦肉の策だが、冬季の流行や変異ウイルスの出現などを見据えた対策を前倒しでやろうということでもあった。ホテルの個室にラインや電話で状況を聞くよりも、感染者の状態を把握し易い。孤独でない分、感染者のメンタルにも良いはずだ。食事は弁当を差し入れる。そんな提案をした。延期された五輪の施設を転用する案もコメンテーターから出た。千葉県は幕張メッセを使用すると発表した。

第1波では陽性者の隔離施設として提案したことが、第2波以降は軽症者、有症者の入院先の見つからない〝調整中〟の患者の収容施設として提案することとなった。あの頃からすでに半年が経過していた。

「東京問題」では留まらない

7月15日、東京は警戒レベルを〝最高〟に引き上げた。それを発表する小池都知事の緊急会見を多くの報道が取り上げた。新規感染者数は、先週の1・5倍になっていた。厚労省の指標である10万人当たり2・5人の指標の3倍になったのだ。

この時点での感染者の世代別の割合は、第1波では40代以上が6割以上を占めていたのに対し、今回は30代以下が7割となっていた。検査数を絞り込み、重症者の把握に留まった第1波とは異なり、まだまだ不十分ではあったが検査数が増えた分、濃厚接触者などの検査で若い世代の感染者も見つけられてきたのであろう。若い世代が多いために、このとき流行していたウイルスでは第1波と違って軽症者が多かった。

国立国際医療研究センターの大曲貴夫センター長は「第1波とはだいぶ様相が違う。違う波を見ている印象が強い」とした。東京都医師会の猪口正孝副会長は「軽症の段階で感染者が見つかっていることが多くなっている。今は軽症者対策として、宿泊療養の強化が大事」としている。第1波のときは顕かに症状のある中等症や重症の人のみが検査されていたと考えられる。第2波では検査が増えたこと、さらに第1波の経験から治療、対症療法も含めて対処方法が見えてきたことも大きい。厚労省は「診療のガイドライン」を示し、新たな知見も加えてバージョンアップをしていた。これはよかった。

菅義偉《すがよしひで》官房長官は「圧倒的に、東京問題と言っても過言ではないほど、東京中心の問題に今なってきています」と語った。だが東京問題は時間差で主要都市へ広がり、その周辺の地方都市にも拡大する、と私は番組で解説した。その一言一言が政府批判ともとられた。何を言ってもSNSで非難が沸き上がる……。

その頃、ドイツのコロナ対策を主導している友人から「食肉工場で一気に感染者が集団発生したよ。1500人は感染している」「ポーランドからの労働者が集団生活している、環境的に流行りやすい。検査を増やすよ」というメールが来た。全従業員に週2回ペースでPCR検査をして、陽性者を隔離するという。彼には「日本の検査数はまるでなっていない。どうして、対策をやらないんだ。日本の対策はサイエンスでは考えないってことか」とも指摘された。サイエンスがない、そう言われれば返す言葉がなかった。

もっともこの頃、欧米はじめ世界各国で、またも感染は拡大し始めていた。

10　GoToキャンペーンの衝撃

7月は1都3県の首都圏での感染者が急増し続けた。都庁関係者によれば、東京の感染者数の増加は「予想を上回るスピード」とされた。その中で、ＧｏＴｏキャンペーンが開始されるという。

7月8、9、10日に絞って首都圏の感染者数を見れば、全国の感染者数の実に77％を占めている。この状況下でＧｏＴｏトラベルをやるのか？　にわかには信じられなかったが、7月13日の「モーニングショー」のパネルには、首都圏の1都3県でも「注意して進める」とあった。

羽鳥アナから「岡田さんとしては、感染症の専門家だから当然ダメなんでしょうね」と問われた私は、こう答えるしかない。

「ウイルスは勝手に自分で動いて行く訳ではありません。人が動く、そうすると一緒に移動するのです。ＧｏＴｏよりも、国民への生活の補償で対応をしていただきたい。でないと医療が脆弱で、さらに高齢者の割合の多い、地方に大都市圏のウイルスがばらまかれる。風光明媚なところは、そのような医療過疎地も含まれます」

政府はＧｏＴｏを進めることでコンセンサスがとられていた。私はＧｏＴｏ否定発言で、またもや批判の嵐にさらされた。首都圏の感染者急増の中で、西村康稔経済再生担当大臣は、「東京あるいは首都圏からどこかへ出かける際に、体調が悪い人、何か違和感がある人は外出を控えていただきたい。県をまたぐ移動も控えていただきたい」、「ＧｏＴｏキャンペーンは当然こうした首都圏での感染が広がっていくことについては注意しながら進めていかなければならない」とした。

私は「注意して進める、と言っても、それは建て前であって、すぐに形骸化しますよね」と言わざるを得ない。さらに、政府がＧｏＴｏキャンペーンを推進することで、国民の意識にも大きな変化が生まれるだろう、と指摘した。国がお金を出して、旅行に行っていい、飲食に使っていい、とおおっぴらに言うのだから。

7月16日、尾身氏は経団連のフォーラムで、ＧｏＴｏトラベルについて「旅行自体が感染を起こすことはないですから、もしもそれが起きていれば日本中は感染者だらけ」と言い放った。そして「旅行自体に問題はない。移動自体が感染拡大にはつながらない」と断言した。

東京の感染者数を追うように、大阪や名古屋、福岡などの大都市圏で感染者が増加し、その都市の隣県に沁み出るように感染が拡がっていた。この夏の時期に感染が拡大したのは、日本だけではなかった。スペイン、フランス、ドイツなどの欧州、そして米国でも感染者が先んじて増え出していた。イスラエルやオーストラリアでも同様である。

共通していたのは、経済活動の再開であった。ヨーロッパでは長期休暇を取って旅行に出かけるバカンスのシーズンにあたっている。人が移動するとウイルスも広がる。これは常識だ。経済活動の再開、旅行などの移動。これが感染者数の増加に寄与することは間違いがない。そして、ヨーロッパで猛威を振るい始めた変異ウイルスもバカンスと一緒に拡大した。すでにヨーロッパでのそんな前例があったにもかかわらず、「旅行自体に問題はない」と言い切った……。

尾身氏はこの頃から、総理や大臣と共に会見をするようになり、感染症の専門家として政府の政策にお墨付きを与えているような印象を受けた。大臣も専門家の意見を聞いて決めたとし、尾身氏もそれに沿うような発言をした。

「旅行ではうつらないけど、ウイルスが広がったとしたら、飲食や飲み会や大声での会話が原因」と予め布石を打ってはいたが、一般的な旅行とはそのようなものではないのか？　だからこそ、ＧｏＴｏはそもそも「流行の落ち着いたときに行う」とした政策であったはずだ。私は尾身氏の変容を目の当たりにしているのを実感した。こうして、第2波の真っ最中の7月22日から総事業費1兆7０００億の金を投じたＧｏＴｏキャンペーンが開始された。実施期間は

2021年春頃までを予定していた。

小池都知事は「現在の感染状況を踏まえると、実施の時期、方法を改めてよくお考えいただきたい」と言い、都民へ不要不急の都外への移動の自粛を呼びかけた。言っていることも、行っていることも、自治体と国で相反していた。

GoToキャンペーンに対しては全国知事会から提言も出された。受け入れ側の地方からも批判が上がったのだ。結局、全国知事会は「GoToキャンペーンが感染拡大の要因となることは避けなければならない」と危惧して、「全国一律ではなく近隣地域への誘致から」と表明した。

しかし、政府関係者は「地方の首長が移動自粛を求めているのは知っている。だからこそ、政府は『経済を止めるな』と言い続けないといけないのだろう。地方が『来てくれ』という感じなら、わざわざ政府が言う必要はない。だから悪者になっても言う」とした。

逆だ、と私は繰り返し言った。「経済を復興させるには、まずはウイルスをコントロールすることなのです。それがパンデミック対策の原理原則です」

議論は空回りした。いや、尾身氏の「旅行じゃ、うつらない」で、そもそも議論は吹き飛んでいたのだ。目下、足元の経済問題にとらわれ、先のことは見ない、見えていない、見ようとしない。「しかしこれをやったら、また緊急事態宣言となって、もっと経済が疲弊します」と解説するしかない。それを言うべきなのは、本来は私じゃなくて分科会の役目であるはずだった。もし感染拡大したら、「旅行先で飲食し、会話した国民が悪い」とでも言うのだろうか……。

むつ市長の英断

このGoToトラベルについて、はっきりと反対を表明したのは青森県むつ市の宮下宗一郎市長であった。7月15日のTBS「報道1930」で一緒になった。彼はリモート出演した。

国交官僚を辞めて地元むつ市で市長選に出馬、当選2回目という41歳の彼は、むつ市の市長として、きっぱりGoToキャンペーン反対を訴えた。「GoToキャンペーンで感染拡大に歯止めがかからなくなれば政府による人災」「命があって健康があれば、経済を回す方法はいくらでもある。むつ市は市民を守る責務がある」と、彼は言い切った。元国交官僚が、赤羽一嘉国交大臣の政策に真っ向から反対する。市長としての責務を貫き通そうという、彼の意志の強さ、潔さに私は胸が熱くなった。

リモート出演の画面に映し出される宮下市長はまだ青年のように見える。彼は「むつ市の感染症病床は4床。1ヵ所クラスターが出たら満床です」と、地域医療の脆弱性を明言した。この〝4床〟に私は衝撃を受けた。「新型ウイルスのむつ市への侵入を食い止めたい、なぜなら医療がもたないから」さらに高齢化したむつ市の状況では、重症者が多くなる可能性が高いこともはっきりと語った。「だから、GoToで来られても困る、大都市からのウイルスの流入は困る」

MCの松原氏が「市長は、元々は国交官僚でした。元の職場の国交省が進めるキャンペーンに反対するというのは、やり難いとか、言い難いとかそんなことはないのですか?」と聞いた。市長はすぐさま、動じずに答えた。

「むつ市は市民を守る責務がある。私はその市長ですから」

CMの間に、モニターの宮下市長に声をかけた。市長は「モーニングショー」をよく見ていると言い、私のことを知っていた。30秒前、10秒前とスタッフから声がかかるまで、市長は私に地域医療の脆弱性や流行時の対応が事実上困難となる地方の現実を熱っぽく語った。病床が極端に少ない、感染症の専門医がいない。重症者が複数人でたら、それだけで医療逼迫につながる。流行時はどの地方も同じような状況だろうが、どこから助けが来るのか。だからウイルスを入れたくない。熱のこもった正直な言葉だった。

宮下市長と私が「報道1930」に出演した7月15日には、GoToキャンペーンへの地方からの戸惑いの声が次々に上がっていた。山形県の吉村美栄子知事は「最近の首都圏の感染状況や豪雨災害の状況を踏まえると、この時期に全国一斉のスタートは手放しでは喜べない。地域の実情にあったやり方を地方に任せていただきたい」と述べた。大阪の吉村知事は具体的に、次のように踏み込んだ。「全国的なGoToキャンペーンは、今はやるべきではないと思っています。やるとしても隣県の範囲で、感染の様子を見ながら全国的に広げるのがいいのでは」。大阪でも感染者が増加し、第2波が来たと認識しないといけない状況下であった。

翌朝の「モーニングショー」、羽鳥アナの説明するパネルにも宮下市長のコメントが入っていた。地域医療の現状は、宮下市長が古巣の国交省の政策を否定するほどに深刻なのだ。東京のスタジオから、現場の臨場感のない報道をしてはいけない、生身の現実をわからなければならない、と痛感していた。

感染拡大を受けて、緊急事態宣言を出すべきではないか、との議論も出ていた。これに対し、菅官房長官は「感染リスクをゼロにすることはできない。リスクをコントロールしながら、段階的に社会活動のレベルを引き上げることが基本方針だ。直ちに再び緊急事態宣言を出す状況ではない」と述べ、経済同友会代表幹事の櫻田謙悟氏は「GoToキャンペーンの開始時期を遅らせることは、やめるという話になるので不安を煽ることになる。遅らせるべきではないと思う」とした。

尾身氏や岡部氏や押谷氏は、本当のところ、どう思っているのだろうか。私は厚労省時代、大臣や政治家への感染症対策の重要な説明の際には、その感染症流行における最大の死亡者数の推計を示してきた。国民の生命がかかっていると肝に銘じて説明してきた。

大臣室のドアの前で、官僚に耳打ちされる。「この先生は頭がいい、だから結論を先に言って、理由は理路整然と優先順位をつけて説明しろ」とか、「この先生は2桁の掛け算はできないから、そのレベルで。納得させられれば理屈はいい」といったものもあった。どちらにせよ、重要案件を政治家にきちんと理解させるところまでは専門家の責任だ。

尾身氏は西村大臣と、岡部氏は総理と話せる立場だ。どのくらい本気になって医療を、感染症対策を理解してもらうための言葉を尽くしているだろうか。それが彼らの責務のはずだ。政治家も国民の生命がかかる案件については、感染症の専門家が折れなければ、それを飲む。少なくとも自分の経験ではそうだ。

「経済人」ですら

専門家が本気でコロナ対策を〝危機管理〟としている様子は感じられず、甘いリスク評価を重ねたまま、ＧｏＴｏキャンペーンへと流されていく。

押谷氏は「日経サイエンス」の記事で、今回の新型コロナ対策について、〝ようやく専門家が政府の中核に入りました〟、〝今後の日本が目指すべき1つの姿〟と語っている。専門家、つまり自分たちが中核に入って、この時期のこんな対策にお墨付きを与えるのが「日本の目指すべき姿」なのかと、私はつらい気持ちになった。

7月17日の「モーニングショー」では、前日の夕方に発表されたＧｏＴｏトラベル事業の見直しを取り扱った。赤羽国交大臣が「ＧｏＴｏトラベル事業は感染状況を鑑み、東京発着の旅行は対象外になる」と発表した。東京以外の46道府県は予定通り、22日から実施するとした。

東京は過去最多の感染者数となり、感染レベルを「最も深刻」に上げていた。東京都除外について、小池知事は「除外の説明はない。国の方で判断されたこと。一方で、国として都民、国民に説明が求められる」と語った。羽鳥アナから東京都除外についてのコメントを求められた。全国で感染者が急増している中で、なぜ東京だけが除外になるのか？　大阪や首都圏の神奈川、千葉、埼玉でも緊急事態宣言解除後最多の感染者数になっていた。

「感染症の専門家からすれば、ＧｏＴｏトラベル事業そのものを感染が落ち着くまで延期とし、生活補償に政策を切り替えることが妥当です。このままＧｏＴｏをすれば地方にウイルスが運ばれて、地方で感染者が出てくることになります」

この事業をこの流行下でやる妥当性が見いだせないので、そう口にした。しかし、立場と目標が異なれば、また違った意見も出てくる。

国交省の役人は「感染者が増えたらＧｏＴｏの運用除外になるという基準をつくってしまった。大阪もそうだし、神奈川、千葉、埼玉でも増えている。今後対象外の地域が増えることが心配だ」とした。観光庁の職員は、「こちらから東京除外を提案したことはない」として、まさに寝耳に水だったとした。東京の人口を考えれば、この除外は見込んだ経済効果に大きなマイナスとなろう。こういった立場と目標の異なる人たちにこそ、分科会の感染症の専門家はきちんと説明する責任があるはずなのだ。

全国で感染が急増する中で、コロナ対策分科会メンバーの小林慶一郎氏は「東京と隣接する県や大阪も対象外にしなくていいのかと質問したが、分科会の中ではそれ以上議論は深まらなかった」と言う。

小林氏とは面識があった。彼は東京財団政策研究所の研究主幹で、経済の人だ。その小林氏が除外を広げる必要性を口にしていたのだ。「議論は深まらなかった」とは、感染症の専門家が議論を避けたということか。感染症の人が言って、経済の人が反対するのならわかる。経済の人が言って、感染症の人が受け流すのはなぜか。

尾身氏は「3密対策をして旅行する分には問題ない。むしろ新しい旅のエチケットとして広報していくつもり」と発言していた。西村大臣は、都民の行動制限は「割引対象外だが、家族旅行までは否定しない」とした。

11　エアロゾル感染のリスク

この7月半ばの時点で、東京都の療養ホテルの確保もすでに困難となっていた。4、5月に確保したホテルの契約期間が切れたところへ、第2波の新規感染者が急増したからだ。さらに問題だったのが病床確保であった。そもそも医療従事者が不足していた。

7月16日には国会で、東京大学先端科学技術研究センターの児玉龍彦名誉教授がコロナ対策への警鐘を鳴らした。児玉教授はウイルスの遺伝子解析でウイルスの系統樹をつくり、どのウイルスがどうやって拡大しているのかといった解析を綿密に行っていた。当然、感染研もやっている調査ではあったが、感染研からの公表は遅い。

サイエンスも凄いけれど、真摯に物事に向き合う人だ、というのが児玉教授に抱いた最初の印象だった。

児玉教授が国会で答弁する映像が流された。教授は新宿がエピセンター（感染の震源地）になりつつある、と明言してくれた。「国の総力を挙げて止めないとミラノ、ニューヨークの二の舞になる」と述べていた。新宿のエピセンター化問題は私も危険視して、6月から何度も訴えてきたリスクだ。それを国会という場で、児玉教授がウイルスの遺伝子解析のデータを示して、真っ向から政治に訴えたのだ。

エピセンターを正確に説明すれば、「一定の地域、エリアに感染者が多く集まっている、感染が集積している場所」となる。そんなエリアでは、感染者が他の人にうつす場合もあるし、複数に感染させればクラスターを形成することになる。つまり、エピセンターは集団感染の起こりやすい「感染の震源地」なのだ。この震源地を放っておけば、「感染爆発」が起こり、そのエリアからウイルスが沁み出て、感染が飛び火して流行が起こる。児玉教授の国会での発言を「モーニングショー」でも扱った。

教授によると「エピセンターができると、持続的に大量のウイルスが排出され、エアロゾル感染のリスクが高まるため、例えば、満員電車などでの感染の可能性がある」ということだ。

エアロゾル感染のリスクが高まることについては、私も同意した。このエアロゾルを一般的な感染伝播様式として厚労省はなかなか認めなかった。後に『診療の手引き』にもエアロゾル感染は記載されるようになるが、それはこの先の9月に改訂された3版でやっと記載が入ったものだ。それまでは2メートル以内の飛沫感染までしか公には認めなかった。

大きな飛沫なら、重さの分、重力によって近距離で落下していくであろう。しかし、乾燥して瞬時に小さくなる飛沫はもっと遠くまで飛んでいく。より小さな飛沫は空中に長く浮遊するから、それを吸い込むことで感染のリスクが生まれてくる。

スーパーコンピューター富岳のシミュレーション映像が出て、国民理解が深まったが、それまではエアロゾル感染を口にするだけで、私も中傷に晒されていた。解説者の多くは、飛沫感染までにとどめていた。もちろん、それで済むとは思っていなかったであろうが、言わない。けれど、このエアロゾル感染をコントロールしないと、冬場の低温乾燥期には流行が抑えられないのは事実だ。

強く想定される感染経路を、なかったかのように発表しないでいる対策は、結局、流行抑止とは真反対に働く。初めからエアロゾル感染も疑われると言って、換気励行を国民に推奨する方がいい。児玉教授が国会答弁で明言してくれたのは有難かった。

さらに教授が指摘したのは、ウイルスの変遷である。3月までの初期は、新型コロナウイルスは武漢型が国内で発生した。これは春節の観光客などが持ってきた中国由来のウイルスである。4月になるとヨーロッパ型のウイルス、欧米から帰国した人たちが持ち込んだイタリア型のウイルスに取って代わる。より感染伝播力の強く、人により順化したウイルスがヨーロッパで発生し、日本に入ってきて主流を占めるように取って代わったのだ。それは日本に土着し、さらに無症状の感染者や軽症者が広げていった。そして人の多く集まる繁華街などで感染伝播を繰り返した。

6月からは日本国内にエピセンターが形成されるようになった。その中心と発端が新宿のエピセンターである。つまり、ホストクラブが問題となった歓楽街でのクラスターだ。そのウイルスが周辺地域や首都圏にも広がった。児玉教授は東京・埼玉型のウイルスなど、土着したウイルスの地域への拡散のリスクをデータで示した。

そのうえで具体的な対策を提言した。検査の拡大である。教授は「新宿で働く人20万人、新宿区民33万人全員にＰＣＲ検査を行う」と述べた。その方法は中国など海外で行っている「プール方式」だ。

まず、ある集団のサンプルを混ぜて、ここでスクリーニングをかける。陽性と出たサンプルの人たちに個別にＰＣＲ検査を行う。この方法は、大量の検体を処理するのに有効とされる。1日5万人が検査できるのだ。10日で50万検体、つまり11日もあれば新宿のエピセンターの検査をやれることになる。

児玉教授は予算の見積もりも提示した。プーリング検査で8人のサンプルを混ぜて検査する方式であれば、１人当たり３０００円で可能。50万人の検査での費用は15億円。これが高いと思うだろうか？　ＧｏＴｏキャンペーンの予算は１兆７０００億円だ。

もう一人の自分

児玉教授の国会での答弁を報じた「モーニングショー」で、羽鳥アナが「児玉教授はニューヨークの二の舞になると言っています。対策は？」と振ってきた。私は「エピセンターにローラー方式の検査をするのは、この新型コロナの感染状況下ではやるべきです。海外では常識的判断とされるはずです。現時点での日本国内での致死率は４・３％。欧米の国々に比べて、感染者数は少ないけれど致死率は低くはない。今後、感染者が増加するのを今のうちに封じ込めるためには検査しかない。やるべきだと思います」と応じた。これがうまくいけば、今後、他の地域でも発生してくるだろうエピセンター化の教科書的な対策を提示することになる。クラスターが見つかったなら、大きく網かけをして早期検査でつぶし、エピセンター化させない、そんな強い動機付けにもなろう。

この児玉教授の国会答弁には、彼のヒューマニティーが見えた。検査の拡充を切々と訴え、ウイルスの遺伝子解析から新宿のウイルスが地方に散っていることも科学的に明確に示した。だからこそ今、エピセンターをつぶすのだ、と理詰めでいく。サイエンスで正々堂々と論陣を張る。

リモートで一緒に出演することはあったが、ようやく生身の児玉教授に会えたのはＴＢＳの廊下であった。私が「Ｎスタ」での解説を終え、彼が「報道１９３０」の出演のためにやってきた時で、偶然の出会いだった。

彼はいきなり、「週刊誌もSNSも、貴女を傷つけたいからやってくる、傷つけたいから書く。だから貴女が傷つかなければいい」と言った。驚く私を児玉教授はじっと見つめて、こう続けた。「同じカーボン炭素でも、結晶構造によってグラファイト（煤、墨）にもダイヤモンドにもなる。ダイヤモンドは固い、決して傷つくことはない。だから貴女はダイヤモンドになればいい。流行が来たら地獄だから、貴女がダイヤモンドになって言い続けるしかない」

不意をつかれたその言葉は、私の胸に突き刺さった。武装している自分はその言葉を有難く聞いて、そうできるように強くなりますと本気で誓う。しかし素に戻れば、私はそんなに強くない、追い詰めないで、と思う。仕事のときは、いや、人の前では完全な武装をしている。帰りの車中では、まるで真逆のへなへなした自分がいる。

局からの帰途、霞が関から高速に乗ると、綺麗にライトアップされたスカイツリーが目に映った。ダイヤモンドどころか生身の弱いダメな人間だと実感していた。疲れて、崖っぷちに立ち、危なっかしくふらふらしているような毎日だ。でもなんとか踏みとどまって、翌日の本番をむかえていた。「モーニングショー」は単なる解説をすればいい番組ではない。政策を引っ張るような提案もすれば、政府に盾つくような発言もする。児玉教授の言葉は、武装した自分には有難くとも、それを解いた時には厳しく響いた。

12　検査もできない

7月29日、全国の感染者数は1270人。連日、1000人を超え始めていた。小池知事は「これは第2波だという認識でいる」「有識者の意見を参考にしながら必要な対策を講じていきたい」と言い、日本医師会の中川俊男会長は「迅速にPCR検査を行わなければならないと考えており日本医師会の提言を検討中だ」とした。

東京都内で感染者数が多い地域と言えば世田谷区であった。住宅地で人口も多い。保坂展人区長はPCRの検査数を1桁上げる「世田谷モデル」を提唱した。これに協力したのも児玉教授だ。

病院、介護施設、学校、美容室やスポーツジム等で定期的な検査をし、隔離・治療をする。世田谷モデルのPCR検査は先のプール方式で、誰でもいつでも何度でも検査できることを目指すものだった。児玉教授は第一段階として、8月の早いうちに1日500件まで拡大するとした。現体制は最大でも300件である。そして9月中には1日3000検体の検査を目指す。世田谷モデルを聞いて、これに追随する自治体が出てくれないかと願った。しかし、このとき、厚労省はこのプール方式を認めなかった。

7月半ば過ぎには、東京の医療は逼迫し、「安易な検査はするな」という指示が出る状況に至っていた。東京都のモニタリング指標でも、医療提供体制の警戒レベルは上から2番目のオレンジの「体制強化が必要」とされていた。病床使用率は40%だった。7月21日には菅官房長官、西村大臣から「東京の医療は逼迫していない」との発言があった。だが杏林大学の山口芳裕教授は、それは2つの点から誤りだとした。

山口教授は「さらなる病床の拡大には2週間以上必要」、また「病床確保=入院させられる患者数ではない」とした。23日の「モーニングショー」は、医療提供体制が赤（危険な状態）でないのは、「医療関係者など、さまざまな人の努力でこらえているから。現場の労苦に対する想像力をもたずに、赤でないから大丈夫、だから皆さん遊びましょう、旅しましょうというふうに使われないことを切に願う」という山口氏の言葉を報道した。

さらに都内の内科医によると、「コロナ病床はすでに満床、受診者の陽性が判明した時のみ1床ずつ増やして、受け入れている」、「ベッドがないので、入院が必要な症状がなければ安易に検査するなと指示された」というのが現場の状況だった。

羽鳥アナから「岡田さん、入院が必要な患者でなければ検査するなという方針の病院もあるということですが？」という質問が飛んできた。

もう、こうなってしまったのか……というのが本音だった。検査の拡充どころか、医療現場で必要な検査すらできなくなりつつある。軽症段階からの隔離・保護、治療開始など、最早できない状況になっていた。入院が必要な患者とされる人のほとんどは、酸素吸入が必要な患者であろう。病床が足りないため、そこまで悪化した患者しか検査できない体制に追い込まれている。だから、「療養ホテルなどの施設を急遽、増やせ」という声が上がっていた。自宅療養者数は7月に入ってからの20日間で10倍に急増していた。

分科会の見解は「爆発的な感染拡大には至っていないが徐々に拡大している」というもので、尾身氏は「医療体制が逼迫し、普通の医療に影響する状況が少しでもあれば第2波に近づく」としたが、彼の認識は現場からかけ離れているように思えた。

そうだ、尾身先生は医療現場を知らない。臨床をほとんどやったことがない、というのは厚労省では有名な話だった。ウイルスの分離もやったことがない、研究論文も著書もほとんどない。つまり、医療も研究も現場を知らない厚労省の医系技官、官僚だった。単に運良く日本で発生しなかったSARSやMERSの対策の際、行政の立場に居ただけだ。現場で辛酸を舐めて患者を診た医師ではない。臨床の教授と相反する尾身氏の文言をスタジオのパネルで見て、当然と言えば当然なのだとも私は思う。

「ステイホームや接触8割削減をすれば、感染が下がっていくことは間違いない。ただし今は経済と感染防止の両立という大命題がある」

と尾身氏は発言していた。自粛やステイホームは、ウイルスの拡がりを防ぐ手段である。「〝防ぐ〟だけでなく、ウイルスを市中から〝減らす〟には、積極的な対策が必要です。その大命題に沿うならば、検査を拡充し、市中のサイレントキャリアを減らしましょう。そして、守りを固めるために、療養施設をつくり、医療を拡充しましょう。夏の今から冬に備えて。今よりひどい冬がやってきますから」私はそう解説しながら、尾身氏が自粛ばかりを言うことが理解できなかった。

そして大阪でも感染患者数が上がってきた。吉村知事は過去最多の感染者数を受け、「数だけ見れば第2波に入ってきている」とした。大阪のミナミではPCR検査の陽性率が19・2％に上ってきている。

私は大阪基盤研の奥野良信理事長に、電話で様子を訊ねた。

「ミナミが高い。新宿の歌舞伎町と同じですわ。市中感染が確実に上がってきてる。夏でこうですからね。コロナいうたら、エンベロープウイルスですから、やっぱり冬ですわ。これは序章ですよ。やはり冬は覚悟しませんと、桁が違いますから」

夏だから、自粛による行動変容で感染者数は下がっては来るだろう。この第1波の残り火のような第2波よりも、大きな第3波が来る、それは冬だ。まずは、それに備えた対策を訴えていこう。

この頃、沖縄では過去最多の感染者が出ていた。沖縄県の玉城《たまき》デニー知事は「先週の連休の影響が今週末から出るのではないかと考えていたが、それが前倒しで出ている」とし、ＧｏＴｏ期間に入ってからの感染拡大を示唆した。那覇市の繁華街・松山では、接待を伴う飲食店で首都圏からの観光客を含むクラスターが出ていた。

沖縄本島だけではない。離島でもクラスターが出た。鹿児島県与論島の与論町長は「来島予定者に当面の間、来島自粛のお願い」を出して、予約客にはキャンセルしてもらったという。離島の医療体制でコロナクラスターに対応するのは過酷である。

ウイルスはさまざまな地域へも拡大していた。大阪、沖縄だけに留まらず、名古屋、福岡でも感染者が増加した。

13 コロナ報道の減少

2020年7月31日、東京は1日の新規感染者数が400人を超えた。その中で、東京都医師会の尾崎会長は「これ以上、国の無策の中で感染者が増えるのは我慢できない」と会見を開いた。

「このまま休業をお願いするだけでは、日本全体がどんどん感染の火だるまに陥っていく」「コロナに夏休みはない。国会を開き、早くやらねばならないことをして国民・都民を安心させてほしい」と、感染収束のための3つの提言をした。

それは、①無症状を含めた感染者の積極的隔離、②エピセンターを徹底的にたたく、③エピセンターから周囲への拡大を防ぐ、というものだった。

また、東京都医師会副会長の角田徹医師は、地域限定の全員検査を提言した。検査の陽性率が高い地域、感染の可能性の高い業種が密集した地域で全員検査をする。角田医師は「クラスターが発生して、その地域の感染率が高くなったら集中的に検査に入るイメージ」と説明した。

さらにPCR検査施設の拡充として、都内1400ヵ所のPCR検査施設の設置を訴え、尾崎会長は「研究所や大学などを動員して、しっかりやっていくことが大事」とし、「感染症法などの改正は必要」とした。

感染症法の改正は、無症状の人に検査を広げていく上でも必要だろう。猪口正孝副会長は、「コロナ専門病院が本当に必要な状態。3000床規模でつくってもらいたい」とした。コロナは流行時には専門病院がないと太刀打ちできない。現状で、いくら「病床を増やせ」と言っても、至難の業になる。行政が腹をくくって専門病院をつくるしかないのだ。

8月初旬、国内の感染者数は1週間当たり8000人から9000人前後、つまり、1日当たり1000人前後にのぼった。東京都は8月1日が最多で472人、その前日の7月31日で462人だった。第2波と言っても、冬季ではないのが幸いし、夏のこの時期は持ちこたえられた。欧州や米国の惨禍と比較すれば、その山は低い。

ファクターXがあるのではないか、という話題も再燃された。第2波と呼ばれた山も8月初頭をピークに収まっていく。そして、「もうコロナは済んだ」という空気が流れて、積極的な対策もしないいままに晩夏から秋を過ごしてしまった。多くのメディアでコロナ報道がほとんどなくなっていく。しかし、このコロナウイルスの怖さは、ゆっくり確実に浸透して行くことだ。だが、それを伝える場が少なくなった。

「モーニングショー」でもコロナ報道が少なくなってきた。そんな中で私は、夕方のニュース番組「Nスタ」で「今こそ、冬に備えて医療体制を準備すべきだ」と主張し続けていた。「Nスタ」は一貫してコロナ報道を続けたのだ。

そして、8月初頭のピーク後は11月まで、東京都の1日の感染者数は100~200人台、全国では500~700人を推移しながら、比較的平坦に感染者が出続けてはいたが、もう、国民もこんな数字に慣れてきていた。

この夏の第2波では、「ウイルスが弱毒化したのか?」という楽観的な説が出た。報道も良い話題を探している。結論から言えば、弱毒化してはいない。

さすがに、春の第1波より夏の第2波の方が検査数は増えた。分母の検査数が増えれば致死率は下がる。それに第1波は「37・5度以上が4日以上」続くという条件でしか検査してもらえなかった。検査が遅れたために早期治療を受けられず、入院してすぐに重症化する人も多かった。また、発症2日前から感染源になり、発症前後からウイルスの排出がピークを迎えるこのコロナでは、一番周囲にうつしやすいときに感染者が放置されたことにもなった。その結果、第1波の致死率は7・8%であり、80代以上では25%という脅威的な高値をとった。

これに比べれば、まだまだ不十分であっても検査数は増えた。さらに聖路加国際病院の医師らは、ステロイドパルスとヘパリンの静脈注射などの治療で重症化を阻止して、犠牲者をその病院では一人も出さなかったという。このように治療方法も見えてきた。さまざまな既存の薬も試された。医療現場の努力で対処や治療方法が見え始め、致死率は低下した。それをウイルスが弱毒化したからだ、と言い出す人たちが現れたのだ。

「コロナは終わった」

「Nスタ」でも、「ウイルスが弱毒化したっていう説もあるが?」という質問がMCから振られてきた。毎日、げんなりするコロナウイルスの流行の話ばかりの中で、視聴者がほっとするような情報を伝えたいのだろう。視聴者の気持ちを察することは大切だ。ただ、ウイルスが弱毒化したというエビデンスは全くない。「治療法や闘い方がわかってきましたね」という返答しかできなかった。

しかし、弱毒化について声高に言う専門家も出てきた。「ウイルスが宿主を殺してしまったら、自分自身も増えることができないし、弱毒化の方向に進む」というのだ。そんな意見に対しては、「非常に長い時間、例えば何年、何十年というスパンで見れば、そうかもしれません。でも今、第2波でそのような弱毒化が起こっているというエビデンスはありません」と、冷静に反論した。「弱毒化した、これで大丈夫だ」という楽観論にミスリードするのは避けたかった。

だが、報道も「国民に明るいニュースを」という空気になり、「この薬が効きそうだ」とか「ワクチンの開発が始まった」とか、そんな前向きな話題を探していた。経済を動かすためにＧｏＴｏキャンペーンが始まり、そして「弱毒化」というネタも「ファクターX」と同様にまた、よく取り上げられていた。

２０２０年8月末頃からコロナ報道が無くなる中で、週刊誌に「コロナの女王に異変 テレビ局の〝岡田晴恵さん離れ〟始まる」という記事が出た。さらに私を名指しして「退場されてはどうか」という記事も出た。また、家の庭に咲いた花をスマホで撮っている私の写真まで掲載された。隠し撮りだった。

朝昼の時間帯のコアな報道はなくなり、世の中はコロナウイルス感染症への意識も薄れていった。「コロナは終わった」と楽観視している報道関係者も多かった。視聴率も取れないし、と言う。視聴率のためにやっているんじゃない、そんな憤りを私はため息でごまかした。

番組で報じないということは、意見を言える機会もないということになる。このコロナが凪の夏や秋の時期にこそ、冬季の流行に向けて医療逼迫や破綻を起こさないためにもやるべきことがあるのに。このとき、脳裏にあったのは4つの提言だ。

①発熱外来を院外につくって、コロナの検査や血算、血液検査などをやれるようにしたい。できればCT画像も撮りたい。患者に酸素を吸わせることができ、治療を早く開始できる

施設もつくっておきたい。
②もちろん、検査体制の拡充。
③アビガンなど、候補に挙がっている治療薬の効果を急いで検証し、感染者のうち、高齢者や基礎疾患がある等のハイリスク者に早期から服用させて重症化を阻止する。コロナで重症化した患者の治療期間が長いことは指摘されている。医療資源には限りがあるのだから、まずは重症化させないこと。ハイリスクの人たちには、たとえ自宅からでも治療を開始させたい。
④コロナ専門病院、酸素配管をした野戦型集約病院等をつくる。多くの患者が同時期に出る流行時の診療には、専門病院がないと現実的に対応は無理だろう。現状のままの医療体制でいけば、すぐに病床が逼迫することになる。

この4つのことを伝え続けたかった。番組で一緒になるドクターや研究者とも連絡を取れるようにして、水面下でディスカッションを重ね、一方で大病院から開業医まで現場の臨床医の意見もすくい上げた。それらを統合し、練り上げて、箇条書きにして政治家に渡す。「日曜スクープ」などのBS番組への出演は続いていたので、私はそこで一緒になる政治家に訴えた。甘利明元経産大臣、田村元厚労大臣（9月16日に発足した菅内閣で再度厚労大臣に就き、コロナを所轄）、岸田元外務大臣・前政調会長など、多くの大臣経験者に訴え続けた。

14　アビガン承認ならず

アビガンについては「日曜スクープ」本番で、岸田前政調会長にも火急の検証をお願いした。

アビガンは新型インフルエンザウイルスの増殖を抑える薬で、インフルエンザウイルスが増える前の〝早期治療〟に効果がある。同じRNAウイルスのコロナでも〝早期〟に服用させることで、重症化を抑えることが期待される。3月の段階で、中国政府はコロナ患者に対してアビガンによる改善効果が認められたと発表していた。動物実験で胎児への悪影響などの重大な副作用についての報告があるが、例えばハイリスクの高齢者で妊娠を気にしなくて良い患者などには、早期治療の方法として有効と考えられた。

臨床研究として、感染症の病院ではコロナ患者の治療にすでに使われている。レムデシビルが点滴であるのと異なり、アビガンは錠剤であるので、流行時、早期から自宅で高齢者やハイリスク者に説明の上で服薬させたい。自分で服用できる薬が大流行時には必要になる。コロナに対するそんな治療薬がまだない状況だから、それを既存の薬で探していた。データがまだ揃っていない、不十分だから承認できない、そういうペンディングの答えが一番もどかしい。流行を前にした非常時なのだ。可能性のあるものは全て模索するべきだ。ダメならダメ、使えるなら承認、この白黒を流行前に付けてほしい。

だが結局、アビガンは未承認のまま、白黒もつかないままに冬を迎え、もちろん自宅での服用が可能となることはないままになる。アビガンに限らず、冬に向けた対策が進んでいるという明確な手ごたえは感じられないまま、時間が過ぎた。

対策よりも、7月22日から始まったＧｏＴｏキャンペーンや経済活動の回復を促すような報道が多くなった。このチケットでいくらお得とか、観光地や地方のグルメ紹介などが報道番組でも増えていた。人々はコロナに疲れていたし、自粛によって飲食業界、旅行業界始めさまざまな業種にも深刻な影響が出ていた。先に挙げたように、弱毒化など明るいニュースを求めていた。

被災地でのコロナ対策

ただ、ここに2つ大きな問題があると思えた。

初期から番組などで訴えてきたように、経済活動と感染症対策は一見相反しているように見えるが、長期的には同じベクトルなのである。「コロナウイルスをコントロールできた国は経済的なダメージも少ない」のだ。逆に言えば「コロナウイルスをコントロールできない国は経済もやられる」のである。

緊急事態宣言は国民感覚では大変だったと感じられただろうが、ヨーロッパのロックダウンはもっと厳しいものだ。震源地であった中国は、膨大な検査数と強力な都市封鎖などの対策の実行で、いち早く経済回復を遂げていた。感染症対策の基本は「早く、強く、短く」だ。中途半端にやっていると感染も流行も制御できず、経済活動の停滞もズルズルと長引く。

このままでいけば年末年始に感染者が増加することになる。年末年始はクリニックを中心に多くの医療機関が休診になる。発熱外来が充分に出来ていなければ、発熱しているのに診てもらえない、発熱難民が多く出ることが強く想定される。

臨床現場の医師である大谷先生らは、発熱難民の発生を非常に恐れていた。感染者が増加すれば、一定割合で症状が悪化する人も出る。すでに現在、入院できるのは中等症以上の患者や基礎疾患等がある患者のみだ。症状があっても自宅療養という人が多く出るだろう。今は、その自宅療養について国民に理解してもらうため、自宅療養の仕方をわかりやすく説明する必要がある。私は「自宅療養マニュアル」の作成を始めた。この作業は「対策が間に合わなかったからだ」という敗北感を感じさせる、精神的に極めて厳しいものだった。だが、厚労省本省は忙しいはずだ。辞めた人間だが、後ろでそれくらいは協力したい。その後、出来上がったマニユアルは厚労大臣となっていた田村氏に渡し、大臣から厚労省担当者へ渡された。
一方、この第2波の最中の7月3日から7月31日にかけて、熊本県を中心に九州、中部地方など日本各地で集中豪雨災害が発生した。この豪雨報道の中で、生本番でいきなり質問を受けた。

「避難所でどうやってコロナの感染を防いだらいいのでしょう？」

私は自信をもって答えることができなかった。結果として、このとき、避難所でクラスターが発生しなかったのは、まだ被災地の市中感染率が低かったからだ。日本は豪雨だけではない。巨大地震もいつ起こっても不思議ではない国だ。避難所でのコロナ対策のマニュアルも作成を始めた。これは、田村議員と河野太郎議員に提供した。河野氏は防災担当大臣の経験者だ。

報道が少ないなら、ペンに持ちかえて対策をやる。第3波のあとに、第4波も、第5波も来る。波状でやってくることは、ハーバード大がシミュレーションしていることだ。

そして、日本のワクチン政策は完全に出遅れていた。輸入に頼るしかないが、ワクチンを輸出する国が自国優先にするのは当然だ。それに、世界的大流行《パンデミック》で遺伝子変異が頻繁に起こっているこのコロナウイルス相手に、本当にワクチンが変異ウイルスに追いつけるのか。それは誰にもわからないことだ。とにかく、今できることを真面目にやるだけだ、とひとりごちた。

しかし、この時、日本は驚くべき政策を取ろうとしていた。

第4章　変異ウイルスの高波

1　入国緩和！

2020年9月16日、安倍内閣から菅内閣に代わり、田村憲久議員が厚労大臣になると、私はすぐに大臣室に呼ばれた。番組でも一緒にはなるが、直接きちんと話せることは大事である。とはいえ、厚労省を辞めた私にとって、元の役所の大臣室に行くのは気が重いものだ。感染研時代、「ここに居たら自分がダメになる、腐る」と思って辞めた役所なのだ。本省の入り口でため息をつきながら、振り切るような思いで出向いた。

そんな私に、大臣はこう説明をした。

「僕と岡田先生がつながっているということを見せたいんだよ。今後の面会は議員会館にするから、今日だけはここでごめんね」

本題に入ると、大臣がまず口にしたのは「入国緩和」の問題だった。これまで行われてきた水際対策で、イギリスからは2020年4月3日に新規入国禁止、南アフリカからは5月27日に新規入国禁止にしていた。これを菅内閣は緩和し、2020年10月1日から、防疫措置を確約できる受け入れ企業・団体がいることを条件として原則、全ての国や地域からの新規入国を許可する。定量抗原検査の機器を導入して入国検疫をやる。ルミパルスを導入するから、と言うのだ。私は驚いて、緩和なんてとんでもない、止めてくれと懇願した。

「緩和したら、流行国から感染力の上がったウイルスが入ってきます。英国は変異ウイルスが出ています。検疫の検査だけでは止められない。サイレントキャリアがいるし、潜伏期間も長いですから、絶対、入ってきます」

「そうなんだけど、入国緩和は官邸の決定事項だから。だから、空港検疫をとにかく強化して」

「潜伏期の14日間をどこかに強制で留め置くのですか？　それは必須です、死守です」

「それは受け入れ業者、日本の受け入れ側にきっちりと守らせる」

「業者に守らせるっていっても、現実的には無理です。ザルになる。そんなことしたら、ウイルスが入ります」

「いや、受け入れ業者への対応を厳しくして、14日間を守らせる。変なことしたら、次から入れさせないとか、ペナルティーを科すから」

「米国とヨーロッパからは特にダメです。まずいです、大臣、止めてください」

「でも、そこを開けたいんだよ、官邸は。経済活動のために」

「大臣、この変異ウイルスが入って拡大したら、医療も経済も両方ダメになります」

「だから、定量抗原検査をします、これはＰＣＲ並みの感度だっていうし。それで14日間は日本側の受け入れ業者の対応を徹底させて、厳格に守らせる」

「いいえ、ウイルスは侵入します。あんな変異ウイルス入れたら、医療破綻します、ダメです。絶対にやめてください」

　大臣室で二人きり、押し問答になっていた。膝を突き合わせるようにして話すうちに、私が厚労省時代から仕えた田村大臣は頭を抱えた。

この大臣は頭ではわかっている。ただ、官邸からの厳命があり、自分の立場でどうすれば国民のために最善を尽くせるか、そこに苦渋しているのだと思った。こんなとき、なぜ、尾身氏や岡部氏、脇田氏ら厚労省出身の分科会メンバーは厚労大臣を擁護して、入国緩和拒否を官邸に向けてサイエンスで説いていかないのだろうか？　特に、岡部氏は内閣官房参与だ。総理に直接会っている。

結果的に、入国緩和はなされた。どのような対策がとられることになったのか？　入国時の検疫は抗原検査、陽性の場合はＰＣＲで再検査を行う。さらに陰性であっても入国した次の日から数えて14日間、検疫所長が指定する場所での待機を要請することが決められた。これが日本側事業者の責任にゆだねられていた。強制ではなく、要請でしかない。

10月１日のビジネス入国につづき、11月１日からは「日本人及び在留資格保持者を対象に、全ての国・地域への短期出張からの帰国・再入国時に、防疫措置を確約できる受け入れ企業・団体がいることを条件に14日間待機を緩和」もされた。日本人や在留資格を持つ人であれば、11月からは14日間の待機をしなくても入国できるようになったのだ。「変異ウイルス」の拡大がイギリスで顕著となって、周辺諸国でも大問題となっていた時期であったのに。

11月は、日本の〝世間〟の雰囲気は、コロナは凪とも言える時期であり、ＧｏＴｏキャンペーンの真っ最中だった。コロナ報道そのものが少なかった。その時期に、入国緩和がどんどん実施されていた。英国型変異ウイルスが発生してから、ロンドンで主流となって流行するまでに約３ヵ月しかかからなかったのだ。そう考えると、今は凪でも、やがて日本にも波が来るかもしれないことは想像に難くなかったはずだが。

2 危険な冬が来る

大臣室に呼ばれた日、これ以上、入国緩和の話をしても大臣を苦しめるだけだと悟って、いよいよ必要になる検査の拡充について訴えることにした。

検査の費用についても問題だった。費用は保険適用なら1350点、1万3500円である。莫大な数の検査数をこなすとなるとこの価格を下げなければならない。検査にかかる試薬は1000円程度。その必要性から民間の方が素早く動いた。ソフトバンクは2000円でPCR検査する体制をつくった。この検査費用を落とすためにも、プール方式で効率をあげる必要があった。田村大臣と近しい自民党の武見敬三参議院議員は、PCR検査費用を下げることに注力していた。

また、検査数をこなすにはプール方式しかない。ここがネックになると、PCR検査の拡充はできない。大臣にプール方式の話題をふると、「今、感染研にやらせています」と言う。だが、そこから時間が経っても、なかなか進展しなかった。

官僚がうまく回っていない中でも一番問題なのは厚労省だ、と東大名誉教授の御厨貴《みくりやたかし》氏は指摘していた。医系技官が問題なのだ、と『コロナ後の世界を生きる』（岩波新書）に書いている。その医系技官のOBや現役らに連なる人たちといえば、岡部氏や尾身氏や脇田氏らだ。彼らが分科会やアドバイザリーボード、内閣官房参与などに、形や肩書を微妙に変えながら、鎮座しているのだ。対策の劇的な進展が見られないのも、役所に連動しているからかもしれない。私はいよいよ絶望的な気持ちになっていた。

田村大臣は、ここからどこまでできるだろうか？　すでにこの国のコロナ対策の体制は、従来のメンバーで固定されてしまっている。がんじがらめにならねばいいが……と私は案じることしかできなかった。

そして季節はめぐり、気温が低下してきた。11月5日に全国で1048人と、再び1000人を超えた感染者数は、なだらかではあるが確実に上がってきた。11月半ば、全国の感染者数が2000人を超え始めると、「モーニングショー」からまた出演の話が来るようになった。

一方、GoToキャンペーンは続いていた。GoToイートは9月下旬から11月24日まで、GoToトラベルは7月22日から12月28日に中断されるまで継続された。

赤坂のTBS、六本木のテレビ朝日——局入りの車窓から、私はいつも銀杏の木を眺めていた。感染研にいた頃、インフルエンザを担当していた先輩が「銀杏の葉が落ちたら、患者からインフルエンザウイルスをウイルス分離する仕事が多くなるんだ」と言っていたのを思い出したのだ。銀杏が黄色く色づいたら、患者も増える。きっとこのコロナも……そう思って見つめていた。

実際に、北海道で感染者が増え始めた。2020年11月初め、鈴木知事が会見を開いた時、札幌は雪が舞っていた。

私は海外の情報をキャッチするために、ヨーロッパや米国でも感染者が激増していた。ヨーロッパ時間に合わせて夜中に仕事をしていたので、早朝の「モーニングショー」への出演が週1回程度に減ったことは体には楽になった。

知り合いのテレビ関係者からは、こんなことを言われた。「出番を減らしたのは岡田さんへの配慮だろうね。岡田さんや特定の誰かがSNSとかでたたかれないように、いろんな人を出してリスクを分散させて、一般人を守るってことだよ」

私は自分でもぞっとするほどに痩せたし、今ではなぜ、年明けの頃から第2波の終わりまで、あんな忙しい日々を8ヵ月近くも続けられたのか、信じられなかった。もちろん、大学のリモートの講義も、試験も成績評価もあった。卒論指導もあり、岡田ゼミで毎年恒例になっている感染症カレンダーも作成していた。ゼミ生や同僚の先生方、職員の人たちに再会すると、全身が温かい白湯に浸されるような安堵感をおぼえた。つくづく、大学っていいなと、教授室に戻って癒される思いがした。

その白鷗大学のキャンパスにも大きな銀杏の木があった。その銀杏が黄金色になって、やがて黄色い絨毯《じゅうたん》をつくった。そばにはトチの大木があり、茶色い実が落ちていた。ドイツ語で〝カスターニエン〟の実を、ヨーロッパの風景を思い浮かべながら私は拾って、教授室の窓辺に並べた。窓からは思川《おもいがわ》の流れが美しい。運がよければ、コウノトリが飛翔するのも見ることができる。思川では鮭の産卵もある。

12月、卒論指導の目途はついたが、クリスマスを目の前にして、年末年始が怖くなった。感染者が増える時期に突入していくのだ。

対策は後手にまわり続ける

悪い予感は的中した。2020年のクリスマス前に感染者は全国で1日3000人を超えた。世界的な流行の中で、コロナウイルスは遺伝子の変異を起こし、感染力の強いいろいろな変異ウイルスがさまざまな国と地域で誕生していた。すでに人が獲得したコロナの免疫から逃れるような、免疫逃避の能力を獲得した変異ウイルスまで出てきた。コロナウイルスが増殖するたびにウイルスの遺伝子がコピーされる。大流行による夥《おびただ》しいコピーの果てに、読み間違いの変異ウイルスもたくさん出てくる。それが新たな問題を引き起こした。

コロナウイルスの世界では、ウイルスの変異そのものはアトランダムに起こってくるのだが、その数多《あまた》に出現したウイルスの中で淘汰が起こる。人の体内では高い増殖力を獲得したウイルスが生き残り、さらに体外では、効率よく人から人へ伝播する能力を獲得した感染力の強いウイルスが生き残る。こうして感染力や増殖力が強くなったコロナウイルスが他のコロナウイルスを駆逐して、置き換わる。その勝ち残ったウイルスが子孫を残して、主流となって流行していく。

変異ウイルスの主たる特徴の１つは、人の細胞に入り込む突起状のＳ《スパイク》タンパク質の構造が、人の細胞側の受容体《レセプター》にはまり易い構造に変化していることだ。つまり、結合力が強く、感染の〝打率〟が上がる。これにより、子供でも感染が成立しやすくなった。吸い込むウイルス量が少なくとも感染成立しやすく、広がりやすい。

また、こういうウイルスは、体内でも増殖効率が上がることが充分に予測される。細胞内での複製効率（細胞の中でウイルスが作られる効率）は同じでも、細胞上の受容体への結合の効率が上がっているから感染細胞からウイルスが細胞膜を打ち破って、周囲の細胞に次々と移っていく。だから体内でのウイルス増殖が速い。つまり、一気にウイルスが増えやすく、発症から重症化への日数も短くなる。免疫暴走《サイトカインストーム》も誘発されやすいだろう。重症化率も上がることを想定しないといけない。医療体制が十分に整っていれば太刀打ちできるが、そうでない場合、つまり入院が円滑にできず、治療が遅れると、重症化率、致死率ともに上がる可能性が大いにある。

中でも問題となって来たのは２０２０年９月頃に誕生した英国型変異ウイルス（後にＷＨＯがアルファ株とする）だ。日本でも、感染力と増殖力の強いこの変異ウイルスが入ってくれば、現在の流行株を駆逐して主流になることは、ヨーロッパですでに起こった状況から見ても当然だった。

この変異ウイルスが主流となってしまったら、現在の日本の対策では流行を制御できなくなるだろう。いよいよ医療が逼迫し、崩壊するかもしれない。だから、この変異ウイルスを抑え込むことが重要だ。それにはまず、国内のコロナの流行全体を押さえることだ。結局、やるべきことは基本中の基本しかない。まずＰＣＲ検査の拡充、そして変異ウイルスの動向をチェックするゲノム検査も拡充してモニターする。もちろん入国検疫を厳しくする、もしくは入国そのものを厳格にする。だが、現状は全てが後手に回っていた。

信じがたいことに、イギリスでこの変異ウイルスが出現して問題となっていた秋に、日本は入国緩和政策を取ったのだから、すぐに国内侵入することは自明であった。

２０２０年12月25日、とうとう英国型の感染者が、初めて日本の空港検疫で見つかった。羽田空港で２人、関西空港で３人、うち４人が無症状であった。問題はいつ、この日本でも英国型が主流となるか、という点だ。そのためには現状把握が必須である。

だがＰＣＲ検査数は伸び悩み、拡充されたとはとうてい言い難かった。さらに変異ウイルスの調査も、ベースとなるＰＣＲ検査数が少ないうえ、さらにその中の１割程度しかチェックができていなかった。だから、この変異ウイルスが国内でどの程度に拡散、拡大しているかという現状把握ができない。

尾身氏や岡部氏ら分科会のメンバーは、このような事態を不安に思っているのかどうか……。

3　この変異ウイルスの底知れなさ

12月27日、２０２０年最後の「日曜スクープ」は変異ウイルスを特集した。この番組は〝世界のコロナ状況〟を丁寧に掘り下げて、海外の変異ウイルスも対岸の火事ではないと早々に報道してきた。この日、私は経済界からの分科会メンバー、小林慶一郎氏と一緒に出演した。

ＭＣの山口豊アナは、まず、いつものように世界の感染状況から入った。米国の感染者数は累計２０００万人、１日30万人の新規感染者を出していた。流行の中心はヨーロッパから、米国、南米にシフトし、震源地の中国は完全にコロナを制圧していた。続いて、山口アナは、変異ウイルス対策が今後のコロナ対策を左右するものと重要視して、丁寧に取り扱った。

「それぞれの国で、『変異種』が大きな問題となっています。イギリス型は英政府の発表では感染力が71％強い、ロンドン大学も感染力が56％強いとしています。一方、南アフリカ型も感染力が強い、さらに若者でも重症化する可能性があることが指摘されています。中国の武漢から広がったウイルスと何が違うのか？

詳しく見てみると、イギリス型では23ヵ所の変異があるということです。その中で、特に注目されている変異が2つあります。１つが『Ｎ５０１Ｙという変異』。これがあると人間の細胞にくっつきやすくなる可能性があると指摘されています。つまり感染しやすくなる恐れがある。

さらに『ＨＶ69－70が欠失するという変異』があります。これがあると、感染力が2倍になり、また回復した血液から取った抗体の攻撃力を弱める可能性が指摘されています。つまり、私たちの免疫が効きにくくなる可能性があるということです。

一方、南アフリカ型はどうでしょう。やはり『Ｎ５０１Ｙの変異』が南アフリカ型にもあるということです。さらに『Ｅ４８４Ｋの変異』がある。イギリス型にはあった『ＨＶ69－70の欠失』はないということです。

一言で『変異種』といっても、イギリス型と南アフリカ型で異なっていて、そして、どちらもワクチンが効くか不明だということです。岡田さん、２つの変異でどこに注目していますか？」

私はイギリス型の「ＨＶ69‐70の欠失」というのが気になっていた。

「ウイルスは変異を繰り返していくもので、変異はアトランダムに起こってくるのです。変異自体は当たり前のことなんです。

ＨＶ69‐70が欠失というのは、アミノ酸が並んでいて、69番目と70番目のヒスチジンとバリンが欠失、つまり無くなっているということですね。これがないと、私たちの抗体の効きが悪くなる、免疫が働き難くなる。これは免疫不全の患者さん（ＨＩＶ感染者）のデータで、報告されてきました。なおかつ、69番目と70番目が欠失すると、ウイルスの結合力も強く変化していくという点も示唆されています。このような変異ウイルスが日本にも入って、広がっていくと困ることになります」

と説明した。アミノ酸が消えているということは、遺伝子が無くなったということだ。インフルエンザや麻疹のウイルスでは、遺伝子の欠失はほとんど聞いたことがない。せいぜいアミノ酸が置き換わるだけだ。コロナは、こうやってその性質を変えるような変異を起こすということか？　コロナウイルスは、遺伝子を消すなんて大胆な技をやってのけるのか……？

もう一つ気掛かりな点は、現在のワクチンの効果に影響があるか否かだ。また、ワクチンが変異ウイルスの誕生にどの程度、影響しているかも検証が必要だ。世界中で急速にワクチン接種が開始されている時期だった。

「パンデミック状態で、ワクチンの接種が行われています。ワクチンを打てば打つほど、ワクチンが効けば効くほど、その環境下ではワクチン耐性ウイルスが出やすくなるのです。ですから、ワクチン接種をするだけでなく、ＰＣＲ検査と変異ウイルスのチェック、ウイルスのゲノム検査も拡充しないといけない。ワクチン接種だけじゃなくて、同時に検査体制も組む必要があります」

山口アナは、英国型変異ウイルスの病原性の強さの社会的影響について、質問してきた。私は率直に答える。

「感染力が強くなったことから、基本再生産数が0・4ぐらい上がると言われます。病原性が強くなったとは今のところは報告されていません。しかし大事なことは、感染力が強くなったことです。つまり、現状と同じ対策をしていたのなら、この変異ウイルスでは感染が拡大するということです。感染者が増えれば、病原性は同じでも一定割合で発症する人、重症化する人が出てくる。

第2波の夏に重症化率や致死率が低下したのは、適切な治療方法が見つかってきて、治療できる範囲に流行をコントロールすることです。適切な治療ができれば、対抗できるのです。治療ができたことが大きかった。適切な治療ができれば、対抗できるのです。そのためには、さらに感染者が増え、発症者が増えたときのために医療の間口を広げておくこと。そうしない限り、医療にアクセスできない人が出てきてしまう。すると必然的に重症化率や致死率が上がってくることが想定されます。だから医療の確保を至急にやらないといけない」

ゲームチェンジャーならば

さらに番組では、「A222Vという変異」についても扱った。

上山千穂アナが「このA222Vという変異ウイルスは、スペインで夏休みに出現し、ヨーロッパ全体に広がったとされています」と説明した。夏のバカンスで広がったとされる変異ウイルスがあるのを知っていながら、日本はGoToトラベルを推し進めたのだ。

私は同席している分科会の小林慶一郎氏の顔を見た。しかし、GoToトラベルを今、ここで糾弾しても時すでに遅し、である。上山アナが質問をふってきた。

「岡田さん、変異はパンデミックの対策として想定することなんでしょうか？」

「もう、変異ウイルスは国内に侵入してきていますし、流行が続けば日本から新たな変異ウイルスも出るかもしれない。広げない、発生させないためにも、原理原則は流行を抑えるということです。中国の成功の原因は、無症状感染者も感染源になるからと、徹底的に検査をやって早期に封じ込める、そして感染者そのものを押さえて、流行をコントロールするという対策だった訳です。中国は震源地だったけれど、今は通常生活に戻っています。コロナをコントロールできた国は経済もいいのです」

私の発言に対して小林氏は、分科会の認識をこう説明した。

「こういう感染力が非常に大きくなるような変異については、これまでの感染対策がかなり効かなくなってしまう。ゲームチェンジャーになってしまうかもしれない、という懸念を抱いている専門家の方もいらっしゃる。やるべき事は、今まで通り手洗いして距離を取ってという事以外にないわけですけど」

ゲームチェンジャー――一気にその流れを変えるという意味か。国民の健康被害のゲームチェンジャーになるかもしれないのであれば、より踏み込んだ対策が必要になるのは自明の理だ。

山口アナと上山アナは理詰めで行く。

「ロンドンでの変異ウイルスの感染者ですが、9月に発見され、11月には感染者全体の4分の1、12月には3分の2と、従来のウイルスに取って代わるような勢いで感染が増えています。11月5日からのロックダウンが終わった12月2日から、ロンドンで感染が一気に拡大していますが、ロンドンの新規感染者の6割以上が変異種です。イギリスではロックダウンで新規感染者が約3割減ったにもかかわらず、解除したとたんにこの変異ウイルスで一気に感染者が逆戻りしています」

この状況に至って、ようやく日本政府は2020年12月28日、つまり、この「日曜スクープ」の翌日から年が明けた1月末まで、全世界から外国人の新規入国を拒否することを決めた。後手後手だった。経済優先、でもその先にあるのはコロナ大流行、そして廻り廻って経済への大打撃だ。

4 発端から1年、第3波が来る

2020年12月28日から2021年1月末まで全世界から外国人の新規入国を拒否しても、変異ウイルスのリスクは残っていた。入国拒否といっても、アジアを中心とした11の国と地域について、短期滞在者を2週間待機免除で受け入れ、さらに駐在員や技能実習生などの中長期滞在者は2週間待機付きで受け入れるという枠組みについては維持することになっていた。ただし、そのアジア諸国でも、シンガポールや香港では変異ウイルスの感染者が確認されていた。この点はどうなのか？　小林慶一郎氏に「日曜スクープ」本番中にぶつけてみた。

彼は、「私も同じように思いますね」と、変異ウイルス入国のリスクがあることを認めて、次のように答えた。

「政府の危機への対応の仕方が、現状維持にややバイアスがかかっているという感じを受けます。このケースもそうですけど、シンガポールとか中国とかは、二国間協定になっているので、すぐには日本の判断だけで『閉じる、やめる』という事は出来ない。そういう事情はあるのですが、だったらすぐにシンガポールと交渉を始めればいいと思うんです。が、まず様子を見ようということになってしまっている。

これは23日（2020年12月23日）に分科会があってですね、あの時はまだ、明日（28日）から全世界を対象に入国拒否するとはなってなくて、24日からイギリスだけを対象に入国拒否をしようという話が分科会で議論されたんです。その時には他の地域、オーストラリアとかヨーロッパの他の国でもすでに変異株の感染者が出ているというニュースが流れていて、感染研でも確認されていたわけです。けれども、そこに対しては『とりあえず様子を見ましょう』という議論になってしまった。

今の政府の、危機に対する水際の止め方は、やや甘いなと。本来であれば、まず全部止めて、その後、様子を見て徐々に緩和していくのが、水際の正しい対処の仕方だと思うんです。今のところ、止めないで、まず様子を見て、それからもし危なかったら追加で止めていこうと、こういうやり方になっている。ここは是非、政府の姿勢として変えてもらいたいと思います」

私は生放送中、そんなことがもっと前に議論されなかったのか、とほとんど呆然とした。経済が専門の小林氏を問いつめても仕方がない。でも、分科会には尾身氏、岡部氏ら感染症の専門家が顔を揃えている。その先生方も「とりあえず様子を見ましょう」と言ったのだろうか？感染研の脇田所長は、もっと前から止めようとしていたのではないか？　せめて、そうであって欲しかった。

年内最後の「日曜スクープ」は、こうして終わった。この日が12月27日であることに気付いた私は、改めて眩暈《めまい》がする思いだった。1年前の27日に、新型コロナウイルスの全ゲノム情報が田代氏のところへ来たのだ。クリスマス・イブのメールから始まって、さらに急展開するようにパンデミックを覚悟した日だった。あれから事態はどんどん動き、悪化の一途をたどっているのに、まったく対策はついていけていない。

なおも「飲食の時短」頼み

そして、この年末の放送直後から感染者数が激増した。第3波だ。

この激増は冬季という環境背景もあるだろうと、私は解釈した。と同時に、感染者の中でどれくらい変異ウイルスが存在しているのか、それがまるで火薬庫のように潜在して、ある日突然、急増に転じたらどうしよう、という不安に駆られていた。

この時点でも、ウイルスのゲノム検査数は低迷を極めていた。さらに、地方衛生研究所で見つけた変異ウイルスは感染研で再確認する、というステップが課されていた。変異ウイルスの公表はリアルタイムにやらねばならないはずのものだ。ウイルスのゲノム検査なんて、衛研レベルであれば間違えようがない。それが感染研での確認というステップのせいで、2週間も後になって本省から公表されるのでは遅すぎる。

2020年末、感染者が急増する中、医療機関の多くが閉まっていた。池袋の大谷クリニックの大谷義夫先生、インターパーク倉持呼吸器内科の倉持仁先生ら、コロナ治療の現場の医師らと共に繰り返し訴えていた「発熱難民」問題が現実のものとなった。感染者数の急増が実際の数字になって顕れてきたのは、仕事始めの2021年1月5日以降である。

冬季にコロナが増えるのは前から予想されてきたことだが、1日の国内の新規感染者数が5000人、6000人……と上がっていく数字に一般市民は驚愕した。

1月7日には7600人を超えて、1都3県に2回目の緊急事態宣言が出された。13日には11都府県に拡大された。しかし、この緊急事態宣言で取られた対策は、飲食店への時短要請が中心だった。つまりは限定的な緩い対策である。

小林慶一郎氏は「日曜スクープ」で、飲食の場が感染拡大の中心になっている点について、「分科会の感染症専門家は、やはり東京や大阪のような大都市圏からの沁み出しと言うか、そこからあふれ出していると。東京の人が地方に行って、飲食などで感染が広がっているんだろうと。こういう見方をしています」「東京での営業時間の短縮を、今22時までですけど、それをできれば21時とか20時とか早い時間にしてもらって、夜の会食を全般的に減らしてもらおう」「その協力金はしっかり支払う」そう語っていた。

変異ウイルスの抑え込みが危急の課題となり、冬季の乾燥低温の環境下ではより強い対策が必要であるのに、「飲食の時短」で乗り切ろうとしている。この状況でも、分科会で飲食時短を議論しているのか……。

確かに、発端は飲食かもしれない。だが、今の感染状況はもう、それを超えている。感染の中心地は家庭や職場、各種施設に移行している。でなければ、こんな感染者の数字は出て来ない。市民生活空間にウイルスが拡大しているのだ。そして、変異ウイルスが浸透していると想定しなければいけない。

抜本的な対策、つまり大規模検査と感染者保護が急務だ。この検査にウイルスのゲノム検査も乗せる。さらに変異ウイルスが広がるなら、感染者の増加だけでなく、重症者の増加が想定される。ならば、それに対応する準備も可及的速やかに進めるべきだ。

規制の枠を超えた緊急時対応の病床の確保、抗ウイルス薬の評価（白黒をつける）、ステロイド剤などの治療薬確保、さらに酸素吸入できる施設の構築（救急搬送先が円滑に決まらなかったときの緊急避難的施設の設置）をやらないと、非常にまずいことになると痛烈に思った。どうすれば、積極的な対策に舵を切ってくれるのだろう。

世の中にあれほど取り上げられた、ファクターXや弱毒化の議論はいつのまにかすっかり消えていた。

5　厚労大臣に切り込む

２０２１年１月24日、緊急事態宣言下での「日曜スクープ」は、田村大臣との生放送となった。現職の厚労大臣は緊急事態宣言下で、対策についてどう答えるのか？

この日までに、世界全体で感染者は９８３０万人、死者は２１０万人を超えていた。変異ウイルスが見つかっているイギリス、そして南アフリカでは感染が急拡大していた。特に英国型変異ウイルスは感染力が強いだけでなく、より高い死亡率に関連している可能性も指摘されていた。

一方、南ア型はワクチン効果に影響を与えるものとして、注視する必要があると考えられていた。また、南ア型は従来型ウイルスにかかった人が再度感染していることが、感染者急増の原因になっているともされた。

日本では、英国型変異ウイルスに10歳未満の女の子が感染していることも報告されていた。海外の滞在歴なし、経路不明の市中感染だった。そんな事態の中で、変異ウイルスの監視体制はこれまでは全体の10％くらいであったが、現在は感染者が増えたことで５％ほどに低下していた。

この指摘に、大臣は、変異ウイルスを調べる試薬《プライマー》を感染研から地方衛生研に配り、ＰＣＲ検査で変異ウイルスを引っ掛けられるようにして、チェック体制を整えていると言った。

ここで私は「感染研以外の機関でもゲノム解析を進めて、迅速に公表、検査数も増やすシステムを構築するべきだ」と念押しした。地方衛生研究所で変異ウイルスをチェックすることは、大臣が指示した試薬と人と予算を付ければ十分可能だろう。大事なのはそれを衛研から直接、速やかに公表させることだ。

さらに、なるべく多くのゲノム解析をして〝追加のアミノ酸の変異〟がないかを解析していくことも大事だ。これだけ流行していれば、二重変異、三重変異と、他の部位にも危険な変異が加ってくることを警戒しなくてはならない。

緊急事態宣言も折り返しを迎えたが、全国の感染者数は1週間平均で5000人を超えていた。下がってはいるが、減り方はまだまだという状況だった。下げ止まっているのは、英国型変異ウイルスが増えつつあるからではないか？　死亡者もこの2週間で1000人と急激に増加して、国の累計死亡者数は5000人を超えていた。

下げ止まりが起きているならば、より一層の、一歩踏み込んだ、強い行動抑制などの対策が必要だ、と私は訴えた。英国型を封じ込め、拡大を防ぐためにも対策を強化して、もっと数字を下げる必要がある。しかし、大臣は番組の中で、「制限を緩めながらではあるけど、それと同じような効果を何とか出したいというのが今の我々の考え方であります」と答えるに留まった。

これが政府の方針ならば、英国型がどんどん広がる。この変異ウイルスは一定以上市中で拡大してしまうと、ロンドンでもロックダウンを行ったが止めようがなく、主流となって大流行した。政府が「制限を緩めながら」と言う以上、日本はよりひどくなるだろう。

変異ウイルスの怖さを百も承知の大臣が、この決定事項はゆるがせないのか。「緩めながら」がもう政府、官邸の決定事項であるのなら、医療資源確保や治療薬の拡大、発熱外来などの現実的な医療施設確保といった対策強化をより強く求めることが国民のためになるのかもしれない。頭を切り替えるしかない。

変異ウイルスは、南アフリカ型、ブラジル型、フィリピン型と複数、検疫でひっかかっている。どれが残ってくるのか、どれが主流になるのか、もっと強いウイルスが出てくるのか。ワクチンと治療薬、医療の対策をやりつつ、検査を拡充し、ゲノム検査での変異ウイルスのサーチも同時に拡大していく、これを粛々とやるしかない。

役所を動かすのは

東京の感染者数は、この放送当日の1月24日には12日ぶりに1000人を下回って986人だった。正月以降の山から見ると、徐々に減ってきているように見え、7日間平均の数字は1ヵ月ぶりに減少していた。

ただ、こうした中で依然として厳しい状況なのが病床だった。東京都は同日時点で2829人が入院、病床の使用率はおよそ70%、自宅療養中が8418人、入院調整中が6113人と高止まりしていた。患者急増により自宅療養者が増え、医療を受けられないために自宅で重症化し、自宅で死亡する人が相次いでいた。療養ホテルでの死亡事例も発生していた。これには自宅で重症化し、病院で死亡したケースは含まれていない。

大臣は番組内で率直に話す。

「専門家の方々から、厚生労働省のアドバイザリーボードでも『これは予想できないぐらいの感染の速さだ』という話もありました。予想していないのは我々行政の反省ですから、専門家がそう言われたところで、我々がその責めはぬぐえないと思いますけれども、しかし、そういう状況で、東京都を含め各行政機関も対応しきれなかったという事実があります」

冬季のコロナ流行は教科書レベルの常識であり、想定内として予測すべきことだ。変異ウイルスの出現、流入、拡大も想定すべきリスクであろう。それを尾身氏らアドバイザリーボードの先生方は、想定外だった、と本気で思っているのだろうか……。

大臣は「それでは済まないので、コロナ患者の方々を受け入れる医療機関を増やしていく。自宅でお亡くなりになられる方々を作らないように、我々も最大限の努力をして参りたい」とも言った。だから、「秋までの凪の時期に医療確保を」と話したじゃないですか、という言葉を私はのみ込む。

凪の頃、この国の政治はＧｏＴｏばかりだった。あげくに入国も緩和して、変異ウイルスを侵入させた。官邸の強い意向とはいえ、担当大臣としては苦しいだろう。

大臣は、「本来、（病院へ）入って頂かなければならない方は、入って頂かなきゃならないんです。でも、それが間に合わずに、自宅におられる方がおられますから、そういう方々に関しては、病院に入って頂けるように、ちゃんと病床を確保していこうと」「本来入院しなければいけない方々に、ちゃんと割り振れていないというのが今の保健所の現状なので、そこの強化も、我々はしっかりとしていかなければならない」と、病床不足と保健所業務の逼迫した現状も認めた。

大臣はある意味、誠実だ。こうやって悪い現状も認めて口にして、次に為すべき事を明確に言う。現実には大臣にできることには限りがある、特に厚労省では。政策をよく理解してもらい、何が政策に必要かを納得してもらっても、結果的には役所を動かせない政治家も多い。政治家から「できなかった」説明を聞かされて、つらくなったこともある。でも結局、本当につらく厳しい思いをするのは患者なのだ。

病床、ベッドの確保は、第3波の起こっている今には間に合わない。ベッドもマンパワーも、すぐには増やせない。ならば、治療薬だ。病床が無くて、入院すべき人が入院できていないのなら、重症化を阻止するために自宅から早期治療が開始できるようにせねばならない。

6　大臣の「申し訳ない」

生放送が続く中、私は頭を切り替え、大臣に訊ねた。

「今、大臣から、本来、入院しなきゃいけないような人が入院できてないというお話がありました。高齢者だとか基礎疾患がある人、こういう人が重症化しやすいことはわかっている。重症化の因子を持っていたり、もう中等症以上に病気が進行している方だったりするのですが、それなのに入院できていない現状がある。ハイリスクの方に、自宅で服用できるようにアビガンとかイベルメクチンを緊急に出していただきたい。

限定的な承認で、政治的な緊急承認で、50歳以上とか基礎疾患を持っているとか、そういう方々に限定で結構ですから、自宅でアビガンを処方する、イベルメクチンを使えるようにする。服薬することで、とにかく治療を早期から開始する。重症化を阻止する。それが、ひいては医療を守る、国民を守るということになるのではないかと考えております。

データが足らないということがございましたけれども、ダブル盲検《ブラインド》（二重盲検。医師側にも患者側にも薬の性質を不明にして行う治験方法）が日本では倫理的になかなかできなかったということがあります。現在、日本人がコロナと正面から向き合う初めての冬の流行です。また、変異ウイルスの国内感染が拡がっている現状、緊急事態宣言の効果で感染者数が減ってきているとは言っても、まだ医療現場の負荷は深刻です。患者が溢れているというような危急の状態の中で、国民を守るために、医療を守るために、そういう選択肢はないのか。それを田村大臣にお伺いしたいと思っております」

事ここに至っては、政策の1つとして、もはや治療薬のカードをなんとか切って欲しい、と迫った。

大臣はこう答えた。

「アビガンに関してはですね、PMDA（医薬品医療機器総合機構）で審査をずっとやってきましたけど、結果的に有効性を確認できていないということです。専門的に言うと、今、ダブル盲検の話が出ました。使っている医者も患者も、医薬とわからず使って、それでいて有効性を確認、比較するんですが、今回はやっていないですね。

日本ではアビガンを使いたいという思いがあるので使っちゃうんですけど、それを単盲検でやったとしても、ちゃんと比較できるような結果が出れば承認するという話だったのですが、それを見てみてもやはり有効性はまだ確認できていないということなので。薬事承認が出ていないものをお渡しするわけにはやっぱりいかない。今、使っているのは、あくまでも医療機関で研究事業としてやっているので使えるという話です。これは制度の根幹に関わるものですから、いつも岡田先生からそれを私の方にご要望いただいて、私も何度かアプローチしたんですけど、なかなかここは根幹の部分で難しいということで、申し訳ないなという思いでありま す」

ああ、大臣が申し訳ないって言っている。厚労大臣は医療を担っているのだから、国民の生命を預かっているのだから、その大臣が感染症流行時に謝らないといけない事態をつくってはいけない……。

この第3波では80代の高齢者や、基礎疾患を持つ人の自宅療養も多発していた。国民は丸腰ですか？　ワクチンなし、薬なし、ベッドなしでハイリスクの人まで自宅療養させなきゃいけないのですか？　コロナが発生してからもう丸一年、皆保険制度のこの日本でそうなってしまったのか……。山口アナが検査についてさらに聞くと、大臣はこう答えた。

大臣からの言質

「今、感染者が出たら全員やるというだけじゃなくて、感染拡大地域の高齢者施設は定期的に検査やってくださいとお願いをしております。費用は全額、国が持つことになってます。なぜ進まないかと言うと、やっぱり保健所の皆さんが、一生懸命頑張って頂いているんですけど、人手が足らないと。しかも、感染拡大になってくればくるほど、そういう対応になる。

ですから例えば、これも今、各自治体にお願いしているのですが、検査自体は民間にお願いするならして頂いて、検査で陽性者が出た場合には報告は保健所にしますと。保健所の方々が、出張って頂いて検査していたんじゃ間に合わない。とてもじゃないですけど、マンパワー的に足らないので、そういう民間の力もお貸し頂きながら検査をしていこうと」

さらに続けて、

「今度、検査機能の問題もあったので、こういうスクリーニングやる場合に関しては、PCR検査のプール検査、5人とか4人だとかいっぺんにやる検査、これも一応、認めます。それから抗原検査キット、インフルエンザとともに調べるものがありましたよね。あれが市中に1250万回分、供給されているんですよ。あまり使われてません。国費で100%出しますので、PCRよりかは若干感度は落ちますが、スクリーニングですからこれを使っていただきたい」

この大臣の答えを聞いた私は、ああ、やっと認められた……と思った。流行抑制には検査は必須だ。無症状者も検査する、そして隔離・保護することが、流行を抑止するためには必要だ。ならば、プール方式がいちばん効果的だ。でも、これは昨年の春から何度も言ってきたのに、分科会の専門家の先生方が認めなかったことだ。それが今になってやっと認められたのか……。

大臣を相手に、なんとか今できること、やるべきことについて訊く。

「大臣、薬による自宅からの治療が駄目ならば、例えば体育館や大きな施設、そこで酸素も吸わせられて、治療も開始出来ないかと思うのですが」

心配だったのは、自宅療養、入院調整中、ホテル療養などの患者を、電話やラインでの問診で状況確認するだけでは、判断、評価ができ難いことだった。患者に医者の目を行き届かせたい。頼みの綱である、目の前の大臣に私は訴えかける。

「前々から申し上げていますが、例えば〝呼吸器検査診療外来〟のようなものを作って、パルスオキシメーターの自己検査だけではなくて、血算、血液検査、CRPだとか、D-ダイマーだとか血栓のマーカー、それからCTが撮れれば最高なのですけど、そのようにして最初にちゃんと診てもらえる診療施設を作って、入院の判断を客観的な数字や検査結果ですべきです。適切なスクリーニングで入院を決める。

これにプラスして、酸素を吸わせられる施設で、医療者が巡回しながら診れる環境で療養させる。このコロナウイルスの病態、急変などの症例報告を見ても、医師が直接診ていない状況は怖いと思います。この冬に変異ウイルスが拡大した場合、さらに感染者数が増えてくる可能性も十分にありますし、そういう大規模施設をつくるというのは、いかがでしょうか」

これも去年の春から繰り返し、言ってきたことだ。ウイルス流入初期にはPCRの陽性者の隔離施設として使い、流行期は軽症以上の患者を集団で診て行く。野戦病院のようだが、自宅や個室のホテルより医療者の目があるだけよほどいい。体育館や大きな施設を使ってできないか。

大臣はこう答えた。

「本当を言うと、療養施設といいますか、ホテル等々に入って頂ければ、呼吸をしっかり管理していただくという意味からしたら、酸素吸入なども対応できないことは無いはずなんです。もちろん、看護師や医師の方々がいないとできませんけど。本来それが一番いいんですけれども、なかなかホテルも清掃に時間がかかったりだとか、そういうことで十分に利用ができていないというのがあります。

でも今、岡田先生がおっしゃられたように、我々は最悪の状況を常に想定しておかなきゃいけないので、現状ですぐにできないにしても、そういう事も念頭に置きながら、いろんな計画を作って、次また波が来るかも分かりませんから、それへの対応と、今自宅で療養されている方々が少しでも重症化を防げるような仕組みの対応をしていかなきゃならんと考えております」

これで、次の変異ウイルス流行時の対応について、「最悪の状況を想定して」という大臣の言質をもらったと思った。

この1月24日の「日曜スクープ」の生放送の後、テレビ朝日4階の廊下を大臣と一緒に歩きながら、さらに話した。

「大臣、アビガンがダメなら、せめてイベルメクチンを国民にお願いします。イベルメクチンの安全性は担保されています。象皮病治療薬などとして、もう30年も前から広く使われています。どうして効くのかははっきりしませんが、いろいろなウイルスで増殖抑制がみられます。途上国で使ってきましたから、薬価も安いです。何の治療薬も無しでの自宅療養はダメです」

そう懇願すると、「イベルメクチンですね、それは検討をさせます。これは約束します。本当に治療薬が何も無しでは……やらせます、本当にどうにかしないといけない。お時間くださ い」と答えた。望みをイベルメクチンにつないだ。

7　尾身氏との会話

1月下旬、尾身氏と話す機会があった。テレビ局の控え室でふたりきりになったのだ。

「尾身先生、変異ウイルス、どうなりますでしょうか？　不安です」

私が早速、口にすると、

「うん、そうだよ、それが心配なんだよね」と尾身氏も大きく頷いた。「増えてくるよね、変異ウイルス。いつそれが主流《ドミナント》になるかだよね」

え、いつドミナントって？　私は息をのんだ。尾身先生もわからないの？

「私がお聞きしたいのは、今、市中でどれくらい変異ウイルスが占めているかです」

「それが（ドミナントになるのが）いつかだよね」

尾身氏は「なるよね、困ったよね」を繰り返した。本当にわかっていない……。その表情を見て、彼は隠しているわけではないと感じた。

つまりは、ウイルスのゲノム検査のベーシックデータが不足しているのだ。圧倒的に足りていない検査では、尾身氏でもわかるわけがない。わかるのは変異ウイルスが主流になり出す直前、つまり患者が増加する現象が起きたときだ。でも、その時ではもう、手のほどこしようがない。変異ウイルスが従来株を駆逐して置き換わるのを、もうどうにもできない。

このような切羽詰まった状況の中で、2月1日に厚労省のアドバイザリーボードが、やっと「高齢者施設の従業員への検査」を3月までをめどに実施し、変異ウイルスへの対応を強化すべきだと表明。4日に厚労省がその事務連絡を各自治体に向けて出した。しかし、プール方式などで検査を広く社会に拡大して緊急に実施するとか、変異ウイルスに対するPCR用の試薬の民間への生産依頼といったような切羽詰まった対策が取られる気配はなかった。

市中感染を見つけ出すことが大前提なのに、検査の拡充は、高齢者施設の従業員を中心に、これからやる、ということだ。しかし、とりあえず、あれほど頑なにやらなかった無症状者への検査が始まることにはなったのだ。ここまでで、他の先進的な国々から1年以上の遅れを取ってはいるが。

そして急務なのは、これ以上の変異ウイルスを海外から入れないことだ。入国を厳しくして、入国したら14日間の缶詰を厳守させることくらいはしないと、さまざまな変異ウイルスがまた入ってくることになる。すでに、もう遅きに失しているのかもしれない。

非常時の法改正は

この頃、新型インフルエンザ等対策特別措置法の改正が俎上にのせられていた。この冬季のコロナ流行が苛烈になる時期を待っていたかのように、特措法に罰則規定を入れる議論がなされることに不安を感じた。

もちろん、感染症の流行を止めるためには、国民に行動抑制の協力を得ることが必要だ。しかし、ついこの間まで巨額な税金を投入したＧｏＴｏ事業に牽引されてきた国民は、なかなか行動抑制へ気持ちが傾かないのは当然だ。政策を転換するときには、その理由を説明して、新たなる対応をお願いする、これが為されないと協力は得られない。ＧｏＴｏキャンペーンから自粛の要請へと、１８０度の方向転換の充分な説明もないままに、特措法を改正して罰則を設け、強制に変えるのか。

初期から、私は特措法を動かすべきだと主張してきたし、特措法改正の議論は必要だと思うが、この状況でやるべきじゃない。強い法律を〝非常時〟に通すことは、なるべく避けたい。

極端な議論に陥りやすいからだ。法律というものは、最初は良かれと思って作られても、運用の仕方次第で怖いものにもなりうるのだ。禍根を残したくなかった。

ここに来て、審議か。非常時となって、新型コロナの大きな流行とそれに伴う医療逼迫が起こっている中で、世論は〝しかたない〟と納得するだろうか……。

第一、このような流行が冬に来ることはわかっていたのだから、特措法を議論するならば、ＧｏＴｏをやっていた9月、10月にこそすべきであったろう。特措法議論や、発熱外来、検査体制、病床の確保といった医療対応、アビガン、イベルメクチンなどの薬の評価も、この冬に向けて、夏から秋の平時に一心不乱にやるべきだった。その頃の議員会館の様子を思い返してみた。国会議員の秘書の多くが地元へ帰って、選挙活動にいそしんでいたのだ。議員会館はがらんとして、多くの事務所では電話番が座っているだけだった。

結局、2月3日に特措法は改正され、過料の制裁のある、まん延防止等重点措置が創設された。

8 専門家の態度が一変する

２０２１年正月からの第３波の流行は、1月7日からの2回目の緊急事態宣言下で、2月には感染者数が減少してきた。２０２１年2月28日、6府県（岐阜、愛知、京都、大阪、兵庫、福岡）で宣言が解除され、東京、埼玉、神奈川、千葉の1都3県は3月7日まで継続し、飲食店などの時短営業を徹底していくこととなった。

飲食店の時短営業には国として最大１日４万円の協力金を支援する。アクリル板の設置や席の間隔を空けるなどのガイドラインの遵守が打ち出された。エアロゾル感染を考えれば、アクリル板では防げないし、逆に空気の流れを阻害してウイルスが空間に滞留する恐れは否めない。

3月になると、7日に期限を迎える1都3県の解除についての議論が連日報道された。3月3日、菅総理は早々に2週間程度の延長を決め、小池知事ら1都3県の知事によるオンライン会議の直後、機先を制するように表明した。現実的にも解除できる状況にはなく、ここで感染を抑えないと英国型変異ウイルスの拡大も深刻で、医療機関の疲弊は甚だしく、すでに逼迫状況にある受け入れ病院もあった。

また、菅総理は「集団感染防止に向け、3月末までに約3万ヵ所の高齢者施設で検査実施」とし、東京都でも小池知事が「今後、介護療養型医療施設や有料老人ホーム、認知症高齢者グループホームなど約1500ヵ所約5万人に対して検査を実施する」と発言した。先に触れた2月4日の厚労省の通達を受けてのことだ。

この頃から、尾身氏ら専門家の発言が一変してきた。まるで言質を残すかのように、対策強化へと発言の舵を切り始めたのだ。

それには前兆があった。厚労省の「アドバイザリーボード」での発言に始まっていたのだ。これより数ヵ月後のことだが、6月になって田村大臣が私に言った。

「尾身先生が、それまで『大丈夫だ』と言ってきたのに、急に『ヤバい、危ない』と言動を変え始めたのは1月頃（2021年）だった。分科会ではなく、厚労省のアドバイザリーボードでの発言が先だった、こっちでばかり言っていた。分科会では言わないんだ。尾身先生たちは分科会もアドバイザリーボードも両方入っているけれど、その手の発言をするのはアドバイザリーボードだけだった。その頃は英国型が問題だった頃だ。でも五輪についてどうのとは言っていなかった」

整理すると、新型コロナ対策では、内閣官房、加藤官房長官の下、「新型インフルエンザ等対策有識者会議」が内閣総理大臣に意見を申し述べることになる。その有識者会議の下に、「基本的対処方針等諮問委員会」があり、総理または新型コロナウイルス感染症対策本部長に意見をする。「新型コロナウイルス感染症対策分科会」（通称分科会）は、有識者会議のメンバーから内閣総理大臣が指名する。有識者会議は、有識者会議の長が認めるならば、分科会の議決をもって有識者会議の議決とすることもできる。この有識者会議の会長が尾身氏で、会長代理が岡部氏である。諮問委員会も同様だ。分科会のトップも尾身氏であり、岡部氏、押谷氏などはそのいずれにも入っている。

また、アドバイザリーボードは、厚労省に対して助言を行うもので、厚労大臣が指名する。尾身氏らの言葉は、しばしば分科会メンバーとして報道されるが、肩書は複数持っている。これら4つの会議のどの会議で何を言ったかまでは、なかなか判別されず、記憶もされない。

アドバイザリーボードは厚労省へ、有識者会議、諮問委員会、分科会は内閣官房へ進言するのだ。田村大臣が暗に言っているのは、厚労省のアドバイザリーボードで発言しても、政策に直結する内閣官房の会議では言っていない、これはおかしいのではないか、ということだ。

アドバイザリーボードの議事録は、テープ起こしの原稿を修正することが可能だ。だから、誰かの都合で削除も加筆もできる。これが後に公表される。さらに、座長が適当と認めたときは非公開とすることもできる。「よく尾身先生は、ここからは非公開ね、ってアドバイザリーボードで始める」と聞いていた。それはダメだ……。

〝議事録に残しておきたくない〟という人もいる一方、〝議事録に残せたことで満足する〟人もいる。その満足とは、学者としての世間体なのか、リスクヘッジなのか。逆に、残しておきたくない発言は「ここからは非公開ね」となるのか。1年前、当時の専門家会議に議事録が無いことを私は「モーニングショー」で糾弾したことがあった。この政策を誰がどういう論拠で決めたのか公開して欲しいと、制度の不備を訴えていた。

今、その議事録に言質を残すこと、残さないことが、専門家たちの証拠作りのようになっていた。コロナ対策の椅子取りゲームの後には、壮絶なババ抜きが行われるのだろうか？　ババは誰が引くのか？　誰も引かないで済んだのが、これまでの感染症対策だった。

だが、これまでは逃げきれてきたのに、今回のコロナ流行は、ヤバい、危ない、という認識に至って、最初に方針転換の発言が開始されたのが、厚労省のアドバイザリーボードだった、というわけだろう。コロナはＳＡＲＳやＭＥＲＳや豚インフルと違って危ないぞ——そんな切羽詰まった共通認識が出来たとき、まず証拠を残すように厚労省内で言っておき、内閣府の方では言わずにおく、という事態が起こった。

9　東京の数字への違和感

２０２１年3月、私が「今さらか」と感じた政府の専門家委員の方針の変化は、そっくりそのままコロナの状況が悪化の一途を辿っていることの現われだった。

3月8日の「モーニングショー」は、緊急事態宣言の解除問題について、政治評論家の田崎史郎氏と私が解説で出演した。私は田崎氏の顔を見ながら、コロナ対策が完全に政治的な問題になっていることを認めざるを得なかった。この日は、当初予定した3月7日までには宣言を解除できず、2週間の延長を菅総理が決めたことを取り上げた。

「ウイルス学で見れば、この状況下で緊急事態宣言の解除をすることは間違っている、だから延長は当然です」と私が言うと、政治的にはこう動くと、小池都知事と菅総理の対立構造などが田﨑氏からは生々しく語られる。東京都と国、緊急事態宣言の延長や解除問題が完全に政治問題の観点での扱いになっていた。

一方、新規感染者の6割の人を対象に変異ウイルス検査を行っている神戸市からは「約5割が変異ウイルス」と報告されてきた。英国型変異ウイルスである。

神戸のデータだけではなかった。大阪では、変異型の陽性率は2月14日からの1週間では13・2％、1ヵ月後の3月14日からの週では45・2％を占めるまでに増加していた。この陽性率には、変異ウイルス感染者の積極的濃厚接触者の検査データも含まれるため、そのまま市中感染の割合とは言い切れないものの、英国型変異ウイルスの市中感染での置き換わりが起こっていることは明確だった。まずいことに、従来のウイルスに比して感染力は英国型で1・7倍、南アフリカ型で1・5倍、ブラジル型は1・4～2・2倍とされた。現在は圧倒的に英国型が国内に広がっていた。

再流行の兆しが頭をもたげ始めた大阪では、流行を押し上げてきている背景に英国型変異ウイルスがあるのかどうか、強い危機感を持たねばならない状況だった。尾身氏は「変異ウイルスがいわゆる従来型に置き換わるプロセスはもう始まっている。早晩、変異ウイルスが主流になると考えておいた方がいい」とした。尾身氏の言う変異ウイルスとは、英国型のことである。事実を直視すれば、この1ヵ月で累積の変異ウイルス感染者数は急速に増加して3倍以上になっていた。

英国型の性状は、死亡リスクは最大2倍（英国エクセター大学発表）、実効再生産数は0・52～0・74（英国公衆衛生局発表）上がるとされた。この実効再生産数の上昇は重大である。従来の対策では太刀打ちできないことを意味していた。

そもそも、実効再生産数を0・5下げるというのは、かなり強い人流抑制をやってやっと下がる、くらいの数値だ。その人流抑制が難しい。それを考えれば、この感染力の強いウイルスの侵入は深刻だった。

現実を直視しないといけない。この実効再生産数の増加の意味を、視聴者にどうわかりやすく、実感を伴うように伝えて、予防策への協力の強化につなげていくのか。これが大事だと解説の論理を組み立てながら、言葉を選んだ。

「このウイルスは、いままでと同じ努力をしていたのでは広がります。さらに強い対策をしてどうにか、広がりを緩やかにできるか、というところです」つまりは、抜本的な追加対策が必要で、国民努力ではもう限界に近いと言いたかった。

「感染力が強くなるという事は、受容体に結合しやすくなるということです。少ないウイルスでも感染が成立する可能性があります。換気をより励行して、密を避けましょう。変異ウイルスであるなら、1密、2密でも感染の可能性があると考えてください。これまでと同じ対応では感染は防げません」

マスクをしているから大丈夫ということではない。「濃厚接触者の定義」は、手で触れることの出来る距離（目安として1メートル）で、必要な感染予防策（マスクなど）なしで15分以上接触があった人（さらに周辺の環境や接触の状況等個々の状況から患者の感染性を総合的に判断する）、というのが国立感染症研究所「積極的疫学調査実施要領」にあるが、もう、このウイルスには合致していなかった。

一方、埼玉県ではブラジル型変異ウイルスの可能性の高いクラスターも生じていた。このブラジル型や南アフリカ型は、免疫逃避の可能性が指摘されている。また、フィリピン型変異ウイルスも成田空港検疫で見つかっていた。これは英国型と同程度の強い感染力を持ち、免疫逃避、つまりワクチン効果への影響も併せ持っている。挙句の果てには、フランスからはPCR検査をすり抜ける「ブルターニュ型」という変異ウイルスが出現していた。新型コロナ特有の症状があったが、PCR検査では陰性である。しかし、後に抗体検査をすると陽性となって、感染が判明したという症例であった。

東京五輪のためなのか

パンデミックであるから、各国で変異ウイルスが出現し、それが次々と侵入してくるような状況下であった。緊急事態宣言下でも感染者数は下げ止まりで、東京都では増加傾向すらあった。英国型の割合が増加しているのに感染者数がある程度下がってきたのは、国民努力のおかげとも言えるだろう。だが、3桁の感染者数で下げ止まっていて、まだまだ多い。それだけ市中感染があるということだから、解除すればすぐに増える。

マスクもずっとしていたし、外食も3密も避けています、でも、感染しました、どこで感染したのかはまったくわかりません、そんな体験を話す感染者も多く出始めた。菅総理は「国民の皆さんには今週末も大人数の会食を控えて頂く等、飲食に気をつけて頂くとともに、不要不急の外出の自粛に協力頂くよう改めてお願い申し上げます」と語った。

その中で、厚労省のアドバイザリーボードのメンバーから〝打つ手なし〟という発言が非公式会合で飛び出した。「延長した方がいい」、でも「これ以上は国民の理解が得られない」と。また、「現在の対策ではこれ以上改善は見込めない」、だから「宣言はもう効かない、早く解除するしかない」という関係閣僚の発言も産経新聞に掲載された。

3月15日の「モーニングショー」ではこれも取り上げた。羽鳥氏から「打つ手なしってことですが、どうですか?」とコメントを求められた私は、こう答えた。「打つ手はあります、巷に検査センターを増やしましょう。国民は自費で民間検査に行っているのです。『打つ手なしで宣言解除』は、対策を放棄したことと同じです。変異ウイルスが入っているのですから、ここは検査、そして保護、それをワクチン接種拡大まで続けることです」

同日の「Nスタ」の16時台では、井上アナが「2回目の緊急事態宣言が21日解除の方針であることがわかった。18日に対策会議を開き、最終判断となる。病床使用率が改善しているので、3度目の延長を見送る方針となった」と原稿を読んだ後、質問がきた。「岡田さん、解除することに対してはどう考えますか？」

もう、解除？　こんな数で解除したら、すぐにリバウンドする。変異ウイルスが市中に拡大する。今、もっと抑え込まねば。ワクチンの一般国民への接種開始もまだまだおぼつかないのだから、少なくとも5月のGW明けくらいまでは解除してはいけない。今はまさに我慢のしどころだ。イギリスのデータなどを見れば、当たり前であろう。専門家の先生方は、なぜ反対を唱えないのだろうか？　私はこう答えた。

「まだ、国内感染者数は1日あたり全国で1000人を超えています。東京は200人から300人台で下げ止まって推移しています。これ以上、下がらない。つまり、市中感染が水面下で続いているんです。この状態での解除は早過ぎます。すぐに感染者が増加に転じてしまいます。第1波で解除したときは、東京都の感染者数は8人でした。

それでも今、解除すると決定するのなら、解除の後に何をするのかが大事です。病床の確保が、まず第一でしょう。それから、基本的にPCR検査の拡充もしないといけないでしょう。さらに英国型変異ウイルスでの感染者数が上がっていますから、この感染力が強いウイルスを封じ込めるためにも、変異ウイルスの動向を調べる。つまり、ウイルスのPCR検査と遺伝子を調べるゲノム検査の充実をすぐにでもしないといけません」

変異ウイルスについても聞かれた私は、その危険性を説明したうえで、こうつけ加えた。

「医療機関は、英国株病棟、南アフリカ株病棟、ブラジル株病棟と、ウイルスによって分けています。スタッフは防護服も着替えます。つまり、違う病気として扱っている。スタッフなど医療資源の消耗や、入院期間の長期化などが現場で直面する問題です」

そのとき私は、パネルの都道府県別の変異ウイルス感染者の報告数を見つめた。

——不思議だった。東京で25人？

他県の方が多い。感染者数は圧倒的に東京の方が多いのに、さらに人口、人口密度、人の流入という点では東京は変異ウイルスの侵入のリスクは高いはずだ。なぜ、少ない？　不思議なデータだ。サイエンスでは説明ができない、としか言えない……。検査を十分にしていないのか？　調べて変異ウイルスだったら、入院になる、病床を圧迫する、すると緊急事態宣言を解除できない。一方で、聖火リレーは25日からと決まっている。だからなのか——。

私はつくづく思った。このタイミングで五輪があったのは、本当に不幸だったのかもしれない。

10　サイエンスなき解除

下げ止まりの感染者数の中で、いつ1都3県（東京、神奈川、千葉、埼玉）の緊急事態宣言を解除するのか？　そこに焦点が集まっていった。

田村厚労大臣は、緊急事態宣言の期限の3月21日まであと10日を切った中、2つの懸念を表明した。それは、感染状況は「1都3県で下げ止まり、もしくは増加の兆候」、変異ウイルスについては「変異株がやはり継続的に各地で見られる」というものだった。

私は大臣の発言をパネルで確かめながら、入院者数、重症患者数にも注目していた。東京都ではともに減少傾向にはあるが、落ち方の速度は緩やかだ。もっと療養者の数を大幅に減少させる必要があるだろうと考えた。病床数を増やすことは簡単にはできないのだから。

尾身氏は宣言解除に対して、「リバウンドが無い形での解除が大事。首都圏は人口の大きさ、人の流れの大きさなど、リバウンドの可能性は他の地域より高い」とし、自粛慣れの高齢者の「昼カラオケ」や若者の会食が下げ止まりの1つの要因になっているとした。また、「間違いなく変異型が既存型に取って代わる。変異型が主流になることはもう時間の問題」としながら、でも「変異型が現在の下げ止まりにどれだけ影響しているかは、現在のところまだ正確にはわかりません」と言った。

尾身氏はまた、「首都圏の匿名性という特殊さのため、隠れた感染者や感染源が分からない見えにくいクラスターが存在している。重点的なモニタリング検査が必要」とも言った。〝重点的なモニタリング検査〟というけれど、それは検査の拡充とともに、遅々として進まなかったことだ。

さらに、「早晩解除されるのに備えて、これからの感染症対策は、今までの単なる延長でなく、質的にも変える必要がある。ちょうどいい時期に来ていると思います」と発言した。

この時期の尾身氏の発言は、解除に妥当性があると考えているのか、いないのか、何を言おうとしているのか、私には真意がつかめなかった。良いも悪いも言わないということなのかと、首をひねるしかなかった。

重要なところでサイエンスを貫かないと、国民を裏切ることになる。このまま解除したら、英国型が増えて、医療崩壊が待っている……。

私のもとへ政治家や、政府や自治体の感染症専門の先生方から電話がかかってくる度に、同じことを伝えた。そして「ギブアップはダメです」と繰り返す。五輪も彼らの気にするところだ。これについても、私は同じ言葉を繰り返した。

「パンデミック時に五輪なんてダメです。百歩譲って、五輪を本当にやるなら、性根を据えて、市中感染を本気で減らしましょう。少なくとも緊急事態宣言の解除はGW明けまで待って、変異ウイルスの拡大も抑えませんと。また、入国を厳しくすべきです。最低限、10日の停留は徹底しないといけません。変異ウイルスのこれ以上の上陸を止めてください」

しかし、報道で政府の委員からの「打つ手なし」との発言が流れて以来、「解除もやむなし、仕方なし」の風潮が出来上がって来た。もういい加減、自粛に嫌気がさしている——という国民の気持ちもある。番組のコメンテーターやMCは世の中の雰囲気に敏感に反応する。結果として〝雰囲気報道〟が出来てくる。すると、「解除」が既定路線となっていった。いや、その雰囲気も創られたものかもしれない。聖火リレーの開始日は3月25日に迫っているのだ。

私にはこの風潮、雰囲気、流れに左右されるというのが全く理解できない。国民の生命、生活にかかわる重大事なのに、ウイルス学、感染症学の原理原則が通用しない。なんでそうなるのだろうかと強い疑問が湧く。しかし、首都圏1都3県の緊急事態宣言は予定通り、3月21日に解除された。

この状況下では、解除後の対策をどうするかが重要問題となる。追加の対策、何をどう強化していくかを解除と抱き合わせでやっていくしかない、と解説した。それは毎度お馴染みの検査体制の拡充、医療提供体制の確保が中心になるだろう。治療薬のことはもう議論にも上がってこなくなっていた。アビガンもイベルメクチンもカモスタットも、話題にも上らなくなった。

第5章 五輪開催決定の裏で

1 mRNAワクチン登場

2021年春、東京の桜開花予想は3月18日だった。その翌日には選抜高校野球が始まる。大阪健康安全基盤研究所の奥野理事長は、春の甲子園に向けて球児らのPCR検査を行っていた。検査して無症状感染者も見つけていけば、大会が開催できる。検査は5人まとめてのプール方式だったから、1000人のPCRもすぐに終わった。幸いなことに選手関係者、全員陰性で、大会は無事始まった。高校球児の熱戦が全国にテレビ中継されると、コロナ禍の暗鬱な世の中に、以前の日常を取り戻しつつある兆しのような希望を与えた。

3月20日、春分の日。私は白鷗大学の卒業式に出席した。学部ごとに分け、リモートを活用しての卒業式だ。晴れ着に身を包んだ学生は皆マスク姿であった。校歌は録音が流れるが、歌うことはできない。卒業生は最後の校歌を清聴して、粛々と式は終わった。今年度はほとんどの学校行事が中止になり、講義もリモートが多くなって、キャンパスは閑散としていた。学園祭もスポーツ大会も中止、ゼミ旅行もなかった。せめて卒業式の写真を加えて、卒業アルバムは後に学生の保護者宅に送付されるという。

2020年度は、大学の教職員の多くが〝卒業式を挙行できること〟を最大の目標としていた。最大限の感染対策をして、無事に卒業式を執り行って、学生を社会に送り出す。これが教職員一同の願いだった。それはどうにか実現できたが、華やぎも明るさも例年とは全く異なる。謝恩会も下級生の見送りもない。少しだけ卒業式に彩りを添えたのは、ちらほらと開花しつつあった薄ピンクの桜だけであった。

なかなか登校できない孤立した大学生活で、抑鬱状態になる学生も全国的に多くなっていた。コロナ禍の経済的困窮で保護者が学費を払えなくなり、休業要請で学生もバイトができなくなって、生活費に困る学生たちが増えてきた。全国の学校で学費免除、支払い期限の猶予、奨学金の拡大などさまざまな救済措置がとられてはいたが、退学者は増えていた。

そしてこの頃から、急にワクチンが話題のトップに上がってきた。ワクチンがたった一枚の政策のカード、切り札となってきていたのだ。報道も〝コロナ対策は何よりもワクチン接種だ〟という雰囲気になった。2021年1月18日に河野太郎議員が新型コロナウイルスワクチン接種推進担当大臣に任命され、2月中旬からは、医療従事者を皮切りに接種が始まっていた。ファイザー社製ワクチンだ。

河野大臣は、3月12日に「6月末までに累計1億回分以上の確保の見通し」であると表明した。コロナには打つ手がないという雰囲気の中で、このワクチンが救世主、頼みの綱という〝ワクチン一本槍〟の政策が動き始めた。

確かに「mRNAワクチンの発症予防効果95%」というファイザー社のデータは、驚異的な数字だ。この有効率は凄い。mRNAのワクチンそのものが新しいトライアルで、新型コロナで初めて登場した。mRNAとは、ウイルスが細胞の受容体に結合する突起部分にある、〝タンパク質の設計図〟である。それを脂質に包んで筋肉注射すると、細胞に注入されたmRNA

が翻訳されて、ウイルスタンパクの突起部分ができる。それが細胞表面に抗原提示されることから、抗体を産生する〝液性免疫〟だけでなく、キラーT細胞（CTL細胞）という〝細胞性免疫〟も誘導できるという。

細胞に入り込む前のフリーのウイルスは抗体で攻撃し、ウイルスがすでに細胞内に侵入した〝感染細胞〟はキラーT細胞で撃破する、という2段構えの防御免疫を持つと考えられる。キラーT細胞が誘導できるならば、ウイルスの排除効果は大きい。

これまでのワクチンの発症阻止や重症化阻止効果の上を行くことができるのか？　と私は興奮した。ただ、パンデミック時なのでウイルスの変異速度が速く、各地でご当地ウイルスのように変異ウイルスが勃興している。めまぐるしく出てくる変異ウイルスのトレンドに、どれだけワクチン効果が耐えられるだろうか、という危惧も抱いた。

当面の間は、ウイルスの変異に対応したワクチンを急遽製造し、そのたびに接種していくという、ウイルスと人間の〝イタチごっこ〟になるのかもしれない。しかし、ワクチン効果が減衰したとしても、交差性の免疫として働くであろう。外来で使用できる抗ウイルス薬の目途も立たない中で、ワクチンは朗報であった。

同時に、ワクチンの有効性・安全性は粛々と評価しなければならない。新しいワクチンであるから、現時点では接種直後の急性期の副反応しかわからない。接種部位の腫れや痛みのほか、全身症状としては倦怠感や発熱などが報告されていた。重篤な副反応として、アナフィラキシーショックが100万回当たり4件出ている（ファイザー社製ワクチン）。これは気掛かりではあったが、パンデミック時の現在の状況下では、社会の流行抑止と個人の健康被害を減らすなどの効果を考えれば、接種の推奨・拡大は、政策として間違っていないだろう。

次のカードはあるか

一方、冷静に考えるべき問題もある。接種後、長い時間が経ってからの副反応については、世界的にも接種開始から数ヵ月にしか満たない現時点では当然、不明だ。承認して広く国民に接種するようになった後の副反応事例を、広く長く検証する「4相試験」をやっていくことが必須であると、私は報道番組で強調した。

4相試験とは4段階で行われる、医薬品の臨床試験のことである。少数の健康な成人から始まり、少数の患者、大人数の患者と対象を変えて行き（ここまでが3相）、市販後も情報を集めて、新薬の効き目や安全性を確認していく（これが4相め）。国民の健康と安全を担保するためには、中長期的な人体への影響を視《み》ていくことは必須なのだ。しかし、報道で4相試験を口にしたのは私と奥野理事長ぐらいだった。〝希望の灯のワクチンにまで水をぶっかけるコメントをする偽学者〟とまたもやSNSでは炎上した。

現時点で行われている政策に妥当性があり、戦略として打ったとしても、それがダメだったときの次なるカードを用意しておく必要がある。そして、当初の政策の効果・影響を検証し、誤りだったときは国民に原因と結果を説明して、次のカードを明示する。そのようにして、国民の理解を得ながら政策を次々と、先へ先へと打っていかねばならない。

ワクチンを世界中で接種している〝ワクチン圧力〟下の環境では、ワクチンの効かない、もしくは効き難い耐性ウイルスが出現しやすいのはやはり心配だ。そんなウイルスが出現すれば、ワクチン圧力下にある市中に広がりやすい。これは必ず想定すべき懸案事項である。

この対策として為すべきは2点。ワクチン接種の迅速化と、変異ウイルスのモニターの強化である。接種と検査だ。変異ウイルスの拡大前になるべく速く広くワクチン接種をして流行そのものを抑え、ワクチン耐性ウイルスの出現、拡大、流行を抑止することがポイントである。

これは時間との闘いとなる。

河野大臣がワクチン確保については明言していた。輸入ワクチンなので、世界の流行状況や相手国とのやり取り次第という不確定要素はあるが、そこは大臣の言葉を信頼しよう。続く問題は、接種体制の整備だ。日本では、過去に学校でのワクチンの集団接種があったが、現在はかかりつけ医などの個別接種が主である。大規模接種や集団接種、個別接種を複合してやっていくことになるのか。だが、日本は現場が強い——これは、私が以前から畏敬の念をもっていることだ。だから、きっと大丈夫だろう。

先行してワクチン接種が開始されたイギリスやイスラエルでは、新規感染者数の抑制効果が出ていた。接種率が上がり、4割程度の人が接種すると、流行のカーブが下がった。ただし、それはソーシャルディスタンスやロックダウンなどの対策をした上での話だ。本当にマスクを外せるようになるには、さらに上の接種率が必要になる。もちろん、それも感染力の強い変異ウイルスや、ワクチン耐性の変異ウイルスが出ないならば、であるが。だいたい、このワクチンの効果はどのくらいの期間もつのか……まだ不明な点を抱えたままでの船出だ。

通常のワクチン開発は数年から10年、もしくはそれ以上の時間をかけて、有効性・安全性の検証を重ねて開発し、承認、製造となる。だが今回のコロナワクチンは、緊急事態の中でデータの積み重ねがほとんどない。類似のコロナウイルスであるSARSもMERSもワクチン開発には成功していない。ヒト風邪コロナでもワクチンはない。

このコロナウイルスで「ADE（抗体依存性感染増強＝体内にできた抗体によって、かえって感染や症状が促進される現象）」が出なければいいがと切に願った。コロナワクチン開発において、このADEが一番恐れるべき副反応だった。

2 「岡田さん、ADEって何？」

ADEについては、ワクチン開発、研究、接種で長い経験と実績のある奥野氏と何度も議論を重ねていた。彼は阪大微生物病研究所（微研）時代から、デングワクチンの開発研究に携わっていた。

デングウイルスのワクチン開発は、ADEの副反応等で難航を極め、本当に効果のあるワクチンは販売されていない。地球人口の3分の1がデング流行地に居住し、年間1億人もの患者が出るデングウイルス感染症のワクチンは公衆衛生上、極めて要求度が高い。だが大手ワクチン・製薬メーカーがしのぎを削っているのにもかかわらず、成功していなかった。近年も3相試験で有効性・安全性を確保できなかった。このワクチンの開発が、奥野氏の目標でもあった。

「岡田さん、ADEっていうのは怖いんですよ。今、新型コロナのmRNAワクチンで抗体をもつ。でも、このワクチンがどれくらいの中和抗体、つまり感染を防ぐ良い抗体を産生し、それ以外の効かない抗体をどれくらい産生するか？　その中身はわかっていませんね。まず、それが一点。そして次の点、このワクチンの効果はどれくらいの期間持続するのか？　それもわかっていません。打ってすぐの、今はいいんです。時間が経過すれば、中和抗体は低下します。

コロナウイルスって奴は変異が速いですから、変異ウイルスが出て、流行が制御されていなければ広がって、またウイルスに暴露されます。中和抗体が下がっていれば、再感染を起こすでしょう。そのときに、中和に効かない抗体がウイルスにくっついてマクロファージ（白血球のうち5％程度を占める単球）に感染するとですねえ、爆発的にウイルスが増殖します。すると、一気に増えたウイルスで免疫が活性化する、し過ぎて制御できない免疫暴走《サイトカインストーム》を起こす。こうなると手がつけられませんね。

デングはそうでした。2回目に他の型（デングはウイルスが4種あり、一つの地域で複数の型のウイルスが同時流行している）に感染すると、これになります。出血熱になる。血漿《けっしょう》が漏洩してくる。ネココロナ、ネコ伝染性腹膜炎ウイルスもそうです。つまり、この今の新型コロナウイルスがネコ型なのか（ネコ伝染性腹膜炎ウイルスと同じ挙動のウイルスなのか）、イヌ型なのか（ＡＤＥを起こさないタイプのコロナウイルスなのか）、わからないんです。

そんな長期的な副反応、安全性も見ないで今、一斉に打っている訳です。これは博打です、うまくいけばいいけどね。パンデミックで流行を抑えないといけないから、打たなきゃあかんのですが、実際怖い」

そんな奥野氏の言葉に、私は純粋な疑問をぶつける。

「でも、ワクチンをずっと専門にやってきて、テレビで解説しておられるワクチンが専門という先生方は、接種についてイケイケの話しかしません。彼らはデングやＳＡＲＳのワクチン開発の経緯も知っているはずですから、ＡＤＥの副反応リスクはわかっていますよね。でも、一言も言わないじゃないですか？」

彼はため息を吐いて答える。

「はあ、そうですね。ワクチンの専門家の挙動が政治的なんです。だから、リスクについては言わないんでしょう。壮大な博打を打っている訳ですから、怖いのはわかってるんですが、そこは言わない。私、ワクチン学会の理事会でこの新型コロナワクチンのＡＤＥについて言うたんですわ。でも、理事の誰も反応しない。無視です。これはひどかった。ワクチン学会の理事ですら政治的だと思いました」

なんと、日本ワクチン学会の理事会で奥野氏はＡＤＥを話題にしたのに、誰にも相手にされなかったのか。ワクチンメーカーからの研究費の流れを、岡部氏らが過去に新聞などで暴露されていたのを思い出した。

今や、このコロナワクチンで流行を抑止するしかないという状況下で、「ネガティブな意見を言っても仕方ないじゃないか」という気持ちも働いたのかもしれない。

しかし、その配慮はサイエンスではない。奥野氏は学会の理事会で、コロナワクチンのサイエンスを議論したかっただけだ。もはや、学会が本来の役割を果たしていない。これから後、ワクチン学会理事の肩書きでコロナワクチンの解説をする医師をテレビで見るたびに、奥野氏の話を思い出した。

だが奥野氏はくじけた様子を見せずに、こう続けた。

「このコロナウイルスの体内での、挙動が大事ですよ。重症化して亡くなった方の肺やいろいろな臓器の切片を使った病理検査の結果が大事です。どこの臓器のどの細胞に感染しているのか？　そういう基礎的な研究で、このコロナがどう悪さしているかっていうことも確かめないといかんと思います」

彼の目配りは細かく、的確だった。やはりヒトのコロナウイルスであるSARSウイルスのワクチン開発のときだ。試作の不活化ワクチンの動物実験（フェレット）の段階でこのADEが起こった結果、SARSワクチンの開発は頓挫したのだ。それを思うと、若い世代に無条件に「新型コロナのワクチンを早く打って」と言うのには、ためらいをおぼえた。まずデータを集積したい、冷静に視たい、と思った。

奥野氏が学会の理事会で黙殺された後のことだが、ワクチン学会は新型コロナのワクチンでADEが起こる可能性について認めた。だが、それは〝提言〟という形で、ほんのわずかに触れた程度のことだった。

尾身氏は知らなかった

インフルエンザウイルスでは圧倒的に感染防御抗体が多くできるので、ＡＤＥはインフルエンザワクチンでは問題にならない。

新型コロナワクチンでは、接種を先行的に開始している欧米諸国で、ある一定の時間が経過した後、つまりワクチン免疫が感染防御免疫以下に低下した頃の、ワクチン接種者の再感染の病態を注視することが重要だ。特に若い人の症状・病態をよく視るべきだ。通常であれば、コロナではあまり重症化しない若い人に、ワクチン接種後の再感染で重症肺炎を起こすような症例が有意差をもって認められれば、それは要注意だ。ＡＤＥが出るようなら、新型コロナのワクチン接種はそこでダメだという判断を下さないといけない。

私は田村大臣に電話をして、この新型コロナワクチンのＡＤＥの検証の必要性を説明した。

「これから未来のある若い世代に向けて、ワクチンの安全性を長期的に4相試験で視てほしい。特に確認していただきたいのは、ＡＤＥと呼ばれる抗体依存性感染増強で、この冬以降、先にワクチン接種を開始している欧米諸国で若い人に肺炎の増加があるかどうか、これを注視してほしいのです。私も論文や報告を注視してご報告申し上げますが、厚労省としても……」

「僕の周りでＡＤＥってことを言っているのは、先生だけなんでわからないのですが、厚労省に聞きますから」

尾身氏にも直接電話をして、同じことを訴えた。

「岡田さん、ＡＤＥって何？　僕はそんな細かなことはわかんない、知らないよ」

その反応に言葉を失いそうになったが、説明を続けた。

「ファイザーやモデルナのワクチンは、Ｓタンパクのｍ
ＲＮＡと言われていますが、Ｓタンパ

クの全部ですか？　それともRBD（レセプター結合部分）だけですか？　RBDだけならADEは起こり難いのですが、全部ならADEの可能性が出てくるかもしれません」

「RBDって何？　RBDとかね、僕は細かいことは全くわからない、それはね、誰かもっと専門の方ね、そういう人に聞いてくれないとね」

え……本当に……先生……。思わずその場に座り込んでしまった。尾身氏との電話を切ると、田村大臣からかかってきた。

「厚労省でADEがわかる人がいない。わからないみたいです」

ワクチン学会の理事会で問題提起し、無視されて立ち尽くす奥野氏の気持ちがわかった。誰一人、大臣にも分科会の会長にもこの情報を入れなかったのか。尾身会長にそこまで望むのは酷なのか。コロナワクチンのADEなんていう免疫学の最先端の議論は、現役の研究者でなければわからないのかもしれない。

走り出したワクチン政策は、「一本足打法」とも報道されたが、その裏にある危うさには私と奥野氏はテレビ番組で言及したが、他で見かけることはなかった。これをオンエアできちんと私に説明させてくれた「Nスタ」に私は感謝している。

それ以降も、私は田村大臣に「先にワクチン接種が進んだ欧米の若い人の、この冬以降の肺炎の状況を視て行くことです」と繰り返した。大臣からも電話がきて、情報収集と報告とディスカッションには余念がなかった。30分から1時間を費やして政策を議論する。私は、真摯に厚労行政に向き合う大臣の姿勢に感動すら覚えた。

ADEは怖い。だが、それを検証している時間もない。PCR検査も不十分なままで、コロナの病床も全く足りていない中で、ウイルスが拡がっている。日本の対策はワクチン頼みしかないのだ。もはや、それはやむを得ない。しかし、次のカードとして、治療薬の開発が重要だ。

治療薬については、ほとんど報道にも上がらなくなっている。1年前ならば、既存の薬でいかに治療するかが盛んに話題となったが、報道もまた、「ワクチンの効果と副反応」と「接種の順番」の話題ばかりになった。

今後を考え、国産ワクチンの開発、製造と新型コロナの治療薬の開発に予算を投入し、準備をしておくべきだ。医療のてこ入れはもちろんであるが、これだけ変異の激しいウイルスであるなら、政策としてはワクチンと治療薬の両方のカードが急務だ。

リバウンドの春

3月21日に2回目の緊急事態宣言が解除された東京では、ほんの数日でリバウンドの兆候があらわれた。

大阪府は緊急事態宣言を1月13日に発出し、2月28日に解除してから約4週間が経過して、感染が再拡大していた。また、それが英国型変異ウイルスであったことから、流行に拍車がかかった。

一方、東北でも火の手が上がっていた。宮城県は3月半ばから感染者が増加、仙台市長は「これまでにない急カーブを描いている。現在の危機的状況が継続する場合には人流抑制のため、まん延防止等重点措置、あるいは特措法に基づく緊急事態宣言も検討せざるを得ない」とし、独自の緊急事態宣言を出した。市内の飲食店は夜9時までの時短営業とし、加えて、無症状者対象の臨時のPCR検査場を設置した。検査はドライブスルー方式で1日300件が最大だった。

自治体、市が独自でやるなら、これが精一杯であろう。だが、「無症状感染者の検査をやって行こう」という姿勢を自治体が公に示してくれたことに、私は勇気づけられた。同じ考えの人もいるのだなと、救われる思いだった。なぜなら、サイエンスに立脚した私の主張は無視し続けられ、「自分の方がオカシイのだろうか？」という自問自答を繰り返し、悩んでいたからだ。こうして地方自治体、市が無症状キャリア対策をやろうとしている姿勢を示せば、国の専門家にも届くかもしれない。

さらに、自費の民間の検査センターができた。新橋では民間のＰＣＲ検査センターが長蛇の列となり、その近くのガード下では飲み屋が盛況となっていた。そんな両極端のシュールな風景の中を、私は何とも言えない気持ちで歩いた。

「モーニングショー」では、羽鳥アナの側でパネルコーナーの解説をしながら、国と自治体のコロナ対策の意識レベルの乖離を思い知らされた。都道府県知事の知事会では積極的に国へ要望を迫っていたし、国の対応を待たずに独自で動くのも当たり前になった。それまで霞が関に遠慮して様子見しがちだった知事たちが、積極的に前に出て主張するのが通常になった。県民、府民、都民、道民に寄り添うことが、その支持を得ることにつながる。知事の動き、働きが顕著になってきた。

仙台市が独自の緊急事態宣言を出した後、宮城県でもまん延防止措置の提言が出された。隣県の山形では過去最多の感染者数となった。北海道は新規感染者の6割を札幌市が占め、沖縄でも「予想以上に大きなリバウンド」、「第4波に突入するかも」と玉城知事が語った。感染者数の増加が止まらない大阪は全域で時短営業が延長され、愛媛県では中村時広知事が「もはや第4波に入った」とした。

そんな中、信じられないような政策の提案があった。

3月29日の「モーニングショー」では、ＧｏＴｏ代替の旅行割引として国が自治体を支援するという政策について取り上げた。赤羽国土交通大臣の説明では、ＧｏＴｏ事業の予算1兆

2000億円のうち、3000億円を充てるというのだ。「新しい旅のスタイル」として順守すべきことが示されたが、私としては「ウイルス学、感染症学の立場からすれば、どうか流行が収まるまで待ってください」とコメントするしかなかった。

国交省としては所轄の業界を救うための苦肉の策なのかもしれないが、省庁横断的に対応する特措法や緊急事態宣言、まん延防止措置などが運用されている中で、国の政策としては国民に〝ちぐはぐなイメージ〟を与える。政策には統一性が必要だ。メッセージに一貫性がなく、矛盾が見えていれば、痛みを伴う政策への国民協力はとうてい得られない。その3000億円をコロナ病院に回して欲しい、時短の飲食店に回して欲しいと、私は切に思った。

緊急事態宣言が解除されたこともあって、県をまたいだ旅行も急増していた。スマホのカレンダーを見ながら、私は次の心配をしていた。もうすぐGWだ。長い自粛疲れに加え、気候の良くなるこの時期、旅行に行きたいと思う人が増えるのもよくわかる。だが、このときに対策を打っておかないと、大都市圏から風光明媚な地方へのウイルスの拡散が心配だ。いや、その前にリバウンドで本格的に感染者数が増えて、旅行どころではなくなるかもしれない……。

3 パブリックヘルスの精神

この頃、伝統のある科学雑誌から公衆衛生学的な考察も含めた執筆依頼を受けた私は、その原稿で専門家の先生方に対して批判的な内容を書いた。そして、2019年のクリスマス前には武漢での肺炎集団感染のメールが来ていた事実も公表した。しばらく音信不通となっていた田代氏とは、このときに旧知の編集者が仲介してくれて、共同執筆をすることになった。

3月29日夜、私は田代氏とその編集者を永田町の山の茶屋へ招いた。離れの個室であるし、換気も十分に配慮されている。客がすれ違うこともない。政治家御用達の店だ。

その仕事の〝御礼の会〟という名目であったが、田代氏と今後のコロナ対策のディスカッションをしたかったのが本音だ。不明な点を議論でクリアにするという完全なる仕事モードで、メモを取るためのペンと紙を卓上に用意した。

約束の時間より前に、田代氏は姿を現す。最初はビール、次からは辛口の冷酒が決まりだった。私はお酒を飲まないから、杯を交わすのは編集者に任せることにする。考えてみると、田代氏と20年以上仕事をやってきて、仕事以外の会話をしたことはほとんどない。二度目の緊急事態宣言が解除されたばかりで、店は静かだ。3人は大きなテーブルに距離をとって座った。

ビールを一口飲んで、田代氏はすぐ本題に入った。今回のパンデミックでは、初期のリスク評価において大きな躓《つまず》きがあったことを指摘したあとで、今後のパンデミック対策における問題点を挙げていった。

具体的には、まず、ワクチン政策の国際的取り組みについてだ。現在、ワクチンの分配が国によって著しく偏っている。これは大きな問題で、国際的な視野に立っておらず、後々国際社会に禍根を残しかねない。田代氏は「ワクチン入手の先行きはそんなにクリアじゃないぞ。欧米が止めるかもしれない。契約と外交は別だ、そんなに甘いものじゃない」と言う。

パンデミック等の原因となるウイルスの分離は、季節性インフルエンザや新型インフルエンザなどの対応も含めて、途上国にもやってもらう必要がある。もちろん、技術支援などはする。その分離ウイルスからのアミノ酸・遺伝子解析情報や感染者の臨床症状と流行状況をもとにワクチン株ウイルスを選定して、ワクチンの製造を行うのは、先進国の巨大製薬メーカーだ。

一方で、できたワクチンは先進国でほとんどが使用され、途上国には恩恵はいかない。これを不平等として、世界には大きな不満と不信感が渦巻いていた。

「パブリックヘルスのワクチンで儲けようとする精神がいけない」のだと、田代氏は強調する。

「ＷＨＯはお金のハンドリングはできない」から、この問題を解決するために基金をつくったという歴史がある。途上国へのワクチンの円滑なる供与や資金援助等を先進国に強く促して、製薬メーカーから利益を供出させたのだ。その基金をもとに、途上国へ支援を分配する。２００７年、ＷＨＯ総会でこれをやってのけたのは、田代氏ら当時のＷＨＯのメンバーだった。

新型インフルエンザ事前対策の枠組みとしては、リスク評価およびワクチン開発のために、すべての国が脅威となるウイルスを供与することを保証し、また、すべての国に対してワクチンの公平なアクセスも保証されることとなっている。しかし、新型コロナ・パンデミックの今、この国際協調の精神がまったく消えている、と田代氏は憤った。

「コロナワクチンで巨額な利益が動いている。先進国等一部の国で、ワクチンのほとんどが使われている。これでは国際社会が壊れる。なんとかしないと、次なるパンデミックに大きな障害になるぞ」と声を荒らげた。

現在の新型コロナワクチンは、「すべての国に対してワクチンの公平なアクセスを保証」されている状態とはとうてい言い難い。日本はワクチン入手の出遅れを取り返すために今、懸命に国内輸入の努力をしているが、途上国に援助する等の公衆衛生《パブリックヘルス》の精神がコロナ禍ではまったく見失われている。今後、どうなるか。苛烈な流行の中では、途上国へのワクチン供与問題が出てくる。そのときのワクチン分配は全く見通せるものではない、と田代氏は言った。

「そうですね……」私は速記のごとく懸命にメモを取る手を止めて、畳に目を落とす。

今、先進国の中で最下位レベルのワクチン確保・接種の状況下で、国内向けのワクチン確保量が政権運営を左右するかの如く、俎上にのせられている。世論も内閣支持率も、ワクチン供給に大きく連動して動く。そういう目的もあって、ワクチン確保に奔走している政府与党に、国際的な目配りをする余裕など微塵も無いだろう。分科会のメンバーには、一時でもWHOの肩書を持った尾身、押谷、岡部の3氏はいるにせよ……。もしや、田代氏は遠回しに、日本のパブリックヘルスの精神は陳腐なものに堕ちているという忠告を、田村大臣にして来いと示唆しているのではないか……。

この日の番組資料の裏に田代氏の言葉を書きつけていた私は、急に情けなくなった。その資料には、「素手で今戦っている。ワクチンがない状況でどう戦っていくのかというのが今、お願いしていること」という小池都知事の発言が書かれていた。さっきまでこれを自分は解説していたのだ。今、メディアも政治も国民も、国内ワクチンの確保量と供給時期、とどのつまりは自分がいつ打てるのか？　それだけで頭がいっぱいだ。

そんな気持ちを見透かすように、田代氏は言い放った。

「だいたい、ワクチンを途上国へも行きわたらせなければ、どうなる？　あっちでも流行っているんだ、当然、新たな変異ウイルスが出るだろう。それがまた拡大して、次の脅威になり得る。人道上の問題もある。だがウイルス学的にも、ワクチンを使えば、そのうちエスケープミュータント（ワクチンが効かない新たな変異ウイルス）が出て、メジャーになる。先進国だけでワクチンを打って、『それで解決』にはならないだろうが！」

そう、この元上司はいつも逃げを打たさない議論をしてくる。だから、本気で感染症政策をやろうという政治家や官僚でなければ、この先生とは仕事ができなかったのだ。受け止め難い現状を、受け止める準備をしないといけない。

私は答えた。

「そうです。だから、ワクチン接種は時間との闘いです。エスケープミュータントは、ワクチンを打てば打つほど、効けば効くほど出やすくなります。だから現行のワクチン供給体制では、ワクチンが効かないウイルスが勃興してくる。それはリスクとして十分に理解できます」

政府はワクチン接種をラストカードのように見ている。いや、ワクチン接種政策だけで、いっぱいいっぱいなのだろう。ワクチン一本槍とも思える政策を繰り広げている。私はそのリスクを繰り返し、田村大臣にも他の政治家にも説明はしてきた。パンデミック時の変異ウイルスの問題、コロナウイルスの特性であるＡＤＥのリスクなどは、ワクチン政策の勝敗に直結しかねない。

だから、台湾のように早く手を打つべきだった。日本は島国なのだから入国を止め、ウイルスを侵入させない。そして、韓国並みに検査体制を整え、サイレントキャリアを隔離して、市中感染率を上げない。そうやって時間稼ぎをしながら、ワクチン接種体制を組んでいく。それは1年前から、私が繰り返し訴えてきた政策だった。だが、もはや、どうにもならない流行状況がある。都会にある保健所も感染症医療機関も地獄じゃないか。

そうだ、田代氏は鳥インフルエンザ問題の時も、自国のワクチン生産を「国防」として、国内ワクチンメーカーの保護を政府や厚労省に訴えていた。

奥野氏のいた阪大微生物病研究所もそうだが、国内のワクチンメーカーはそもそも公的な側面を持っていた。だから、私企業である海外の大手製薬メーカーに開発でも資金でも、政治家へのロビー活動でも勝てる訳はなかった。田代氏が守ろうとした国内メーカーのいくつかは潰れ、残ったメーカーも自社の開発能力では、コロナワクチンの供給ができる目途も現段階でたってはいない。それこそ外資と組めば別だが。

パンデミック時のワクチンは国際社会での争奪戦である。莫大な資金を注ぎこみ、メーカー側の副反応の責任を免除しての〝奴隷契約〟で確保するのが関の山だ。政府は今、そのワクチン確保に傾注している。現状はそれに賭けるしかないという状況に追い込まれている。

「田代先生、変異ウイルスが出たら、またワクチン株を変えて再接種もあるかもしれませんね。ブラジルのマナウスは集団免疫《ハードイミュニティ》を持ったと思っても、変異したウイルスで再流行した。ワクチンでもそうかもしれない」

「先のことを見通すのがこのウイルスではなかなか難しい。インフルエンザより変異が速い、多い、厄介だな」

「ディリューションミュータントのことですね」

ディリューションミュータントの恐怖

私は2020年12月27日に「日曜スクープ」で解説した、69番目と70番目のヒスチジンとバリンが欠失した突然変異《ミューテーション》のリスク評価を田代氏に聞きたかった。

「先生、あれって、アミノ酸が消えたってことですよね。コードする遺伝子が消えた。インフルエンザでは、せいぜいアミノ酸の置換、つまり、アミノ酸が別のアミノ酸に替わったっていう、そういう変異じゃないですか。もちろん、一個のアミノ酸が替わっても立体構造が変化するから、場所によっては危機的《クリティカル》にはなりますが」

「そうさ、一個アミノ酸が替わっただけでも、ウイルスが人の細胞の受容体に結合しやすくなって感染力が増すだとか、免疫エピトープ（抗体などの人の免疫が認識するウイルスの部位）なら中和抗体（感染を防御する抗体）が結合しにくくなって抗体が効かなくなる、ということがある。今の英国株の変異だってN501Yはアミノ酸の変異で、これだけ大問題になっている」

「そのアミノ酸の置換だけでも嫌ですが、問題はアミノ酸が〝消える〟ってことです。これはもっとドラスティックに、このウイルスが変異するってことですね？　インフルエンザウイルスからパンデミックウイルス（新型インフルエンザ）への大変異だって、こんなことしていないじゃないですか。アミノ酸を消す、つまり〝遺伝子を消す〟って、なんなのか……」

「そう、他のウイルスでも無いことはない。でも、ディリューションは滅多にない。ただ、このコロナはそれをやってのける。恐ろしいウイルスだ」

ここで、田代氏と私の会話について来られなくなった女性編集者が、たまらず質問を投げかけた。

「あのう、〝ディリューションミュータント〟とはどのような意味でしょうか」

田代氏は機嫌が良かったのか、珍しくかみ砕いて説明をした。

「ウイルスに人が感染をしますよね？ そうすると免疫ができる。例えば、抗体が認識する部分をエピトープと覚えてください。この抗体が認識するエピトープのアミノ酸はほんのいくつかで、狭いというか小さい。で、中和抗体、つまり感染を制御し、防止できる抗体ができます。これが認識する部分は中和エピトープという。ウイルスは、中和抗体ができると体内で感染ができなくなる。とたんに旗色が悪くなるんです。今回の変異ウイルスは、中和抗体ができると、その中和エピトープを遺伝子ごと消すんですよ。中和エピトープが消えてなくなる。だから抗体が効かない。こんなことをやってのけるウイルスだっていうことです」

編集者は顔色を変えて核心をついた。「それってワクチンで免疫ができても、認識部位が無くなる訳ですから、効かなくなるってことですよね？ ワクチンを普及させれば、そんな変異が出てくる可能性がありますよね？」

「そうです。抗生物質の耐性菌も同じ理屈です。でも、その効率と変異の仕方が、こいつらコロナウイルスの異常さ、なんです。これまでインフルエンザウイルスだって、変異ウイルスは出た。でも、それはアミノ酸が置き換わったというもの。このコロナはそうじゃない、巧妙ですよ。賢い」

田代氏の説明に、私も続く。

「賢いよりも怖い、恐ろしいんです。中和エピトープはいくつかできる訳ですから、一ヵ所消えても、他の抗体も細胞性免疫もあるでしょう。それが働く。でも、効果は減弱する。ただし、これだけの流行を起こしているとなると凄まじい勢いでウイルスが増殖して、遺伝子が連動して読まれる、つまり、エラーもたくさん出る、変異ウイルスがたくさん出る。そこへワクチンが打たれている。このワクチン圧力の中で、ワクチンに耐性のある変異ウイルスがセレクションされて、優勢《ドミナント》になってくるということですね。大流行しているから、こんな異常とも言える変異速度になっている」

「僕は、こんなウイルスいるのかって思ったよ。ワクチンを打つという政策で切り抜けてきたのがインフルエンザ対策。パンデミック・インフルエンザ（新型インフルエンザ）であっても、そうだった。でも、このコロナウイルスは、それが通用しない。ディリューションされたら、ワクチン効かないってことが起こってくる。これまでの常識が通じないウイルスだ。悪性《スキルス》だよ」

田代氏の言葉はつまり、政策のカードを別に複数用意すべきということか、と私は受け取る。

4 もう一つの脅威

ここで田代氏は目先を変え、感染症と歴史の関係について話し出した。

「これまでの感染症のパンデミックの歴史っていえば、やはりペストの大流行だろう。あのときカトリックはダメになった」

「そうですね、宗教改革につながりました」

「当時のヨーロッパ社会のカトリックや封建制が壊れたのが黒死病のペスト」

「中世という時代も終わったとされます。時代を変えた感染症です」

「そして、スペイン・インフルエンザ。あれで帝国主義がつぶれたでしょ。ドイツもオーストリアもね。まあ、イギリスは中途半端に残ることができたかな。僕はね、今回のコロナで覇権が変わると思っている。コロナでは中国が一人勝ちしているよね。感染症対策では、ああいう政治体制はうまく働く。一方で、米国ではトランプ政権下でコロナ対策は壊滅的だった。トランプ政権では、『金持ちは、より金持ちに』っていう考え方。WHOや公衆衛生への協力については、共産主義と思っているのかっていうくらい毛嫌いしていた。そこにコロナでこうなった。今まで自由主義が良いっていう流れだったけど、コロナ流行で世界が変わってきたなと思う。中国へ追随するアフリカ諸国やいろいろな国が出てきている」

　このコロナで世界の覇権すら変わりつつある。そんな有事に、日本のコロナ対策を担う人たちはその職責を果たしているだろうか？　今の分科会の専門家の先生たちについて田代氏がどう思っているのかを聞きたくなった。尾身氏や岡部氏の名前を出すことで、機嫌を損ねる可能性もあるが、国の舵取りをしている人間の評価は確認しておきたかった。

「田代先生、検査拡充をしない、さらにこの新型コロナでクラスター対策って、正気だと思えますか？　このコロナウイルスで破綻、負けが見えている政策をどうして打ち続けられるのでしょうか？　私なら、怖くてできません」

　田代氏は怒鳴り返してきた。

「サイエンスもポリシーもないからだ！　だから怖くも何ともないんだ！　そうだろう？　普

通の神経して、論文読んで、ウイルス学が出来ていたら、こんな対策、やっていられるか！　専門家会議でも分科会でもアドバイザリーボードでも、誰か一人くらいマトモな奴がいて、尻まくって、正論言って辞めるかと思ったら、誰も辞めない、言わない。無責任極まりない」

田代氏の言葉は相変わらず厳しい。あくまでサイエンスに立脚し、国民への責務を感じているからこそなのだろうが。

「私は先生の弟子で良かったと思っています。真っ当にサイエンスでパンデミック対策と向き合えたからです……」

料理を運んでくる仲居の女性は、普段ならばする説明もなしに、そっと並べては皿をかえていく。私は、一心にメモを取り続ける。

「この店は魯山人《ろさんじん》も愛した店。よくこんな店を知っていたな」

「先生をお招きするなら、こちらでと思っておりました」

田代氏は少し静かな口調になった。

「振り返ってみれば、２００９年のＨ１Ｎ１型新型インフルエンザ。それまでのＨ１Ｎ１型は消えたけど、Ｈ３Ｎ２型ウイルスは残った。何で残ったのか？　新型ウイルス（新型インフルエンザ）が出たら、それまでの季節性インフルエンザは消えるはずだった。でも、あのときは消えなかった。それまでのことはサイエンスで、仮説ではあるが、説明がついた。でも、今後は、これまでのサイエンスで説明がつかないことが出てくる、サイエンスが変わるかもしれないと思った。その変化を受諾し対応できる理解力と、そこから新たなる思考ができる柔軟性が大事なんだ」

わかるか、よく覚えておけということかと、受けとめる。

「２００９年の新型インフルエンザのパンデミックの後に、それを総括した提言を僕らは取りまとめた。そこにはＰＣＲ検査の拡充や病床確保も明記されていた。もちろん、その後に特措法も通した。それらを取りまとめたメンツ、岡部も尾身もみんなそうだけど、まとめただけで、実際に準備してはこなかった。やつらは、僕がやろうと言っても協力しなかった。

その事前準備がなかったから、今回、例えばＰＣＲ検査のキャパがないから検査を絞る。陽性者を入れる病床も準備されていなかったから検査のキャパが増やせずに、また検査を絞る。その代わりに古典的なクラスター対策なんて言い出す。『日本モデル』って言うけど、新しくもなんともない。ましてや新型コロナではろくに役に立たない。だから、どっこの国のプロからも評価受けてないじゃない。日本と同じように検査絞って、緩い規制でっていう先進国なんてないよね。どっこもついてこないじゃない。つまり、失敗っていうことだ」

そう言う田代氏に、私の考えをぶつける。

「その通りです。私はファクターＸは単にウイルスが侵入した時期の違いだと思っております。欧米諸国にはすでに２０１９年11月、12月にこのコロナウイルスが侵入して、水面下でかなり広がっていたと思います。下水のデータ、患者血清のデータからも２０１９年12月には市中で結構な数の患者は出ていたと推定されます。けれど、インフルエンザと誤診されていた。北半球は冬季ですし、症状は同様ですし、そうなるでしょう。で、市中感染が上がって、春に大きな流行になった。日本は武漢で大問題になってからウイルスが入って来た。クルーズ船でみんな意識が高くなっていたから、行動抑制がきいた。だから、第１波は大したことになる前に流行が抑止された。ウイルスが入ったのが遅かったことが幸いしたと思っています」

田代氏の言葉に力が入る。

「当たり前じゃないか！　武漢のウイルスが問題になってから、欧州は１ヵ月でヨーロッパ株が大流行したんだ。１ヵ月やそこらで変異ウイルスが出て、それが主流になって大流行するなんて訳ないだろ。とっくの昔に入って、感染伝播《トランスミッション》していたんだ。英国型の変異ウイルスだって、出てからロンドンで主流になるのに3ヵ月はかかっている。市中感染率が高くなって、トランスミッションがバンバン行ってて、それだけかかるんだ。武漢で問題になる前、秋にはイタリアにもフランスにもウイルスが入ってて患者がいたと思わないと、ウイルスの変異速度と拡大から考えても無理がある」

「そうですね。私も日本人や東アジアの人の血栓ができにくいこと、さらに極端な肥満が少ないことも影響はあると思います。ただし、それは重症化因子であって、感染ではない、流行の抑止ではないと思います」

「遺伝子の解析は、今後はサイエンスとしては出てくるだろう。ただ、欧米よりマシだからって、高をくくった政策はすべきではない」

「当然です。ですが、病床がすぐに逼迫します。というか、昨年5月1日段階で東京都のコロナ病床は2000床でした。今で約5600床です。さらにN501Yが主流になりますから、医療逼迫、ヘタすると救急救命がダメになります。

病床をこの1年で増やせないできました。国立病院などの不採算部門は2020年3月に統廃合が決まっていました。直前にコロナが出て、無期延期になっています。でも、延期というだけ。保健所も4割も減って、人員も予算も削られてきた。そこへコロナで疲弊しています。政府は1兆7000億円を投じてGoToトラベルをやっていますが、医療には予算がなかなか行かない。保健所に人も予算もなかなか行かない。政治のプライオリティーが経済なのです」

「病床数は、簡単に増えない。そもそも、尾身自身がだ——彼のいるJCHO《ジェイコー》（地域医療機能推進機構）は、社会保険庁の病院の赤字を解消させるために作られた機構だ。社会保険病院だとか厚生年金病院、ああ、船員病院もだな。経営が悪くなった病院の立て直しのために、非保険診療の人間ドックへの転換を推進したんじゃないか。病床減らして、人間ドックにしてきた人間が分科会長だって言うんだ。彼がやってきたことは真逆だ。彼の機構には2020年度に65億円のコロナ対策予算がついている。医療提供体制整備のためだ。だけど奴がやったことは、『人間ドックを受けると3つの検査がタダになりますよ』ってプランだった。僕の家にもその広告が送られてきたけれど、何やってんだ、65億で何でコロナの専門病床を増やさないんだ、何で専門病院の拠点を各地域に作らないんだって、頭にきちゃってさ。国民の命がかかってんだよ！　僕はね、バカは相手にできない！　国の感染症対策をやる人間の〝バカ〟は罪だ、国民のためにサイエンスを学べ！」

スイッチが入った田代氏の勢いは止まらなかった。

「それで医療崩壊だのって、現場は大変だよ。今、『病床増やせ』って言ったって、一般病床からの転換だから、他の病気が診られなくなる。そうだろう。もう1年前だよ、コロナの最初の頃、君が『検査増やせ』と言ったとき、『医療崩壊する』って専門家委員が言ってたよな。でも、あの段階で病床を増やさなきゃいけないんだよ。そもそも、真っ当にウイルス学やってたら、冬に患者が出るってわかるだろう。呼吸器感染症ウイルスの特性じゃないか」

インフルエンザが来ていない恐怖

田代氏は一息入れて、話を続けた。

「岡田さんは立川昭二先生にも教えを受けたでしょ。だから、感染症流行を社会から、あるいは世の中への影響からも俯瞰して見られる。立川先生の本、そう、『病気の社会史』だ。あれは社会と感染症の関係、感染症流行の歴史への影響も書いてある。パンデミックで世界は変わってきた、歴史も変わったんだ。歴史人口学の速水融先生は『日本を襲ったスペイン・インフルエンザ』って本を出していたよね」

「速水先生は歴史人口学で振り返れば、強毒性新型インフルエンザの発生は必然と話されていました」

新型インフルエンザ――自分で口にした言葉に引っかかった。今、コロナ禍で人類はほぼ2シーズン、インフルエンザの流行を経験しないままにいる。丸2年もの間インフルエンザウイルスの暴露を受けていないならば、国民のインフルエンザウイルスの基礎免疫は低下しているはずだ。

田代氏がギロリとにらみつけてくる。

「ウイルスの干渉現象（同時に複数のウイルスに感染したときに一方が増殖して感染を拡大し、残りのウイルスが流行を抑止される現象）は、細胞の感染実験レベルでは確認されている。では、社会、コミュニティーではどうか？　というと今回、コロナ流行でインフルエンザは流行っていない。問題は三つある。一つ目は季節性インフルエンザであっても1シーズン抜ければ、流行が大きくなったり、重症化しやすくなる。今年の冬は新型コロナ流行があったからすでに2シーズン抜けたことになる。コロナが長引けばもっと長い期間抜けることになる。では、二つ目は？」

「当然、新型インフルですよね？　ロシアのH5N8は7人の人感染が確認されています。あれはゲノムデータが知りたいです」

「そう、こんな状況下では、新型インフルエンザが出やすくなるだろうと思う。インフルエンザの基礎免疫が人類の中で低下している訳だからな」

「はい。そもそも、今の季節性インフルエンザの抗原変異も、もう行きつくところまで行っているように思います。H3N2は、なぜ2009年の新型インフルパンデミックで消えなかったのか不明ですが、もう長過ぎるくらい流行しています。H1N1ももう10年経過していますし、これ以上変異して、人社会で感染を繰り返すのは限界でしょう」

「だから、コロナの後には新型インフルエンザが来るという危機管理はすべきだ。H5型H7型強毒性新型インフルエンザだったら、最悪だ。三つ目は強毒性新型インフルエンザへのリスク管理だ」

「コロナで疲弊したところへ、パンデミック・フルーの不意打ちは最悪です」

「不意打ちじゃあないだろう、少なくとも君はわかっている」

ああ、政治家に説明に行けというのか。ただ、このコロナ禍で、そんなに心に余裕があって、理解力もあり、国を動かせるような実力のある政治家がいるならば、その人間を選んで示してくれ、ならば行くから……。

久しぶりの田代氏との再会は、濃厚なディスカッションの時間だった。上機嫌の田代氏と編集者を送り出して座敷に戻ると、食べる余裕のなかった食事が再度きちんと並べてあった。

「お召し上がりください。おひとりでごゆっくりと。お疲れ様でございました。いつもいつも先生は一所懸命お仕事されて」という、やさしい女将の心遣いが身に染みた。あまり食べられないこの客の体調もわかってのことだろう。私は何度もお辞儀をして帰った。

5 巧妙なウイルス

帰りの車の中で、コロナウイルスの研究者である水谷哲也教授（東京農工大学国際家畜感染症防疫研究教育センター長）に電話を入れた。少し前に、久しぶりにテレビ局で再会していた感染研の元同僚だ。〝同世代の同僚〟に会うのは嬉しい。彼は国内で数少ない、高名なコロナウイルスの研究者だ。感染研でパンデミック対策が私の主な職責であったのに対し、彼はウイルス基礎研究に徹していた。

水谷教授から、コロナウイルスの性質を確認したかった。確かめたいこと、それはさっき田代氏との話題に出た「ディリューションミュータント」、つまり「遺伝子の欠失」である。同じRNAウイルスでも、インフルエンザや麻疹のウイルスではあまり問題とならない、聞かない、この遺伝子の欠失によるウイルスの変異とはどのようなものか？　特にコロナウイルスでは、どのくらいの頻度で、どの程度の変異を起こすのか？

私は水谷教授に「この現象は稀。パンデミックで大流行しているから、たまたま起きて来たんじゃないか？　そんなに起こるものじゃないよ」くらいの答えを期待していた。

だが彼から「よくぞ聞いてくれました。これがコロナウイルスの研究の醍醐味です」という前置きのあとで聞かされた説明に、絶句した。

「コロナウイルスのディリューションミュータントは、すごいことをやってのけます。例えば、あの2002年のSARSウイルス、あれってもともとはコウモリからハクビシンを通って、人へ来たじゃないですか。コウモリのコロナウイルスがハクビシンに罹るようになった、つまりハクビシンに動物の宿主域を超えて感染できるようになったのは、ディリューションミュータントを起こしたからなんですよ。これは凄いことです。宿主域、すなわち罹る動物を変えたんです。同じようにハクビシンから人へ、さらに人から人へ感染できるようになって、SARSが誕生したでしょう。たぶん、ウイルスにとってはどっちでもいい、必須の遺伝子じゃない部分、その遺伝子を消して、だからコードするアミノ酸も消えて、それで感染する宿主域を変えるんです。違う動物の病気に変身するんですよ。こんな技を持つ、コロナウイルスは凄い」

宿主域を超えることは、感染する動物細胞を変えることだ。そう簡単な変化ではない。受容体の結合もある、酵素が働く至適温度もあろう、細胞内で増えるための諸条件もある、そんな凄い変化をコロナは遺伝子の欠失でやってのけるのか？　ならば、ワクチンの免疫エピトープの欠失は想定内と考えないといけない。

めまいがしそうだったが、水谷教授の次の言葉に、さらに打ちのめされた。

「それだけじゃないです！　豚コロナはね、もともと腸管感染症でした。下痢症ですね。でも、ディリューションミュータントが起こって、呼吸器感染症になった例があるんですよ」

「ええっ！　病気を変えたってことですよね。腸管で増えるウイルスが、上気道とか肺で増えるようになった……つまり、組織適合性が変わったってことですか。だから、病気も変わった」

「そうです！　コロナウイルスってサイエンスとして非常に奥が深いっていうか、巧妙っていうか。そういうウイルスなんです」

コロナウイルスの変異、遺伝子の欠失は、今後のワクチン政策の勝敗を決めるのではないか。病気だって、今回の新型コロナはどう変化するか分からないではないか。それだけじゃない。逆に遺伝子を付加して、コウモリのウイルスが人に感染しやすくなった。それで今回、新型コロナがパンデミックになった。武漢の研究所の人工説もあるが。このウイルスは読めない、まさにスキルスだ。田代氏が言ったスキルスの意味がより強く響いた。厄介なウイルス。怖いウイルス。恐ろしいウイルス。先の読めないリスクをはらんだウイルスなのだ。

ワクチン政策はもちろん必要だが、やはり、それだけに頼るのは危険だ。治療薬、国防としての国産ワクチン、病床問題、それらを取りまとめて統合した政策をやっていく必要がある。

田村大臣にはもちろん説明する。来週、河野太郎ワクチン担当大臣とはワクチンの説明のために番組で一緒になる……。車の中でそう思いながら、目を固く閉じた。コロナウイルスって、ウイルス学の常識を超えるウイルスじゃないか。パンデミックウイルスとしては最悪ではないか。田代氏が帰りがけに料亭の庭で放った言葉を、水谷教授の説明を聞いて明確に理解した。
「もう、コロナが出る前の世界には戻れない」

6 第4波襲来

4月3日、白鷗大学の入学式。学部ごとに会場を分けて、リモートを活用して行われた。春の風に桜の花びらが舞う中を、紺のスーツ姿の学生が体育館に入って行く。ソメイヨシノの巨木を毎年、卒業式と入学式に同じ場所から見上げてきた。その右手、思川の土手沿いにも、まだつぼみの堅い「思川桜」の並木が見える。色濃い紅色の思川桜は、ソメイヨシノが散って新学期の講義が始まる頃に、土手を濃いピンク色の帯に染める。ゼミの学生と一緒に思川桜を眺めながら最後に散歩したのはいつだったか。

去年、思川桜を見た記憶はない。そして、結果的にこの2021年の春も見ることはなかった。私の講義は受講人数の関係で、リモート講義となった。受講者数130人以上の講義はリモート、少人数では対面とリモート講義の併用となっていた。文科省も対面講義を増やす方向で、各校は感染対策をして学生クラスターを防止しながら、対面講義の再開を模索していた。

だが、新シーズンを迎えたこの4月、各地域の感染状況はさらに悪化して行った。英国型変異ウイルスの流行で感染者数が爆発的に増えた大阪府では急遽、吉村知事が小中高校の部活動を原則休止にし、大学は基本的にリモートとすることを求めた。文科省の通知に沿って、対面を予定していた大学の現場は混乱した。しかし、英国型は若い人にも感染しやすく、発症例が相次いでいる。要請は妥当なものだと私はテレビで解説した。

20代、30代で基礎疾患のない人が重症化したり、死亡した事例も発生していたし、大学のクラスターも珍しいことではなくなった。これが英国型の感染力の強さだ。リモートへの変更は致し方ない。例えば近畿大学では急遽、準備期間として1週間を休校とし、その翌週からリモート講義に変更した。

東京ではいよいよリバウンドが明らかになり、新規感染者数が1日あたり400人、500人と、大阪ほど急激ではないものの、増加の一途を辿った。やはり英国型が主流を占めていた。私は「飲食の時短中心の対策で、この変異ウイルスを抑え込むのは難しいだろう」と解説した。

変異ウイルスに感染すると、軽症・無症状であってもすべて入院が必要で、さらに退院するためには24時間をあけて2回のPCR検査での陰性確認が必須だった。英国型は体内で増えやすく、ウイルス量も多い。体外への排出量も多いし、排出期間も長い。なかなかPCRで陰性にはならない。そのため、変異ウイルス感染者の増加によって、まず病床への圧迫が起こった。さらに、流行が拡大して感染者数が急増し、入院の必要な患者も増え続けて、医療の逼迫は加速した。

そうして第4波は大阪、兵庫などの関西圏から火を噴き、英国型変異ウイルスは一気に拡大、感染者数の上がり方は冬季の第3波より急激で、数も上回った。

吉村知事は「これまでにない速度で感染が急拡大している。重症化率も高く、医療体制も厳しい」、「明らかに英国型変異ウイルスの影響が非常に強く出ている」と発言し、4月7日には独自の「医療非常事態宣言」を出した。このとき、大阪の重症者の病床使用率は7割を超え、3月28日から4月3日までの週で英国型変異ウイルスへの感染は74%を占めた。この数字は

「脅威的」と報道されたが、他国のデータを見れば、変異ウイルスへの急速な置き換わりは当然であった。尾身氏が私に「それがいつかだよね」と語っていた変異ウイルスの主流化が今、顕在化したのだ。

大阪の感染者数の急増は止まらず、4月13日以降、新規感染者数は軒並み1000人を超えた。4月19日、吉村知事は政府に3度目となる緊急事態宣言を要請し、「街全体の人の動きを停止するくらいの厳しい内容の緊急事態宣言が必要」と語った。

同時に、医療の逼迫が深刻化していく。ついにコロナの重症病床を確保するために、府内の59病院へ不急の手術・入院の延期を要請する状態に陥った。「モーニングショー」では、手術が延期になった患者とその家族のコメントを紹介した。すぐに命に関わることではないと言っても、1ヵ月、2ヵ月と手術が延期となれば話は違う。早く治療を受けたいという患者の気持ちは、誰もが理解し得ることだ。国民皆保険で誰もが医療にアクセスできるはずだった日本で、一般医療が受けられなくなるという事態がとうとう起きたのだ。

医療崩壊は多くの場合、最初に救急救命がダメになることから始まる。これについては欧米の先例もあって、すでに1年前から、いろいろな番組で取り上げてはいた。それがこの第4波で、大阪市大附属病院や大阪医療センターなど大阪市内の3次救急病院が受け入れ停止となり、現実の危機として降りかかっていた。軽症患者を扱う1次救急、24時間体制で受け入れる2次救急に対して、3次救急は2次救急まででは対応できない（心肺停止や脳卒中など）一刻を争う重篤な患者に対応する。いわば人命を救う〝最後の砦〟が崩壊しかけていた。

3度目の緊急事態宣言

大阪の医療の逼迫は止まらなかった。4月下旬には、救急搬送に数時間を要する事態が続出した。受け入れ病院が見つからず、救急搬送に46時間を要した患者も出た。救急車が酸素ボンベを大病院などの外来に寄って補充し、酸素をつなげながら搬送先の病院を探すという異常な事態になった。吉村知事は「医療は極めて逼迫している。宿泊療養者、自宅療養者で一定の症状になった方にステロイド薬を処方できる基準をつくった」と語った。

入院病床が満床の状態の大阪で、なおも新規感染者が毎日1000人近く上乗せされていく。多くの医療現場で患者が溢れ、保健所も入院手続きや療養ホテルへの割り振り業務をさばき切れない。「調整中」という人々が増え続けたのは当然の帰結だった。

調整している間にも重症化する人が出る。救急車を呼んでも、搬送先が決まらない。入院が必要な人も自宅療養となる。そもそも、軽症でも急変することがあるのが新型コロナの特徴であった。自宅や療養ホテルで死亡する症例が出てきた。ここに至って、最悪のスパイラルに陥った。

消防署員は「待機時間が長くなるのは痛恨の極み」と語り、「このままでは救える命も救えなくなってしまう」と言った。感染し、発症しても治療が受けられない。自宅療養を余儀なくされているが、「息を吸っても空気が入ってこないような苦しさが続く」のだ。それでも、病床も療養ホテルも空きがなく、自宅療養を続けるしかないという。

このため、大阪では往診で酸素吸入を行うという〝自宅酸素〟事態に陥った。酸素が必要な患者は、中等症以上として「入院が必要」と厚労省の診療のマニュアルにも記載されている。それがここで形骸化したのだ。

この事態を受け、大阪では、がん診療拠点病院でもコロナ患者の受け入れを始めた。がんの手術が延期になる人も出た。病院側は、これまではがん患者の感染リスクを考えて受け入れては来なかったのだが、がん診療の継続と感染防止を両立させる困難な状況をどうにか乗り越えていきたいとした。

東京でも、大阪の後を追うように感染者数が増え始めた。小池都知事は、緊急事態宣言を要請するタイミングを計り出した。各地方自治体から、次々とまん延防止措置の要請が上がり出した。流行を抑止するためには、人流を強力に抑える必要がある。しかも、もうすぐＧＷだ。

私は「Ｎスタ」で、「ＧＷはビッグチャンスでラストチャンス、学校も職場も休みになるこの時期にステイホームをすることでウイルスを封じ込めたい、ピンチをチャンスに変えたい」と繰り返した。虚しかったが、もう、そう言うしかなかった。

そして4月25日、政府は東京、大阪、京都、兵庫の４都府県に緊急事態宣言を発出した。菅総理は「ＧＷという多くの人々が休みになる機会をとらえ、効果的な対策を短期間で集中して実施することでウイルスの勢いを抑え込む必要がある」と判断したと語り、５月11日で宣言解除が原則とした。17日間の「短期決戦型」で、これは宣言の効果があらわれる２週間プラス３日の様子見期間と説明された。

言うまでもないことだが、先に期間を決めるより、そのときの流行状況や医療の状況で判断すべきだ。然るに期間が5月11日までと明示されたのは、なぜか？〝ＩＯＣのバッハ会長来日前に解除したい〟という思惑があるのではないか——との憶測が飛んだ。

「そもそも第3波のときにステージ3という状況で解除したために、短期間で第４波という事態を招いたことを振り返れば、早い解除は元の木阿弥《もくあみ》になりかねないのは自明だ」と私は解説した。「わかりやすく数字で言えば、東京の新規感染者数は、どんなに多くとも１００人未満、2桁までは下げるべきだろう」

ましてや、５月11日ということは、ＧＷの連休が挟まっている。クリニック、医療機関の休診日などで検査数が減ることが見込まれ、報告される感染者数は減るだろう。そのような数字で評価するのか。

アルコールやカラオケ提供店は休業、その他は午後8時までの時短営業とし、1000㎡以上の大規模商業施設は生活必需品販売店を除いて休業、イベントは無観客が原則とされた。東京都は午後8時以降のネオンや店舗の照明を消灯するよう要請した。街の暗さが人出の抑制になるという。1年前には「東京アラート」として、レインボーブリッジを赤くライトアップしていたのに——そんな記憶が恨みがましく蘇る。

もう、みんな東京アラートなんて忘れている。だから、どうしてこうなったかも検証されない。忘却の果てに、同じ間違いを繰り返すのだ。繰り返される緊急事態宣言の度に、流行規模も感染者数も大きくなる。それを変異ウイルスの出現のせいだけにしてはいけない。

7 想像を超えるインド型

この3回目の緊急事態宣言下で、不気味に頭をもたげ始めたのが、インド型変異ウイルスだった。今度は英国型から、さらに感染力の強いインド型への置き換わりが始まったのだ。

インド型は英国型の1・5倍、それ以前の従来型（武漢型）ウイルスの約2倍の感染力を持つとされる。主な変異はL452RとE484Qで、452番目や484番目のアミノ酸は、ウイルスが細胞の受容体に結合して細胞に入っていくときに関わる重要部位で、そこが変異した。452番目のアミノ酸がロイシンからアルギニンに、484番目のアミノ酸はグルタミン酸がグルタミンに変化している。感染力に関わるのは主に452番目の変異で、484番目の変異は免疫逃避の可能性がある。

この変異ウイルスが出現して、インドでは英国型を駆逐して一気に感染者数が増加した。日本の水際対策は、すでに英国型のときに失敗を経験している。それが第3波と2回目の緊急事態宣言を発出する主要因となったはずだ。その英国型より1・5倍感染力の強いインド型がすでに日本に侵入している。

インド型が問題となっていた2021年4月27日の時点で、日本で水際対策が必要と見なす流行地域29ヵ国の中に、インドは含まれていなかった。インドでは3月から感染者数が急上昇し、4月には1日当たり35万人もの新規感染者が出ていたにもかかわらず、である。インドの急速な流行拡大には、宗教行事や集会などの環境的な背景もあるが、感染力の強い変異ウイルスの発生は急拡大に強く影響したはずだ。

おまけに日本の空港検疫でも、インドからの入国者に感染者が急増していた。これは当然、インド型変異ウイルスと疑った方がいい。それなのに、インドからの入国検疫はこのような時点でも、出国前に自国で検査して得た陰性証明（これについては「現地では金で陰性証明が買える」との報道もあった）の提出と、入国時に日本の空港で抗原検査を受け、陰性ならば14日間の待機要請というだけの緩いものだった。「待機要請」など、事実上は形骸化している。特段の理由が無い限り入国できないという縛りはあるものの、インド型に対して検疫は実質上のザルだった。初期に痛い目に遭わされた〝ザル検疫〟がまた起きたのだ。

変異ウイルス流行国・地域に指定されていれば、これに「3日間の指定場所での待機と、PCR検査の再度の実施」が加わる。そうなったにせよ、潜伏期間は最長14日間あるので、検疫上はザルの目が多少小さくなったに過ぎない。台湾が、緊急または人道上の配慮及びその他の特別な許可（葬儀や家族の危篤など）を除き、有効な居留証を持っていない外国人の入国を停止し、PCR検査や感染ルートの追跡、感染者の隔離を徹底し、改善を重ねて対策してきたのとは雲泥の差があった。

4月27日の「モーニングショー」で、これを羽鳥アナと共にパネルで解説する。なぜ、このような初歩的な対策の遅れを取るのか。検疫官であれば、目の前を感染者がすり抜けていくことは十二分に認識しているはずだ。とにかく、「検疫が対応できるレベルを超える数の人間は入国させない」ようにするしかないのだ。パンデミック時には、海外からの入国は、まずは検疫所のキャパシティーに沿ったものとせねばならない。14日間の滞在先の確保と、完全隔離が無い限り、ウイルスは侵入してくると考えて、入国させないようにすべきだ。まして国内の流行が制御できていない状況なのだから……。

この前日、東京で80代の女性がインド型変異ウイルスに感染していたことが判明している。もう、インド型が市中感染していると想定しないといけない……。もはや、サイレントキャリア掘り起こしの検査やエピセンター潰しなどの基本対策すら、議論できる状況ではなくなった。まずは変異ウイルスのモニターと検疫をどうにかして！と叫びたかった。

死者の急増

私は田村大臣の電話に着信履歴を残した。ちょうど「Nスタ」本番前のCM中に折り返しがあった。２分あると思いながら、電話に出る。大臣が言ったのは2点だった。

「すでにN５０１Yの英国型は主流になっているから、検査しても意味がない。インド型の検査に変えます。感染研のプライマーを全国の地方衛研に送らせて検査させる。今の変異ウイルスの検査は43％まで来ているから、それを速やかにインド型に変える。あと、検疫問題は入国を絞るしかない。でも、それは法務省の管轄だ」

私も大臣に同意した。直後の本番で、井上アナとの変異ウイルスについての応答に、「即刻、検疫のキャパシティーの範囲内で入国者数を絞るべきです。これは法務省の所轄かもしれませんが、ご検討をお願いしたい」と話した。

4月30日「モーニングショー」。東京でも感染者は1000人を突破し、20代での重症化というショッキングな報告があった。基礎疾患もない、元気な20代男性だ。英国型ウイルスは基礎疾患がない若者でも重症化する可能性があることを強く注意喚起した。

また、GW中に多くの旅行客が訪れた宮古島では、変異ウイルスによる感染の急拡大が起こっていた。「我慢のGW」と言われながら、1都3県の人出は1年前よりも大幅に増加していた。特に空の便での増加が激しい。感染の多い東京や大阪に居るより、地方へ出てしまった方が安全だと思った人も多いという。人が動けばウイルスも運ばれる。その現象は約10日の時間差をおいて出てきた。

沖縄はそもそもGW前から感染者は増えていたが、それに拍車がかかった。アルコールの提供禁止や時短を守らない店舗も多かったという。離島の医療は逼迫し、まん延防止措置が取られた。〝観光で生きている島〟なので観光客を否定はできない。だが、医療体制が脆弱な離島でもあるのだ。

福岡でも、大阪、東京を上回る感染拡大に危機感が募っていた。5月12日、まん延防止措置が適用されている北海道でも感染者数は過去最多を更新した。ウイルスは大都市圏から飛び火し、また、近隣の県には沁み出るようにして感染者が増加、確実に地域医療を蝕んでいた。

こんな状況下で、人流を作り出すようなイベントは避けるべきであろう。この春から始まった聖火リレーを見物しに多くの人が沿道へ繰り出したのを思い出して、私は暗い気持ちになった。東京五輪のマラソンが札幌で行われるというのは、皮肉にも思えてくる。おそらく北海道知事は頭を抱えているだろう。しかし、五輪テストランを中止する権限が果たして彼にあったろうか。

GWが明けるとマスコミは、緊急事態宣言はいつ解除するのかという話題になる。解除なんてできる訳はない。インド型の拡大を予測し、大阪の医療状況と死者数を考えれば、一目瞭然だった。

この第4波で大阪での死者は急増した。2021年3月以降だけでも、自宅療養やホテル療養、入院調整中などで症状が悪化し、病院に入れずに死亡した人数は、年末年始の第3波と比べて17倍にも上った。しかも、自宅などで悪化して、入院先で亡くなった人数はこれに含まれていないのだ。

30代の男性が自宅で死亡していた。大阪のコロナ患者を受け入れている医師は、「死者が急増しているのは、病床不足で必要な医療にたどり着けないという要因が大きい」と断じていた。この若い男性の死は、自宅やホテルに往診をし、さらに、重症化する前に酸素投与や投薬を開始する体制をつくらないといけないことを物語っている。

大阪ではコロナの急変に対応して、解熱剤、鎮痛剤、せき止めなどの薬の他に、中等症以上では在宅使用できるデキサメタゾンの投与も開始した。

知り合いの記者からは、男性が自宅の部屋で酸素吸入をしているスマホの写真を見せられた。点滴袋はタンスの取っ手に引っ掛けたハンガーに吊り下げられている。こうやって治療を受けているのだ。この患者はまだいい方かもしれない。保健所職員が「電話しても出ないので、訪問してみたら自宅で死亡していました」という記事も目新しいものではなくなっていたのだから。

5月7日の「モーニングショー」では、緊急事態宣言を5月31日まで延長し、愛知、福岡が追加されることを報じていた。東京でもじわじわと入院療養調整中の感染者が増えていた。東京も緊急事態宣言の一定の効果で爆発的な感染拡大は抑えられてはいるが、いい方向にはまだ向いていない、解除なんてとんでもない、と私は解説をした。

もちろん、ビアホールや居酒屋やカラオケ店などの窮状もある。そこへの補償はお願いしたい。私には「補償とセットで」としか言いようがなかった。そんな中でも政府は、五輪開催には「安心安全な大会は可能」という意欲を示していた。

そして、東京でインド型の感染者が5人見つかった。インド型変異ウイルスの検査は一部の研究所で行われているにすぎなかったが、懸念されていたインド型が、とうとう東京都健康安全研究センターの調査で5人判明したのだ。そのうち4人は海外との接点はなかった。市中感染だ。

感染研によれば、インド型は感染力が強く、ワクチンの効果が低下する可能性があると指摘されている。さらに、日本人の6割がもつ白血球のHLA‐A24の認識をすり抜ける、つまり免疫効果を減らす性質が知られていた。日本で拡大することは間違いないであろう。後は、それをどれだけ遅らせられるかだ。東京都は発熱相談件数も増加し、連動するように新規感染者数が上がってきた。

緊急事態宣言地域は、5月12日現在で、東京、大阪、京都、兵庫、愛知、福岡、さらに23日には沖縄が追加された。北海道、岐阜、三重は、まん延防止措置である。

分科会からは新たな戦略として、「積極的検査戦略」が打ち出された。抗原検査キットを活用した積極的な検査戦略を柱とすると、尾身氏から説明された。5月中旬を目途に、高齢者施設や医療機関などに抗原検査キットを800万回分配布するという。目新しいことではない、初期の段階からやるべきだったことを、こぢんまりと、しかも余った検査キットで始めるだけではないのか？　事態は彼らの遥か先で、急な坂道を転げおちる勢いで悪化していた。

8 「五輪は政治の問題だからね」

5月から、ようやくワクチン接種の動きが加速していた。17日「モーニングショー」では、「東京・大阪、大規模接種、まもなく予約開始、ワクチン接種券届かず混乱も」をテーマとした。ワクチンの大規模接種は「有事」の官民作戦で、自衛隊を投入した。菅総理の特命を受けた杉田和博官房副長官が防衛省、厚労省、総務省などからなる約10人のチームを編成し、1月下旬から動いていた。河野ワクチン担当大臣とは別系統で準備され、特命チームの存在は公にされず、計画にも箝口令《かんこうれい》が敷かれていたという。

市区町村の自治体で行うワクチン接種とこの大規模接種は、異なるラインで計画を進めたために連動はしていない。だから、「自治体接種」と「大規模接種」の二重予約が発生、それをキャンセルしないと稀釈後のワクチンが余って、破棄するしかなくなる。大規模接種の予約が開始され、1人分の予約をとるために家族や友人みんなで同時にアクセスして、サーバーが混雑する原因ともなった。

一方、接種券がなければ予約はできない。接種券の送付状況は、自治体によっても差が生じていた。私のところに接種券が届いたのは2ヵ月以上経過してからだった。

このときの日本の状況は、人口100万人あたりのワクチン接種回数でOECD加盟国の中でワースト1位。これをどうにか打開したい。五輪の開催がかかっているため、官邸も必死であった。そんな政権の思惑の一方で、支持率が急落した。5月15日・16日のANN世論調査では、菅内閣の支持率は支持35・6％、不支持45・9％と、不支持が前回調査時より8・5ポイント増となった。「ワクチン接種がうまくいっていない」と感じる国民は85%に上った。五輪開催については「7月開催で良い」が15%、「さらに延期が良い」が33%、「中止が良い」が49%であった。

企業のトップも五輪開催について発言した。楽天の三木谷浩史会長兼社長は「五輪開催は正直言って自殺行為だ。世界中から人が来る。大きな国際大会を開催するのは非常に危険、リスクが非常に大きく、今年開催するのに私は反対だ」と米CNNに答えた。ソフトバンクグループの孫正義会長兼社長は「日本だけでなく多くの国々が、五輪が開催されることを大変懸念している。そのような厳しい状況下で、どうやって選手派遣を各国が支援できるのかわからない」とした。

五輪反対への意見が強まる中、菅総理は5月14日に「国民の命や健康を守り、安心安全の大会を実現することは可能だ。しっかり準備していきたい」と表明した。来日する大会関係者は一般国民と接触しない、滞在するホテルを指定するとし、行動制限の違反者には強制的に退去を命じることも検討している、GPSによる位置情報把握もする、という。

7月には予定通りに五輪を開催したい、秋には総選挙もある。そんな民意とかけ離れた政治が進行するのへ冷や水をかけるように、変異ウイルスは国内に浸潤、拡大しているのだから、報道はどうしてもギスギスしたものになる。

「感染症学、ウイルス学からしたら、国際的なスポーツイベントは集団形成《マスギャザリング》となりやすく、感染症流行が起こりやすい。感染症流行の発生時には、人の移動や集会は止めるのが基本です。五輪はそれと逆行することで、選手はコントロールできても、関係者までは無理ではないでしょうか。入国を止めたいが、〝まず五輪をやりたい〟が先に立つ政策です」と、五輪を否定する意見を私は番組で話すしかなかった。

「五輪はね、嫌だよね」

ワクチン政策推進と歩を揃えるように、インド型変異ウイルスは急拡大しつつあった。インドでは「コロナによる死亡を免れた家庭があるとは思えない」と言われるまでの惨状だった。肺炎の患者が多発し、深刻な酸素不足に陥ったインドに対して、日本政府は酸素濃縮器と人工呼吸器をそれぞれ300台提供していた。

インド型変異ウイルスが英国型に取って替わって大流行を起こしたら……。国内のワクチン接種がまだまだ低迷する中で、それが目前に迫った危機であった。そこに、またも〝ザル検疫〟問題が、五輪を目の前にしたこの時期に追い打ちをかけていた。

「Nスタ」5月17日のテーマは「インド株広がり凄すぎるけど、大丈夫?」だった。尾身氏は「日本でもインド型がポツポツ見つかっている。インド型がイギリス型を凌駕する可能性はありえる」と発言していた。つまりは、インド型の監視体制を強化する必要があるということだ。英国公衆衛生局はインド型の感染者数は520人から1313人と、1週間で2・5倍に増加したと発表した。

日本では、この日、また新たに1人、インド型への感染者が大阪で見つかっていた。私は「国内のインド型へのスクリーニング検査の早急な拡大。そして、早期に症例を検出して、隔離。また、海外からの帰国者のウイルス検査の強化。これらを直ちにすべきですが、何より大事なのは外国からの入国制限です」と番組で強調した。

メディアに出れば、緊急事態宣言、まん延防止措置、感染者急増、医療逼迫、変異ウイルス拡大、ワクチン接種、検疫問題、そして五輪開催問題が同時にテーマとして降ってくる。「流行を抑止したいが五輪もやる」というのは、ウイルス学的には無理な議論で、だから、対策にサイエンスがなくなる。「パンデミック時にオリンピック開催という、世界史上はじめての愚行を21世紀のウイルス学をもってして、なぜ断行するのか？」と聞いてくる海外の研究者仲間からは、「世界的にも迷惑である」と断じられた。

そして、この期に及んでも改められない、検疫の〝ザル状況〟は大問題だった。

だいたい、インドではPCR検査がなかなかできない。インドのPCR検査の陽性率は50％を超える脅威的な数字を叩き出していた。空港ではインドからの搭乗者の陽性者数が急増していたが、その感染者のウイルスは十中八九、このインド型であろう。空港で侵入を防げないウイルスは国内に確実に拡散した。入国をどうにかしなければならない。

私は直接話すしかないと思って、尾身氏に電話をかけた。その日はつながらなかったが、翌朝折り返しがあった。

「もう、インド型は入っちゃっているからね、仕方ない。でも検疫は、強化はしてもらうよ。国内でインドが主流になるよね、それがいつだろうってことだけれど。五輪はね、政治の問題だからね、僕はやるやらないは、どうこう言わないよ」

「尾身先生、英国型ウイルスが入ったときも同じ言葉をおっしゃっていました。入っちゃっているから仕方ない、いつ主流になるかだよね……って。英国型のときと、同じことを繰り返しています。コロナパンデミック時に五輪は危険です」

「まあ、ねえ、五輪はね、嫌だよね。でもね、五輪はね、政治だからね」

直球過ぎたのか、尾身氏は困ったように言葉を詰まらせた。

「だからね、五輪をやるんだったら、どうしたら、いいかだよね、それを考えるのが僕らのね、役目でね」

やるかやらないかは政治の問題で、分科会の感染症関係の専門家は「やるなら、どうするのか」を議論すると言うのか。反対する声がこれだけあっても、すでに、戻れない段階ということか。私は口を噤《つぐ》んだ。本当にパンデミック時に五輪をやるんだという純粋な驚きと、ならばどうなってしまうのかという恐怖感が入り混じる。いや、冷静になれ、諦めてはいけない、まずは足元の政策を、切迫した問題からお願いするのだ。そして原理原則を貫くしかない。

「先生、お願いします。まず、インド型変異ウイルスの検疫強化をしてください。それから五輪は無理です。集団形成《マスギャザリング》はせめて延期にしてください。国内の人流が止まらなくなります。それを分科会で、内閣官房で、官房長官と総理に意見してください。ウイルス学としてはダメだと、その表明が大事です」

「まあ、政治だからね、五輪は。時機を見てね。なんでも時機と頃合いがあるからね。君はね、女だから正論言えるのね、純粋に生きられるのね」

と尾身氏は答えた。女だから――。

9 「安心安全の五輪」とは

5月7日に総理が「1日100万回の接種を目指す」という、決意表明のような目標を掲げて以来、さまざまな場所で関係者の努力が尽くされた。「7月末までに高齢者の接種を終える予定」とも総理は発言した。高齢者には慣れないネット予約や、大規模接種と自治体接種との二重予約など混乱が指摘されたが、短期間に経験の無いことをやって行こうとしているのだ。

田村大臣は「走りながら、考える」と言った。厚労大臣の本音だろう。集団免疫に近づくためには、多くの人への接種をインド型が流行る前に成し遂げることだ。拡大していくインド型変異ウイルスの強い感染力を考えると、国民の8割以上が接種しなければ集団免疫には至らないのではないかと私は考えた。ただ、このワクチンがどれくらいインド型に有効性を持つのか？　また、どれくらいの期間、ワクチン効果を持続できるかも不明である。そもそも、インド型変異ウイルスの基本再生産数も明確ではなかった。不安だが、ワクチンを進めることしかないという政策になっていた。

ワクチン接種を進めることで、東京五輪開催を実現するという思いも政府には強くある。接種が開始されると、次は五輪開催議論が報道の主軸になってきた。しかし、東京都の夜の人出は思うように減らず、感染者数は緊急事態宣言後3週間を経過してもピークアウトするには至らなかった。1月の緊急事態宣言では2週間でおおよそはピークアウトが認められたが、今回は3週間でもピークアウトしないのだ。都内の人流もGW中など一時期は減少したが、再び増加に転じ始めていた。

東京都健康安全研究センターからは新たに2名のインド型感染者が報告された。インド型変異ウイルスは、まだ、地方衛生研究所などで検査がルーティンに行われている状況ではなかった。田村大臣が私に「感染研に試薬を地衛研に配布させて、ルーティンでインド型の調査をする」と語ってから、もう長い時間が経過していた。

5月23日の「日曜スクープ」では、〝時事論考〟として「緊急事態宣言下でも五輪開催、コーツ副会長発言と感染症対策」を取り上げた。政府の分科会メンバーである舘田氏は、「緊急事態宣言が出されている状況で五輪ができるとは思わないし、やってはいけないのがみんなのコンセンサス」としていた。みんなのコンセンサスの〝みんな〟は、誰を指すのであろうか？

尾身氏の「五輪開催の可否には踏み込まない、それは政治が決めることだから、自分は判断する立場にない」という言葉を思い出す。その時の話では、舘田氏のような発言は出なかった。

これは分科会での発言か？　アドバイザリーボードでのことか？　舘田氏は諮問委員会にも名を連ねている。とにかく〝みんな〟にも、同様に早く発言してほしい。

大会組織委員会の橋本聖子会長からは、①大会関係者数の削減の徹底、②行動管理・健康管理の徹底、③医療体制見直しの徹底、という「3徹の推進」が示された。それに対し私は、「そもそもパンデミック時に五輪なんかありえない。重症者が1300人を超え、中等症の人も増えている。大阪では入院できずに自宅で酸素を吸入する人が出ている状態だ。国内のコロナ対策を最優先に進めてほしい」と意見を述べた。

五輪では1日あたり5万件から6万件の検査をするとし、選手は毎日検査、大会関係者は入国後3日間は全員毎日検査をするとされている。しかし、そんな検査数が可能であるならば、国内での検査拡充を先にやってもらいたかった。

さらに、IOCのコーツ副会長が「ファイザー社との調整が付けば、選手との接触が多いスタッフにもワクチン接種を協力する準備がある」「選手の60％は自国政府からのワクチンを接種済み、ファイザーワクチンがない国に提供すれば80％になる」とワクチン提供を含めた感染症対策とパッケージで、開催の方針を打ち出してきた。

この日の「日曜スクープ」では、東大大学院の仲田《なかた》泰祐《たいすけ》准教授らの試算を紹介し、海外からの入国・滞在自体の影響は限定的であり、日本人の人流増加の影響は開催の仕方によって大きくなり得るとした。「コロナ禍の応援様式」を奨励し、人流抑制のためパブリック・ビューイングは禁止し、無観客で開催するという案だ。一方、政府・大会組織委員会内では、無観客ではなく、一定の観客を入れて開催すべきだとの意見が強まっていた。

私は「無観客か有観客か」という議論ではない、「やるかやらないか」の議論であると思っていた。五輪開催はリスクが高すぎる。五輪をやれば、人々の気分も上がる。人流が増えるに決まっている、少なくとも絶対に減りはしない……。そもそも、水際でウイルスの流入を防ぎきれる訳はない。防ぎきれなかったからこそ、これだけ変異ウイルスで苦労しているのだ。世界中から選手のみならず、関係者が集う集団形成《マスギャザリング》で、各地のウイルスが持ち込まれるリスクは大きい。

だいたい、緊急事態宣言下でも、その状態が長引けば人々は外に出てくる。現に、それを抑えられずに感染者数が増えた。五輪開催となれば、「五輪をやっているくらいだから」という発想になり、人流が増えるだろう。国民には自粛疲れもあり、そう思ってしまうのも当然だ。だが、インド型の心配のある今、それは危険である。仲田准教授らの研究データは、僅かな人流の増加でも流行につながるという警告と読むべきだろう。私はそう解説した。

五輪開催が前提だから

「日曜スクープ」を終えて、帰りの車中で田村大臣からの電話をとった。大臣はすぐに本題に入った。

「インド型変異ウイルスは、検疫『10日停留』に変えました。ようやく危険国を止められた。CDC（米国疾病予防管理センター）でも、出国前検査をしてから入国後10日の停留観察で、14日と同程度の効果が見込めるとしています。入国阻止で抑えて、検疫で抑えて、拡大を抑えていく。そして、それまでにワクチン接種をどんどん進めていきます」

最大14日の潜伏期間があるのだから、10日間停留では理論的には2、3日の期間はまだ感染のリスクはなくならないにせよ、激減するだろう。ただ、もう、国内にどれくらいインド型が入っているのか……。大臣としても、もっと早くに10日にしたかったにちがいない。

私は、パンデミック時に安心安全の五輪はできるはずはない、という思いで訴えかけた。

「そうは言っても、さまざまな変異ウイルスが入ってきます。大臣の言う10日の停留を五輪関係者にできる訳はありませんよね。行動規制も選手は可能でも、関係者は無理ではないでしょうか」

大臣はこう答えた。

「国民に行動変容をお願いします。まずは『自宅でテレビで観てください』とお願いする。当然、無観客がいいに決まっているけど、その時点での国内状況、つまりプロ野球、観劇などの入客の基準を見ていくことになると思います」

開催の有無ではなく、観客を入れる、入れないに置き換えての返答だった。このとき、五輪開催がもはや政府の決定事項であることを思い知らされた。

しかし、開催できるような感染状況に日本はもっていけるのか？　それは、インド型の拡大状況に大きく左右される。この感染力の強いウイルスなら、現在の対策では五輪開催前に新規感染者数は大きくなる。だいたい、インド型の国内サーベイランスが出来ていないではないか。実態把握をろくに出来ていないままで、開催を決断していいのか？　私はその方向から五輪開催の困難を訴えたが、大臣の答えはかみ合わなかった。

「インド型変異ウイルスの検査は、今、民間にやらせてます。地方衛研にやらせるための試薬を感染研に作らせてプロトコールを一緒に配布してますから」

「大臣、それは前も同じことをおっしゃられていましたが、その後、かなり時間が経過しています。なかなかうまくいっていないのでは？　なぜ、遅いのでしょう？　十分にモニターできていないので、一部しか把握できていません。リスク評価ができません」

「試薬と機械の相性がある、と聞いています。今は変異ウイルスの検査は検査全体の40％くらいでやっています。もう、英国型がほとんどを占めるようになっていますから、変異の検査は英国型をやめてインド型に替えます」

この話は前の電話と同じだ。インド型の検査はどうして簡単にはいかないのか。深呼吸をし、冷静に大臣と話すように努める。ならば、人流をおさえる対策になるのか？　緊急事態宣言について、大臣はどう評価し、これからどうするのか？

「緊急事態宣言は、ある程度効いていると思います。英国型変異ウイルスが主流になっても下がってきていますから。僕としては、緊急事態宣言が効かなくなるのが怖いんですよ。2回目の緊急事態宣言でも、結局、後半に人流は増えてきちゃった。これが怖い。慣れ、もしくは嫌気でしょうか。国民のみなさんが『もう嫌だ、もういいや』ってなるのが怖い。やはり、出口が見えないと、そうなると思う。だから、そうなる前に、少しでもワクチンの接種状況を上げたい。出口が見えてくれれば、『もう少しだ、頑張ろう』となる。希望は見えてきていますから」

大臣が今の気持ちを切々と語っているのがわかる。一生懸命さが言葉の抑揚でも伝わってくる。国民の健康・医療問題から労働問題まで、厚生労働省の守備範囲は非常に広い。コロナ対策では失業問題もある。そこに五輪がくる。すでに緊急事態宣言を打っている中でも、変異ウイルスが拡がり、医療も検査も薬も足りない……八方ふさがりとも思える中で、その突破口としてのワクチン接種拡大、それに賭けているのだ。

「光はある、と強調したい。そこまでの努力と接種になんとか導きたいんです」

という田村大臣の決意表明のような言葉が、私の胸に残った。

「でも、大臣、インド型のウイルスは甘くはないから……」

それ以上の言葉を飲み込んだ。精神論ではコロナウイルスは収まりません、と言いたかった。でも、それは田村大臣も十分にわかっていることだ。厚労大臣がパンデミック時に五輪をやりたいなんて思うはずもない。電話越しの声や言葉に苦悩が滲み出ていた。そのことが私を沈黙させた。

10 「尾身の乱」は何だったか

2021年5月31日「Nスタ」は、前週28日に行われた衆院厚労委員会での尾身氏の発言を取り上げた。東京五輪とインド型の流行について、「一般論として、たくさんの人が来ればインド型変異ウイルスの国内流入のリスクはあると思う」とし、五輪の開催については「やるかやらないか、正式なことはわからない。仮にやる場合、海外からの訪問者、大会関係者を含めてなるべく少なくすることが重要」と発言した。

続いて6月2日には、「感染防止を徹底するのは大会組織委員会の義務」と訴え、周囲を驚かせる発言をする。

「今の状況でやるのは普通ではない訳だ。パンデミックの状況でやるのであれば、開催規模をできるだけ小さくして管理体制をできるだけ強化するのは主催者の義務だ」

10都道府県に緊急事態宣言が出ている中、五輪の延期、または中止を求める国民世論の強くなった中での分科会会長の明言は、大きく報道された。いわゆる「尾身の乱」として、科学者の良心とマスコミや世間には好意的に評価された。

だが、私にとっては落胆しかなかった。尾身先生、もう、遅いじゃないですか……五輪開催がすでに政府の決定事項となった今になって、言うのですか？　先生は、五輪開催の可否を言う立場にはない、とおっしゃっておられましたよね……。

この1年半を振り返れば、ろくに検査体制も拡充せず、先生が理事長を務める病院ではコロナ患者をあまり受け入れず、ワクチン接種の状況は発展途上国以下にまで大きく出遅れた惨状の中で、今更何を言うのか？　検査して、感染拡大を防ぎ、経済を回す。その基本を無視したからこそ、今の自粛に頼った対策に至ったのではないか？　そこに国民の疲弊の原因もあるのではないか？

ヨーロッパや米国などとは異なり、日本はウイルスの入る時期が遅かった。だから、同じ島国の台湾のように入国を厳しくし、検査を増やすことでウイルスそのものをコントロールしてさえいれば、緊急事態宣言の繰り返しに至るような状況を回避できたのではないのか？　こんな状況になって、開催1ヵ月前に迫った段階で、いまさら五輪開催の可否に言及したところで、もう止められないでしょう？

やり切れない思いで、私は再び尾身氏に電話をかけた。

「五輪はね、組織委員会と政治の問題だからね」

やはり、関与をする気はないのだと言う。

「やると決めているんだから、感染リスクを下げることを自主的にね、まとめている。インド型もヤバいしね。そういう風にやってるの、わかって。『尾身は一生懸命やってるんだ』ってテレビで言ってね」

五輪を止める気はない、いかに自分ががんばっているかというアピールのためだというのか……。

この「尾身の乱」は実に効果的だった。五輪問題は、やる・やらないの議論がぱったりと消え、無観客か・有観客かに論点が見事に移った。さらには、五輪の大会関係者を14万人から5・9万人と半分に減らす、オリンピック・ファミリーとは何か？　そんな報道に移っていく。五輪問題が矮小化されていった。

まん延防止等重点措置への移行

6月11日「Nスタ」は、「東京など〝宣言〟解除検討…解除は妥当?」という内容を報道した。6月10日以降、私は「モーニングショー」には出ていない。見解を語るのは、「Nスタ」と「日曜スクープ」がメインになった。

6月20日に期限を迎える緊急事態宣言について、東京・大阪などが宣言解除の方向で検討に入り、解除後は「まん延防止等重点措置」へ移行する案が出ていた。まん延防止措置になった場合、緊急事態宣言とどう違うのか? 大きく違うのは飲食店の対策で、例えば緊急事態宣言の場合は、時短と休業の要請・命令を出すことができるが、まん延防止措置の場合には、時短の要請・命令はできても休業要請はできない。命令違反への罰則も、緊急事態宣言の場合には30万円以下だが、まん延防止の場合には20万円以下と少し緩くなる。

緊急事態宣言を解除して、まん延防止に移行すれば、国民も少しはほっとするだろう。ただ、ほっとしていい状況には到底ないのに、世の中に誤解を招かないか、と私は危機感を抱いた。「政府の対応に嫌気がさした」という旧知の新聞記者の言葉を思い出しながら、本番に入った。

「解除しても大丈夫か?」という井上アナのふりに私は、「直近の東京都の新規感染者数の7日間平均は391・7人。前回の緊急事態宣言解除時より約100人多い。解除予定の10日前の陽性率も、約1ポイント高い。前回も早い解除の結果、数日でリバウンドしたが、今回はさらに早過ぎる。加えてインド型の拡大もある。つまり、解除などできるはずがない。すぐに緊急事態宣言に逆戻りになり兼ねない。解除は不可能です」と解説した。

2日後の6月13日「日曜スクープ」は、私と分科会メンバーの小林慶一郎氏がゲストで、「1週間後〝緊急事態宣言解除〟か? 東京でリバウンド兆候も五輪直前『インド型』置き換わりの恐れ」がタイトルであった。この時期の解除について、小林氏はこう説明した。

「前回は感染が増えていく局面で解除した。今回はおそらく、感染が増える局面では解除しないんだろうと思います。感染者が減っていく局面で解除する。そこが違います。それからもう1つ違うのは、ワクチンが相当、高齢者には打たれているので、感染者が増えても重症化する人の割合が減るのではないか。希望的観測ですが、そう思います。さらに、東京の医療のキャパシティー、要するに確保病床の数ですが、これも前回に比べて倍くらいに増えているはずです。特に重症者用病床が増えてます。

この2つの良いニュース、ワクチンで重症者が減ることと、重症者用の病床が増えていることで、医療の対応能力が上がっています。ですから、医療が逼迫して大変な状態になるという可能性は少し下がってます。ただ、インド型で、また全然ひっくり返ってしまう話かもしれない。リスクは、おっしゃる通り、非常に高い状況であることは間違いない」

私は、「前回は感染が増えていく局面で解除した」という小林氏の何気ない一言を聞き、分科会が増加局面を認知しながら解除していたのだと知った。

現在の主流である英国型は、従来のウイルスに比べて約1・45倍伝播性が強く、その英国型と今回のインド型を比較した場合、インド型は英国型よりもさらに1・23倍強い。つまり英国型が1人に感染させる間にインド型は1・23人に感染させる。この感染力を基に推計すると、7月8日から7月16日の間にインド型の感染が英国型を上回るという予測が厚労省のアドバイザリーボードでも示されていた。ちょうど五輪の開催直前にインド型が主流に替わるのだ。

五輪の時期にはインド型が主流になっていることを想定して、対策を考えることだ。単純に言えば、今よりさらに人流を23％程度減らさないと、感染者は減らないことになる。だが、政府からも分科会からも積極的な人流削減案は出ないままだ。

11　田村大臣、兵を語る

その日の本番終わり、車中から田村大臣に電話を入れた。

「大臣、『日曜スクープ』今、終わりました」

「ご苦労さまです」と田村氏は労ってくれたあと、「すみません。インド型変異ウイルスは、まだ地方衛研はやれていないんです。ごく一部、10％くらいしか見れてない」と言う。それを聞き、ならばもう、インド型ウイルスのワクチンの効果の話をしよう、と頭を切り替えた。

「大臣、ワクチン効果のデータをインド型ウイルスでとってください。ワクチンの感染防御の効果がインド型でどれくらい減るのか？　減らないのか？」

「インド型での効果は8割と聞いています」

「それはファイザー社からのデータです。メーカーのデータを鵜呑みにしてはダメです。まず、日本人のワクチン接種者の血清でインド型ウイルスを使って、中和抗体を測定する試験をしませんと。新型コロナの生ウイルスですが、感染研ではできます。と申しますか、絶対に、すでに感染研でやっているはずです。そのデータを確認すべきです。現在は、政策がワクチン頼みになっていますから、インド型のワクチン効果を確認してください」

データを検証する必要性を、私はしつこく伝える。

「イギリスでは、英国型ウイルスではワクチン接種で4割程度の接種率を確保すると、ストンと新規感染者数が落ちてきました。でも、その後、インド型ウイルスで流行が再燃しています。もちろん、未接種者や1回接種の人の中で流行しているのかもしれない。しかし、今、日本でインド型ウイルスが主流になる以上、ワクチンの効果を英国型、インド型ウイルスで比較検証しておくことは大事です。

また、その中和試験のデータを経時的に追っていくことで、感染者の抗体、ワクチン接種者の抗体がどれくらいの期間、どのレベルで感染防御免疫を維持できるかとか、どれくらいで下がってくるか、という日本人のデータを確認しておきませんと。でないと、先々の政策の議論ができません。これもすでに感染研がやっているはずです。アドバイザリーボードから脇田所長に出してと言えばいいと思います」

横浜市立大学の山中竹春教授（後の横浜市長）らから、同様の実験データは出てきてはいたが、彼らは生ウイルスではなく、シュードウイルス（偽型ウイルス）を使った実験での解析である。感染研は設備、職責ともにこの実験をやるに十分であり、当然、やっている業務であろう。

一方、ワクチンの長期的な副反応として、私が前々から不安要因として話題にしている「ADE（抗体依存性感染増強）」について、田村大臣はこう言った。

「ADEについて、いろいろな人に繰り返し聞いたけど、厚労省もわかる人間がいない。アドバイザリーボードでも、誰も言わない。RBDもSタンパクも区別なしで、NTDってなんですか？　RBDってなんですか？って感じです。正直、長期的副反応の議論はない」

ワクチンのmRNAがウイルスのSタンパクのどの部分をコードしているのか。ウイルスが細胞の受容体に結合する部位のRBD（新型コロナウイルスのSタンパク質の受容体結合部位）だけならば、感染防御に効く抗体、中和抗体が多くできるだろう。しかし、SタンパクのNTD（N末端領域）の抗体は感染を増強させるとの報告が出てきていた。私が蒸し返すように田村大臣に確認していたこの重要な話を、厚労省では誰も話題にもしていないという。

これは以前、尾身氏に話したときも一緒だった。尾身氏はADEもRBDも知らなかった。

大臣の言うことは、尾身氏の反応と合致する。そんな低次元のディスカッションで国のワクチン政策が動いているのか？　ワクチンの対象が中高年齢層以上ならば、それでもまだ良いであろう。重症化リスクが高いので、将来の影響より「今」の必要性が優先される。が、若い世代へのワクチン接種政策はもっと慎重であるべきだ。

だから、政策としては中高年齢層以上でワクチン免疫を獲得したあとで、中長期的な安全性をデータで確かめながら、20代以下にワクチン接種を開始していくことも一つの選択肢であろう、と私は説明していた。でも、そんな議論すらできていないのだ。

サイエンスのない尾身発言

田村大臣との電話が続く。

「大臣、五輪はどうするのですか」

「五輪はやる。観客も入れます。そのときの感染流行状況にもよるでしょうけれど、野球やサッカーなど他のスポーツのスタジアムと同じ扱いになるだろうと思います。ダブルスタンダードはよくないですから。五輪は全国から観客が来るって話もありますけど、チケットの購入状況を見ると、首都圏以外は2割程度なんです。首都圏中心だから、そんなに人の移動による影響は出ないと思うんですよ。総理が帰って来てから話をするんですが、たぶん一定ルールで観客を入れるって方向でいくと思います」

そうだ、菅総理は今、G7でイギリスだ。大臣は続ける。

「ただ、感染が増えたとなったら、五輪の最中でもサーキットブレーカー（遮断器）みたいに対応する、それを決めておきたい。そのサーキットブレーカーの中身を尾身先生が言うのだと思います。それと、五輪の最中の国民の飲み歩きだとか、高揚感とか、それが人流につながるのが心配なんです。選手や関係者を外部と遮断してバブルにするって言っても、ウイルスは入ってくるでしょうし」

そう、入ってくるのですよ、ウイルスが……。それが厄介な変異ウイルスだったら嫌なんです、大臣もわかっておられますね……。

その頃、総理はG7で各国首脳に五輪開催の確約を取り付けていた。つまりは、五輪開催は既定路線だ。その路線をどう乗り切るかに苦闘する田村大臣の厳しい状況が、言葉の端々からうかがえた。尾身氏が提言を出す用意をしているというのは、報道で漏れ聞いていた。その中身はサーキットブレーカーのことか、と理解した。

ただ、走り出した五輪を開催中に中止できるサーキットブレーカーを、分科会の提言として尾身氏が出すだろうか？　そんな指標を出すくらいなら、ずっと前に開催そのものを延期する提言を出していたのではないか。私は訝しんだ。

田村大臣が、尾身氏のアドバイザリーボードでの「厳しい」発言を私に告げたのは、このときであった。

「尾身先生らは、厚労省のアドバイザリーボードでは厳しいことを言うんです。でも厚労省で言っても、分科会じゃあ全然言わない。だから、内閣官房の方には意見がいかないので、『こっちは聞いてません』ってなる。しかも、アドバイザリーボードでは、大事なところは尾身先生が『今からは記録しないで』と言ってから始める。

そのアドバイザリーボードで、西浦先生が『このままだと8月にもう一回緊急事態宣言を』って数字を出してきた。これは大阪のペースでの感染流行、1・7（実効再生産数）で計算している最悪のパターンの場合です。で、別の研究者は、実効再生産数をもっと低く仮定して出してきた。これは楽観論ですね。両極端のシミュレーションが二つ出てきたけど、とにかくヤバいよってデータが出てきた訳です」

田村大臣は一息つくと、

「ワクチンのインド型への効果は、80％くらいで発症阻止と聞いていますが、尾身先生は、この間いきなり、『ワクチンで感染阻止ができる』って、ワクチン効果について言い出した。あれはダメです。ワクチンは発症阻止、重症化阻止までで、感染阻止についてはろくにデータがない。なんで急に言い出したのか？」

「大臣、それは五輪がらみでしょう。選手も関係者もワクチンを接種して入ってくるから安心ですよ、と国民に言いたかったのかも。もしくはバブル方式だから、国内に感染伝播は起きませんよとか、そういうことではないでしょうか？　でも、『ワクチンで感染阻止』は危ういです。2回接種後の2週間後とか、抗体がピークのときや、ごく高いうちには感染阻止もできるかもしれませんが、ワクチン免疫は次第に下がっていきます。ワクチンは発症、重症化阻止、死亡する割合を下げるまで、です。過大評価はするべきじゃありません。尾身先生は言い過ぎです。すぐにワクチン接種者に感染者が出てボロが出ます。それに、そもそも変異ウイルスでのワクチン効果のデータが不足しています。ワクチン免疫の持続期間も詳細は不明、ＡＤＥに対する長期的な安全性もまだ不明で、今のワクチン政策は賭けです。尾身先生のおっしゃっていることに、サイエンスの裏打ちが本当にあるのか不安なんです」

「僕も不安です。で、例の尾身先生の提言の話がありますね。有志でまとめているという提言」と言うと、大臣は大きくため息をついた。「尾身先生、押谷先生、岡部先生とおたく（感染研）の所長で『有志』といって提言を出されても、取り扱いに困るんです。本当は、分科会としての発表へ落とし込みしてもらいたい。単なる『有志』で、クレジットなしでは、本当に困る。それは西村さん（西村康稔経済再生担当大臣）もわかっている。西村さんと尾身先生は毎日、電話で話しているから、西村さんは、半分くらいはクレジットをくれると思う。半分、0・5はクレジットをくれる」

私は意味が分からず、「0・5って何でしょう?」と聞き返した。

「『分科会有志』なら半分ってことです。ただの『有志』よりはマシ。分科会有志で出して、分科会じゃない、という言い逃れもできる」

世間は「尾身の乱」と呼び、良心の叫びとして、尾身氏らが五輪に対する提言を準備していることを英雄視しているのに対して、田村大臣はそれを「自主的な研究」と呼んだことで強いバッシングを受けた。それはこの電話の1週間ほど前のことだったが、そもそもの発言の一部が切り取られて報じられ、一人歩きした誤解だった。

大臣は「参考にするものは取り入れていくが、自主的な研究の発表だと受け止める」と発言したのだ。厚労大臣の立場としては、何のクレジットもつかない有志の報告に対しては、〃自主的な研究〃としか呼びようがない。そもそも〃自主的な研究〃とは、尾身氏自身の口から出たものだと私は聞いた。大臣としては分科会や有識者会議、諮問委員会、アドバイザリーボード等の場で、オフィシャルな発言として言って欲しかったのだ。なにしろ、尾身氏らはそのいずれの委員やメンバーでもあるのだから。

大臣は続ける。

「だいたい、岡部先生、彼は一番いいポジションですよ。泥はぜったいかぶんない。尾身先生は目立つから言われるけど、岡部先生だって、ずっと楽観視だった。『大丈夫、大丈夫』って、内閣官房参与が総理に言っていた訳ですからね」

私は、やはり岡部氏が「大丈夫」と上に入れていたのかと嫌気がさして、つい大臣に本音をぶちまけた。

「そんなふうに専門家が政治的にやっていたから、この国の意思決定がおかしくなったのじゃないですか」

大臣は答えた。

「いや、政治に長けた専門家を選んだってことがダメだったんだ。僕から見たら、どっちもどっちだよ。この30年、厚労省が岡部先生を重宝してきたんだ」

大臣のリクエスト

大臣がそう言い切ったところで、私は気持ちを切り換え、緊急事態宣言の解除について踏み込んだ。まさか、6月20日に解除？　いや、7月7日まで？　それとも五輪ぎりぎりまでにするのか？

「今はまだ何とも言えませんが、もう、店も開いているし、人流も戻っている。店に過料する話もあったけど、過料していないです。今は、みんなで赤信号を渡ります、の状態ですよ。恐れていたのは、この慣れなんです。悪い意味での日常化です。緊急事態宣言をやっても増える、もう手がない。でも、やらないよりやったほうがマシ、という状態です。

だから、まず一回解除して、と思う。そうすれば、また緊急事態宣言ができる。東京は感染者数が上がり始めています。小池さんは『ハンマーアンドダンス』って言っているけど、僕は『半鐘アンドダンス』だと思う。『火事だ』ってカンカンと鳴らす半鐘だね。それで抑えるしかないかと。ハンマーでは効かないです」

そう一気に言うと、こうなった原因に思いが至ったのか、大臣は強い口調になった。

「そもそもが楽観視だった、これが敗因だった。岡部先生も尾身先生も『大丈夫』って言い続けた。去年（２０２０年）の2月、僕と尾身先生と岡田先生でテレビ出ましたよね。僕はまだ闇外で、党の新型コロナ対策本部長として出た。あのときだって、岡田先生は『大変だ』、尾身先生は『たいしたことない、大丈夫だ』って言ってた」

大臣の言葉に、3人で出た番組の記憶が蘇った。BS番組「深層NEWS」、辛坊治郎さんがMCだった。ダイヤモンド・プリンセス号が騒動になっていた頃だ。

「岡田先生」田村大臣は急に声を改めた。「もう国会が終わったから、時間をつくれます。田代先生と話をできないでしょうか。連れてきてくれませんか」

「え、田代先生を、ですか？」

驚きながらも、私は「今さらですか？」という言葉は、さすがに飲み込んだ。

「大臣室には行かないと思います」

「ならば、議員会館で。秘書と調整をしてください。言っておきます」

田代氏を連れて行けるかどうか。毎日、WHOなどの情報は転送してくれているから、私のメールは見ているだろうが……。

もうひとつ、大臣に念押しをしておかねばならないことがあった。この冬のインフルエンザ問題だ。

「大臣、インフルエンザ対策をどうしますか？　もう、丸2シーズン抜けています。つまり、インフルエンザへの国民の基礎免疫が落ちています。今年のコロナの流行状況と、入国緩和の状況次第でもありますが、もしも流行ると、たとえ季節性インフルエンザでも国民の健康被害は大きくなると思います。2009年のH1N1は発生からもう10年以上経過していますし、新型インフルエンザのリスクも忘れてはいけないと思います」

「そうなんです！　今、超過死亡が減っているんです。インフルエンザも広がっていないし、ウイルス性肺炎も減っているし、細菌性肺炎も減っている。だからコロナの後に、いろいろな感染症が次々と来ると思っています」

「そうです。コロナ後の感染症対策も必須です。これまで、歴史的には感染症が人口調節をやってきました。それが顕在化するかもしれません」

「そうですね、本当に……感染症対策に楽観視はダメですね！　最初のリスク評価で楽観視すると対策が不足して、流行を回避できなくなる。最初のリスク評価が本当に大事だった。田代先生を連れてきてください。面会お願いします」

「……了解いたしました。お話はしてみますが……」

そう答えると、田村大臣は「ここを国民に強く訴えたい」と言った。国民へのメッセージだ。

「この東京五輪はコロナと闘う。騒がないで、心をひとつにして、家で応援してください。パンデミックと闘う五輪です。安心安全の五輪ではなくて、闘う五輪——厚労省としては、そういう五輪です。

今後、コロナの感染者の増え方は、まず若い世代から増える。でも症状があまり出ないし、検査しないから、わからないままでいる。顕在化するのは、高齢者に患者が増えたときです。高齢者は症状が出るからですね。まず若い世代の感染を第一に抑えるしかない」

だから検査拡充だったのでは？　もう、間に合わないじゃないと不安を感じながら、力説する大臣の声を聞いていた。間に合わない時期になって、田代先生を呼んでも……今さら、田代氏に大臣への面会をどう言えたものだろうか？

今からコロナ対策に関わるならば、田代氏はどうしたって敗戦処理係になる。田代氏の気持ちを思えば言えるものではない。でも、国の感染症対策のためには、どうやっても連れていくべきだ……私は田代氏にメールを入れ、留守番電話でも田村大臣からの依頼を伝えた。

12 感染拡大、されど

6月16日、TBS「Nスタ」18時台に解説のスケジュールが入っていた。私は尾身氏の会見をTBSの報道フロアで見た。尾身氏は明言しなかったが、官邸は五輪の観客は1万人まで入場可、としたがっているようだ。これは結論ありきの出来レースではないか。先週、先々週は五輪をやる・やらない、の議論だった。だが、6月2日の「尾身の乱」の後、一気に風向きは変わり、今週はもう「観客1万人議論」となったのだ。3日前の日曜の夜にした大臣との電話が遠い昔のことのようだった。

緊急事態宣言は早くも6月20日に解除され、まん延防止措置へ移行する。しかし、この日の東京の新規感染者数は501人だった。インド型ウイルスも広がっている中で、この人数で解除になるならば、「すぐに感染者数は戻り、さらに増える」と解説するしかない。解除日まで何とか〝もてばいい〟という事か。

田代氏から電話が入った。報道フロアを出て、螺旋階段の下で取る。

「田村大臣とのご面会、スケジュールの確認を……」

という私の言葉を遮るように、田代氏は怒鳴った。

「大臣が辞職するか、分科会を解散するか、どっちかはっきりさせてからだ。ならば会う。そうだろう！」

ダメだ、これについてはここまでだ。私は話題を変えて、今、田代氏に聞くべき、確認すべきことに傾注した。五輪開催、観客有無についてだ。

この問いには、田代氏は淡々と答えた。

「インド型は感染力が強い。高齢者にワクチンを打っても、未接種のそれ以下の世代に広がる、当たり前だろう。五輪で人流が増える、これも当然だろう。五輪で、日本から海外にコロナウイルスが持ち帰られて、各国にウイルスが拡散、これも当然だ。ワクチン接種で感染を阻止できるからＯＫとか、尾身は正気で言っているのか？　海外にウイルスが出て、ゲノム解析で東京五輪で拡散と証明されるだけだ。

それよりも何よりも、日本に新たな火種の変異ウイルスが入るだろう。水際でウイルスの侵入を止めることはできない、このコロナは。だから入国制限をしてきたのだろう？　サイエンスが破綻している。それを入れるのだ、世界中から、大人数で。さばき切れる訳はない、穴ができる、これも想定される。パンデミック時に五輪をやっていいわけはない」

ここで田代氏は諭すように、ゆっくりと明確に言葉をつないだ。

「いいか、大事なことは、日本の現状を冷静に分析することだ。現実を直視しろ。楽観視はするな。65歳以上にワクチンを打っても、それ以下の世代、50代、40代、さらにそれ以下の年齢でこれから流行る。各世代に一定割合で、中等症、重症者が出てくる。インド型は感染力が強いから、そのワクチン未接種世代に広がって、患者数そのものが多くなる、すると中等症以上も増える。高齢者ならば、人工呼吸器やエクモ（体外式膜型人工肺）も、『もういいでしょう』ということも、家族の同意のもとであったかもしれない、悲しいことだが。しかし、50代、40代なら全力で助けないといけない世代だ。それ以下の世代ならなおさらだ。さらにコロナは治療期間が長い。ここで患者が増えたときの医療逼迫を想定しているのか？」

この50代以下の世代への流行と、それによる医療逼迫の不安をずばりと指摘されて、逃げ場のない切羽詰まった思いになる。田代氏のリスク評価と私の理解に齟齬《そご》はなかった。

今が下げ止まりで、陽性率も3月の解除のときより東京は1ポイント高い。新規感染者数は

500人。これでインド型が英国型に取ってかわり、人流も増えている現状で解除となれば、五輪もあるし、短期間で大きなリバウンドがくる。ワクチンのカバレージを上げるのが速いか、ウイルスが速いか？　ろくな検査もしていないからデータが不十分だが、当然、ウイルスの方が速いだろう。

イギリスでは、ワクチン接種率が集団免疫に近いとされる中でも、インド型ウイルス拡大でロックダウン解除を見送っている。未接種者に広がって、感染が再拡大したからだ。ならば、日本の方が圧倒的に接種率は低いのだから、医療の逼迫が心配となる。緊急事態宣言の効果がなくなったから解除というのは、むろんサイエンスが破綻した議論だった。

使えない提言書

6月20日の緊急事態宣言解除は、感染症の専門家だけでなく、政治家も一般国民の多くにとっても、すぐにリバウンド、感染再拡大が起きることは共通認識であったはずだ。しかし、まん延防止措置に緩めることを決め、有識者会議の尾身氏や岡部氏ら専門家もそれを認めた。

そして、やはり五輪開幕前に感染が拡大した。特に東京の新規感染者数は急速に増えはじめた。尾身氏は1000人超えを「残念ながら想定内」としたが、ならば、想定内で解除した理由は何なのか。

6月20日の解除が決まった時点でも、東京五輪に対する国民の世論調査は、「延期すべきだ」「中止すべきだ」が多数を占めていた。政府は緊急事態宣言を解除し、まん延防止措置に移行するにあたって、スポーツやイベントにおいて「定員の50％か、5000人の少ない方」という観客上限を設けて、有観客を認めることとした。他のスポーツイベントと足並みを揃え、ダブルスタンダードを避けるという考え方に従えば、これでオリンピック有観客開催の可能性が拓けた。一方で、感染流行状況によっては「無観客」もあり得る、と菅総理がついに明言した。これによって、東京五輪は無観客であっても開催できることが鮮明になった。中止や延期の議論は、ここで完全に消えた。

そして政府のコロナ対策は、いよいよ「ワクチン接種」一本槍になっていった。ワクチン接種は「ゲームチェンジャー」という表現が政府関係の専門家や政治家からもよく語られたが、ワクチンによって流行を抑止し、五輪開催や政府に対する国民の支持率アップを見込んだのだ。

自衛隊による大規模接種会場の設置や、企業による職域接種の開始で、ワクチン接種は総理が目標とした「1日100万回接種」を超えた。しかし繰り返すが、このワクチンは輸入ワクチンである。その供給は世界のウイルス流行状況にも左右されるため、ワクチン供給はまた滞った。職域接種はストップし、予約の受付を中断する事態となった自治体も出た。自治体の首長が会見し、政府へ怒りをぶつけた。

そこへ、いよいよインド型変異ウイルスの本格的な拡大である。これは水際対策が後手に回った結果に他ならない。おまけに国内の変異ウイルスのPCR検査、ゲノム検査はインド型においては遅々として進まなかった。実態把握も不十分なまま、インド型が主流となった。

菅総理は秋に総選挙を抱えている。五輪開催とワクチンでコロナに打ち勝つというのは、政権の命運をかけた「大きな賭け」であったろうが、サイエンスからすれば負けが見えていた。本来は、そんな賭けをさせる前に専門家が説明するべきなのだ。このまま五輪に突入するのなら、田村大臣の言っていた尾身氏のサーキットブレーカーが本当に示されるのか？　酷くなったら中止、というようなサーキットブレーカーを尾身氏が示せるのだろうか？　大臣が言うように「分科会の」有志として尾身氏が発表してくれるだろうか？　良い人間、まともな人間ほど政治の世界では騙されるものだが――。

6月18日、尾身氏は「2020年東京オリンピック・パラリンピック競技大会開催に伴う新型コロナウイルス感染拡大リスクに関する提言」を、感染症関係者からなる「コロナ専門家有志の会」の名で、政府の新型コロナ対策本部長と五輪組織委員会の橋本聖子会長に提出した。

この日の「Nスタ」を終えた直後のことだ。旧知の新聞記者が私に「尾身さん、『コロナ専門家有志の会』で五輪リスクの提言を出した。これがそう」と、ペーパーを見せてくれた。その提言書はA4で7枚、それにデータのグラフが何枚か付いていた。

名義は「分科会有志」ではない。私のよく知る先生の名前も多いが、所属もバラバラだ。

「コロナ専門家有志の会」って何だろう？　記者は苦笑しながら言った。

「これって、『ちゃんと言いましたよ』って言いたいだけで、結局、何もやってこなかったってことを明らかにしてるだけだよ。マスコミも『尾身の乱』だとか、バカなタイトルつけて囃《はや》してるけど、尾身さんたちは『どうする、流行るよ』ってだけで、何も考えていない。政府は、総理が五輪やる気、観客入れる気まんまんだから、止めようがない。田村さんは、本心は『五輪やりたくない、観客入れたくない』だろうけど。彼も大変だよ、厚労省の事務次官が菅さん寄りの人だからね。

このペーパーも、国会議員とかNHKにはもう昨日か一昨日には配られてたみたいです。根回しできているんだ。政治家に配ったら当然、漏れる。漏れるように配って、NHKが先出しして、他の局が追うみたいな形にする。典型的なやり方ですよ。今日も尾身さんがJOCに記者を引き連れて、組織委員会の橋本聖子にこの提言を持って行く、その絵を流してた。せめて、もっとまともにデータでも出してくるかと思ったら、こんな紙切れ程度だった。せいぜい、『時機を逃さずに、また事態の切迫を待たずに、強い対策を躊躇なくとって下さい』とか、無観客が望ましい、とかあるだけ。これを出したところで、五輪をやるのに何の影響もない、だけど自分たちには保険をかけたってことですよ」

旧知の記者は言うだけ言うと、肩をすくめてみせた。確かに、これでは田村大臣も扱いに困るだろう。0・5のクレジットすらなかった。紙をパラパラとめくると、「はじめに」に、「新型コロナウイルス感染症の対策について助言してきた専門家の有志です」、「開催の有無やそのあり方について、判断・決定する立場にありません」、「本大会に関連するリスクの評価及びそのリスクの最小化に向けた私たちの考えを述べることが責務」とあって、最初から逃げが打たれ、踏み込んだ提言内容ではなかった。無観客がいいとか、医療逼迫の恐れがあるとか、これまでの報道程度のものだ。しかも、尾身、押谷、岡部各氏の名もあり、有識者会議や分科会のメンバーも入っているが、分科会のクレジットではない。

大臣、サーキットブレーカーみたいな、肝心要は入っていませんよ――私は田村大臣に心の中でそうつぶやいた。

この頃、イギリスではすでに3回目のワクチン接種の検討がされ、韓国ではアストラゼネカ社製ワクチンで基礎免疫をつけた後でのブースター効果を狙った、別のワクチン接種の取り組みが始まっているとあった。接種完了までの時間短縮が目的の一つでもあったが、ドイツでは1回目をアストラゼネカ社製で、2回目をファイザー社製かモデルナ社製ワクチンで接種をしていた。

13 自粛頼みの限界

東京五輪前には、他の国々は次の冬に向けたコロナ対策を進めていた。

東京都は6月21日から7月11日まで、まん延防止措置に移行した。感染状況での判断ではなく、期限を先に決めた措置というのはどういうことかと聞かれても、私には、感染症学でもウイルス学でももはや説明がつかなかった。そんな対策であったから、23日には新規感染者数は600人を超え、翌週からはステージ4となった。

さらに新たなる変異ウイルスの「デルタプラス」が日本で確認され始めた。国名でウイルスを呼ぶことは差別の対象となる可能性もあるため、5月31日にWHOが提唱し、ギリシャ文字が使われるようになった。この段階でイギリス型は「アルファ株」という呼び名となり、感染力は従来型の1・4〜1・9倍、南アフリカ型は「ベータ株」で1・5倍、ブラジル型は「ガンマ株」で1・4〜2・2倍、インド型は「デルタ株」で感染力は1・95倍と発表された。

デルタ株の割合は7月中旬には5割を超え、8月中旬には9割を超える——そんな試算が出されていた。デルタ株の一部分が変異したものがデルタプラスで、少なくとも感染力はデルタ株と同程度、ワクチンの効果を弱める変異はベータ株と同程度とされていた。デルタ株に置き換わった後に、デルタプラスにこの秋には置き換わるのか？

6月28日の「Nスタ」では、このデルタプラスと共に、南米ペルーで確認された「ラムダ株」（アンデス型）を解説した。ラムダ株は感染力も強く、F490Sの変異があり、抗体の感染防御の働きに影響を及ぼす可能性がある。

こんなに変異ウイルスが出現して、我々はどうしたら良いのか？　というMCの井上アナの問いに、「入国検疫を強化すること、さらに感染者数そのものを減らすことがまず必要」と答えた。ウイルスの流行状況は、ますます悪化していた。

7月4日の「日曜スクープ」は、田村大臣と2人で臨んだ。19日後には東京オリンピックの開会式が迫り、まん延防止措置の期限までは1週間を残すのみだ。この崖っぷちに立っているような状況の中で、厚労大臣との2時間の本番生放送が始まる。

MCは当然、まん延防止措置から緊急事態宣言、五輪観客の有無、開催時の検疫体制、バブル内外のウイルス対策、ワクチン供給量の不足、接種率低迷の中での変異ウイルス拡大問題などを突いてくるだろう。張り詰めた空気を切るように、田村大臣はSPを従えてやってきた。

大臣とは本番前に2人で話すことができた。彼は核心から入った。

「前回の緊急事態宣言をやめる時も、実は新規感染者数が増えてきてました。やはり恐れていたとおり、もう、緊急事態宣言が効かない。宣言下なのに人流が増えて、感染者が増えてきた。もはや打つ手がないんです。増えてくれば強い措置を打つ、感染者が減っていけば緩める。すると、また必ず増えてきますから、もっと強い措置を打つ。これの繰り返しだというのが、感染症の専門家の考え方ですよね。ワクチンが広がって、ある程度、集団免疫的なものができるまでの間は」

一般的な感染症対策は、そうだった。しかし、コロナはウイルスの変異が速いから、そううまくいくか……。田村大臣は続ける。

「ただ、緊急事態宣言が再び東京で発出されれば、五輪は無観客ということも当然、想定されると思いますね」

自分から、五輪の無観客を言い切った。本当は、厚労大臣としては、五輪は中止としたいところだろう。でも、官邸はやる気だ。感染症の専門家もそれに合わせて〝やる〟を前提とした提言書を出して、これ見よがしにバラまいているのだから、大臣は身内の専門家にハシゴを外されているようなものだ。

もう、中止できないなら、せめて無観客を貫き通すことが、国民の健康被害を最小限にするということか……。ならば、7月11日を期限と決めたまん延防止措置をどうするつもりなのか？

「岡田先生、この前は、緊急事態宣言下でも最後の方は人流は増えてきて、それで解除した。今が底だ、解除するなら今しかない、次の週は増える、という状況で解除したんです。緊急事態宣言という最後のカードが無くなるのが怖い。宣言を出しても人流が止まらず、増えるとなったらどうしようと、毎日、加藤さん（官房長官、前厚労大臣）と話しています。緊急事態宣言はラストカードです。肝心要のときに効かなかったらどうするのかって思うと躊躇う」

ああ、〝肝心要のとき〟というのは五輪開催時ということか。大臣は吐き出すように続ける。

「だから、次の緊急事態宣言はいつ出すのかって、毎日、そればっかりです。今日東京で518人です。今週、ステージ4でしょ。まん延防止のときも守らないお店には20万円の過料が出来る。でも今、8時までって時短も、お酒禁止も守っていないお店がいっぱいです。だいたい、協力金は自治体が出すんだけれど、それが遅れているんですよ。『早くやってくれ』って、僕は毎日言ってる」

だから、そもそも国民の自粛や行動変容に頼ったコロナ対策はダメなのだ。検査を拡げて、なるべく流行を抑止する。入国の制限を厳格にすれば、日本は島国だから本来は守りやすい。そしてワクチンまでの時間稼ぎをする。これが最善のカードであったはずだ。なのに、自ら崖に向かって歩いて行くような政策を、この国はとり続けてきた。そこにダメ押しで、崖からその背中を押すようなものが五輪開催じゃないのか。ただ、この大臣は状況がわかっている。それは言葉の端々からも伝わってくる。だが、五輪開催は動かせない。せめて、尾身氏の提言が五輪の中止を明言するか、言及くらいしていれば望みもあったが……。この大臣を支えるサイエンティストは政府内にはいないのだ。

前に大臣が言っていた「尾身先生は西村先生とは毎日、電話で密に話している」という言葉が蘇った。尾身氏は西村大臣、岡部氏は総理と話す。この2人の専門家のリスク評価が色濃く、政治に反映される。田村厚労大臣にとって、厚労省系技官出身である彼らの裏切りと映っただろう。田村大臣が、どうにか流行を止め、検査、医療、治療体制をなんとかしたいと動こうとしても、その先に壁ができる。壁を破るには、厚労省出身の専門家の揺ぎない意見が必要だったはずだ。

専門家中の専門家である田代氏が田村大臣と会わない。この事態が私の胸に改めて深く突き刺さった。

瀬戸際

すぐに本番、2時間生放送が待っている。時間がない。私はメモを見て伝える。

「大臣、前回と今回の緊急事態宣言解除時の比較をしております。五輪の可否が問題となっておりますので、東京のデータでございます。3月21日の解除時は、新規感染者数は256人。今回の解除時、6月20日は376人。解除時1週間平均で約100人多い。前回の増加率は2週間で129・4%です。今回は2週間で150%に上っております。挙句にウイルスはインド型・デルタ株です。厚労省のアドバイザリーボードのデータでも、7月後半の新規感染者は2000人になっている。医療現場の状況をどうリスク評価されておられますか?」

「今後検証が必要ですが、高齢者のワクチン効果のおかげか、重症事例は減っています。だから重症用病床がまだ空いています。東京で病床を増やして6000床にしたのが、まだ1500床くらいは空いていますす。でも、これはすぐ埋まる数ですが。今は若い人、40歳以下が新規感染者の65%を占めています。この世代に行動を抑えてほしい。お願いを繰り返すしかないです」

大臣の言葉を受けて、私はたたみ掛けた。

「たしかに、東京都のモニタリング会議の資料でも重症者の年齢分布が顕かに低年齢層にシフトしています。50代以下が多くなっています。40代、50代で人工呼吸器をつける人が増えている。それに、20代でも3人、人工呼吸器の方が現在いらっしゃいます。ワクチン未接種の若い人でも感染者数が増えると、人工呼吸器装着や重症事例が発生してくるんです。デルタ株のエアロゾル感染で、感染者の分母が急増していますから。

だから、お願いではなく、若い世代に『自分のために罹らないように』と啓発することです。未接種の患者がデルタで増えるのはヨーロッパと同じです。子供の症例も多くなっています。小児は当然、ワクチン未接種ですから、親世代が子供にうつさないように、行動を自制する動機づけにもなるように説明しています。私は解説で、常にそう訴えています」

うん、と田村大臣が大きく頷いた。

「だから、緊急事態宣言再宣言で五輪無観客も」と、彼が繰り返す。五輪無観客という最重要事項を、大臣自らが何度も口にしている。今夜の生放送で言うつもりだろうか。口にしたなら、自分もそれに同調しよう。いや、自分はあくまで五輪中止を明言しよう、と私は腹をくくった。

この頃、五輪で来日したセルビアやウガンダの選手の入国検疫で、感染が判明していた。日本国内を濃厚接触者が移動している事例が報告されていたのだ。

「もしも番組内で、五輪でのウイルス侵入のリスクに切り込まれたら、もう、はっきり言いますよ。五輪以外でも、海外から毎日1000人、2000人入ってくる。デルタの危険地域からなら10日、その他なら3日とか留め置く。それが今度は五輪だから、桁が違います。

でもね、空港の近くのホテルが確保できないんです。確保に頑張ったけど、無いものは無い。すべての濃厚接触者を留め置きたいのはわかっています。でも限界がある。どうにもならない。

水際は無理です」

と、田村大臣は断言した。つまり、できないことをやらないといけないところまで追い詰められているのだ。でも、できないとなると、バブルでもウイルスが入ることは必然と認めることになる。厚労省の四苦八苦する現場が目に浮かんできた。

「大臣、そもそも、パンデミック時に五輪をやること自体が前代未聞、この時期に五輪をやること自体が厳しいのです。それを無理やりにトライしている。厚労省としては正念場を越えています。バブル方式は組織委員会が採用したのでしょうが、バブルにウイルス入れるなというのは事実上、困難です。繰り返しますが、パンデミック時です。国内は緊急事態宣言と変らない流行状況です。五輪の中止が国民の安心、安全なんです」

私がそう言いながら田村大臣の表情を見ると、それができれば苦労はしない、と書かれていた。大臣の目に苦悩の色が浮かぶ。今は、まずはワクチン接種しかない。ワクチン供給不足の誤解を解きたい、と大臣は言った。

「全国のワクチン接種と供給状況ですが、ファイザーのワクチンはこの4、5、6月で、9000万から1億回分を自治体に出しています。昨日の時点の接種回数は4800万です。つまり4000万回から5000万回分は、自治体や医療機関にあるはずなんです。早く頑張った自治体は不足するが、あまり打っていない自治体は在庫を持っているはずです。この把握ができていない。そのために、あちこちで『無い、無い』と言われているのが現状です。31の自治体で予約停止や制限になった。これは困ったことです。

一方で、職域接種が思った以上に希望が多くて、モデルナも不足しています。アストラをどうするかですが、血栓ができて血小板減少症になるなど、稀だけど新しい副反応も出てきてる。予防接種法に落とさないといけない。委員会でやっていますが、評価がまだなんです。ヨーロッパでは年齢制限がありますね。55歳以上でアストラを使用許可とか」

私は大臣に、アストラゼネカのワクチンに関して、ドイツ留学時代の友人から来たメールの内容を話した。

「ドイツ政府は、1回目をアストラゼネカ、2回目をファイザーかモデルナでいく方針で、内々データですと、抗体価の上りがいいそうです。アストラゼネカはウイルスベクターで、2回目の接種に9週間も開けないといけない。でも、mRNAのワクチンで2回目なら4週間で接種ができます。要は時間を短縮できます。ドイツも7月半ばにはデルタ株が80%までを占めてくるでしょうから、時間との勝負なのです。そもそもウイルスベクターの2回目はベクターそのものが排除されやすいリスクがありますから、この組み合わせはいい混合接種です。WHO諮問委員のドクターも個人意見として、ワクチン供給に困ったときの柔軟対応と語っています」

緊急事態のドイツの柔軟対応を大臣に提示しておきたい、という思いが強く働いていた。日本はドイツ以上に時間との勝負なのではないか。田村大臣は即座に反応した。

「それ、テレビで言っていいです。日本ではすぐは無理だけど、ドイツ事例を話しておいてください」

「大臣も、すぐには無理でしょうけれど、委員会の議題には入れてください。アストラゼネカは承認だけで、使用はまだですが、ワクチン不足ならばドイツ式も委員会の議題に組み込んでください」

なおも私は食い下がった。医療逼迫を半年後の冬に回避するためには、今、この時点で委員会で俎上にのせておく必要がある。

メイク室からスタジオへの廊下で、ぎりぎりまで2人で話して「日曜スクープ」本番に入った。そして、この日、田村大臣は本番中に自ら「緊急事態宣言はオリンピック期間中も、国民の健康、命が第一ですから、当然あり得ます」と断言した。

番組の後半では、国産ワクチンの承認はどうするのかが問われた。塩野義製薬の遺伝子組み換えワクチンや、アンジェスのDNAワクチンは、ワクチン接種が開始されている現在、3相試験は困難だった。出遅れたと言われても、国産のワクチンは今後のためにも必須である。番組では、薬事規制当局国際連携組織（ICMRA）で評価する案を大臣は提示してきた。

「中和抗体で見て、同じくらいついているかで、3相の代りにすることもありえる」

と、田村大臣は前向きの発言をしたのだが、これには本番中ながら驚いた。ワクチンの安全性、有効性を担保するためには、承認にあたって3相試験を抜くのはリスクが高い。

「国民の安全のためにも、もしそのような承認をするならば、承認後に広く接種した後の4相試験データを取るべきです。それは今、広く接種を推進している、現行のコロナワクチン全てに言えることで、特に抗体のADE問題その他も含めて4相試験を見ていくべきです。中長期的な検証を約束してほしい」

と、私は急いで指摘した。これはオンエアで残しておくべき大事な事項であった。

14 臨床医の声

この7月4日の「日曜スクープ」が終わっての帰り際、テレビ朝日のメイク室前の廊下で田村大臣は私に、「コロナを2類から外すことに対する臨床医の反応はどうだろうか？」と質問を投げてきた。

いつかはコロナだって指定感染症を外れ、感染症法で対応することになるだろう。いや、すでに今も「すぐに5類感染症へ落とせ」という主張を活発に言っている医師や、その論に同調しているコメンテーターもいる。私は大臣に「ワクチンが普及して、集団免疫ができ、抗ウイルス薬が処方できる状況になったならば、医療現場は受け入れるでしょうね」と即答した。これはつまり、今の現実では「到底、無理です」というゼロ回答である。

その後、私はきちんとした答えを大臣にするために、信頼できる2人の臨床医に意見を聞いた。臨床医ではあるが、立場と専門は異なる医師を選んだ。その意見は次の通りであった。

●感染症内科専門医Aの意見

「今5類にしたら、医師会は反対するだろうね。指定を外して5類にしたら、街のクリニックで診ないといけなくなる。そもそも診たくないんだから。有識者会議や分科会の医師、例えば釜萢《かまやち》なんかも診たくないだろう。なぜ診ないかって？　まず、薬がない。インフルならタミフルとかあるんだけど、コロナだからってアビガンは出せない。研究目的の名目で一部の病院に使わせてるだけだから。『アビガンは初期に効く』って言うけど、初期にこそ、患者はクリニックに来るのに出せない。クリニックでも感染症関係のドクターなら出せるとか、コロナ患者限定で薬を出せるとか、せめてそうなってたら戦えるのにね。

じゃあ、イベルメクチンは？っていえば、あれは疥癬《かいせん》の薬だから、イベルメクチンを持ってるのは皮膚科のクリニックくらいのもの。薬とセットで診れないとダメだ。それに、重症患者を入院させたら赤字になる。

診ても治療できないし、利益にはならないし、第一、院内感染も嫌だ。他の患者さんやスタッフにうつったら困る。とにかく、普通の医者は診たくないだろうね。だから5類にしたら、今度は『うちは診ない』って医師が出てくるよ。

それに、感染者数の把握ができなくなる。今は、ほんの初期の場合でも、たとえば家族とか職場とかに聞き取りして行動を押さえてる。これは、現場ドクターは余力がないから、保健所にやってもらってる。でも5類にすると、保健所関与がなくなるから無理になる。もっとも、今だって保健所はワクチン接種でいっぱいいっぱいで、それが全く出来ていないから、現状は同じことだけれどね」

呼吸器内科の専門医として闘う倉持仁医師の意見

「自分のところはそもそもコロナを診ている。感染対策をし、指定感染症を診れるように体制を整えているからです。今回は入院施設も作った。でも、これは稀であって、普通のクリニックはこういうコロナ対応にはなっていないでしょう。だから、一般の先生方は診るのを嫌がる。病院もそう。感染が医療現場で拡がるから、それは避けたい。

現状は、保健所がコロナの患者のベッドを見つけてくれている。それは指定感染症だからです。コロナが指定されているからベッドを見つけて、病院も保健所の指示で受け入れている。自宅療養や療養ホテルに入っている人もいるけど、それでも病院を見つけてくれている。現状で第5波が来ても（この談話は2021年7月11日時点）、一般病院やクリニックは、どこも診ない。

そもそもコロナ前でも、間質性肺炎や重症肺炎を病院判断で診ないこととか入院を断られることは日常的にありました。それで自宅療養になって、自宅で重症化や死亡した事例もあった。そういう肺炎の医療逼迫はあったのです。特に高齢者は地方でも都内でも、ここ10年、それが顕著だった。そこへコロナが出た。コロナは今、指定感染症だからこそ、可能な限りは病院に入れている。保健所もベッドを探す。これが指定を外れると、コロナを診てくれなくなる。エクモしたら、赤字で、診るのはヤダってなる。病院が足並み揃えてそうなります。呼吸器内科の現状は〝指定外すな〟です。外すのなら、以下を達成してからです。

・検査体制を確保し、診断をつけさせろ。

・外来で治療できるように治療薬のデキサメタゾン、レムデシビルを使えるようにしろ。アビガンやイベルメクチンを処方させろ。軽症から治療を開始させろ。治療薬がないのはダメだ。

・ワクチン接種率が全年齢層で5〜6割に達してから（デルタ株が主流となればもっと高い接種率が必要となる。デルタの基本再生産数なら9割か）、抗体検査（自費で8000円以上）を保険適用にしろ。

とりあえず、この3項目を実現させる。その後なら、5類への移行も状況次第ではありかもしれません。でも、今はまだ指定外しはダメです。外すとコロナ難民が出てしまうから。8月、9月はひどくなる――これは仲間の医師もみな同意見です。田村大臣によく伝えてほしい」

倉持氏はツイッターでも、明確な意見を発信している。地域のコロナ医療を背負った彼らの意見を伝えるべく、私はメモを作成した。

「社会のために打ってもらう」

7月11日の夜に田村大臣から電話があり、私は聞かれていた5類への移行について話した。結論として「現在の状況下ですれば感染が拡大します、無理です」と明言して、ヒアリングした現場医師らの意見を簡潔明瞭に説明した。特に倉持氏の3項目は丁寧に説明する。

大臣は「今、5類にしたら病院で入院されている人たちに院内クラスターを起こすことになる。それは避けなければならない」と、同じ意見を持っていた。そして、「2類だ5類だでなく、コロナにカスタマイズした分類を示していくことが必要なんだと思います」と付け加えた。

これより前、7月8日には「12日から東京などに4回目の緊急事態宣言が発出」されることが発表されていた。今度は8月22日までだという。

「今日、医師会の尾崎会長とも話したんです。緊急事態宣言の効果はもう無い。1月の緊急事態宣言の人流抑制は4週しかもたなかった。4月の緊急事態宣言は2週間しか効かなかった。今回はもう効かない。無理はわかっています。だから8月22日までにしたんです。予防的宣言なんです。重症ベッドはまだ4割の使用率で、中等症病床も3割で、今回は発出しました。その間にワクチン普及です。8月20日までには、ファイザーとモデルナで人口6割は1回接種済になる。逆に言えば、ワクチン接種1回6割までは、緊急事態宣言を継続するということです」

それでは甘いと思った私は、こう返した。

「大臣、今はデルタ株です。アルファ株なら、それで流行抑制ができたかもしれませんが、デルタでは感染力もさらに強いですし、実効再生産数が高く、抑え込みはできないと思います。西浦データのシミュレーションでは、デルタでもそうなっていますか？　そして、大事なこと、ワクチンの供給はいかがでしょうか？」

報道ではワクチン供給の不足も、さかんに流れていた。これも輸入ワクチンに頼る日本のアキレス腱だった。

「ワクチンは9月末まで7000万回分、また入ります。ファイザーです。モデルナは5000万回分です。合計1億2000万回分が追加で来ますから」と、大臣は明言した。「合計すると充分量、国民の希望者分は入ります。だから、ワクチン接種を粛々と進めます」

田村大臣の決意表明のような言葉を、私は冷静に受け止めた。

「大臣、問題は40代、50代ですね」

つまり接種率だけではなく、重症化リスクの高い順にワクチン免疫を国民に付与していくことが、医療を守ることになるのだ。目下、40代、50代の中等症化、肺炎が増えていた。大臣はすぐに反応した。

「中等症のベッドが問題です。新規感染者が増えても、入院のためのベッドが空いていればいいが……。ご指摘のように、重症化する40代、50代が多くなっています。これについての評価も問題です。単に年齢的に重症化しやすいというだけでなく、そもそも感染者がこの層に多いのか。高齢者がいなくなって、病院に入れたのか。ここはよく見ていきます」

「高齢者は自宅にステイホームできても、40代、50代は働き盛りの生産年齢層で、外に出ます。この世代に集中したワクチン接種の加速が必要です」

そう伝えたあとで、そもそもの感染拡大震源地となっている繁華街のエピセンター対応を話題にした。

「去年の今頃もそうでしたが、新宿など繁華街がエピセンター化しています。東大の児玉教授が指摘していますね。エピセンターは流行抑止政策として、つぶしておきませんと、またここから拡大します。新宿はカオスです」

「そう、問題はエピセンターです。繁華街は『職域接種』でワクチン接種をします。職域だから、接種券は要りません。もう、それでいい。それでも打ってほしい。去年の失敗例もあります。だから接種券無しで、歌舞伎町などでワクチンを打つ。人の出入りが激しいし、繁華街はこれでしかできません。これは社会のために打ってもらう」

新宿のエピセンター対策に、職域接種でモデルナ社製ワクチンをやるのか。田村大臣の言う通り、社会のためにやってもらう、ということだろう。

モデルナは一過性だが、副反応が強めだ。特に若い人は、発熱や接種部位の痛みや腫れ、倦怠感が顕れやすい。だが、やるという方向性は間違っていない。もちろん、すべてがワクチンで解決するわけではない。検査、保護・隔離の対策はセットでもあることを念押しした。

「大臣、この8月は正念場です。くどいようですが、この状況下で5類にするのはマズイかと。国民のワクチン接種率を上げてからでないと」

ここは死守したいポイントだった。

「5類にするのは、『ワクチン接種を2回完了した国民が6割以上』の達成後からの議論です。先週、先生にお聞きしたのは、その後の議論のことだけれど、まずは意見を聞きたいということです。すぐにはしない、できないから」

その言葉を聞いて、今後の長期的な〝検討事項〟なのだと私は理解した。

15　五輪開幕、そして第5波

すでに記したように、7月12日に東京はステージ4のまま、まん延防止措置から緊急事態宣言に移行した。3度目の宣言が終ってから、まだ20日くらいしか経っていない。東京都の新規感染者数は7月14日には1149人と、1000人を超えた。

7月15日、尾身氏は参議院内閣委員会の閉会中審査で、4度目の緊急事態宣言が出たことを踏まえ、こう発言する。

「人々が緊急事態に慣れ、飲食店も『もう限界だ』との声も聞こえる中で、人々の行動制限だけに頼るという時代はもう終わりつつある」

感染防止について、ＰＣＲ検査の拡充や二酸化炭素モニターの設置、下水からウイルスを高濃度で検出する技術などを例に挙げて「日本には優れた科学技術がある」と説明した。

「休業要請はもちろん大事だが、サイエンス・テクノロジーへの投資は、それに比べるとずいぶん効率の良いお金の使い方だ」

そんなのはもう、1年半前に繰り返しお願いしていたことじゃないですか。私はモニターの尾身氏を見つめた。解説をつけるのがつらかった。

五輪大会組織委員会で感染症対策にあたる岡部氏もまた、ぬかりがない。五輪の専門家の円卓会議で座長も務める彼は、朝日新聞社の取材に対してこう答えたのだ。

「感染が拡大し、『第4波』に見舞われた際の大阪府のように、東京都で入院すべき人が入院できないような状況になったら、大会の中止も考えるべきだ」

〝コロナ専門家有志の会〟の提言で、無観客で五輪を開催するように求め、大会期間中に医療が逼迫する恐れが高まった場合には「時機を逃さずに、また事態の切迫を待たずに、強い対策を躊躇なくとって下さい」として、彼らが保険をかけていたのは先に触れた通りだ。さらに、五輪開会式が目前に迫った今に至って、「大会の中止も」と言うのか！　これで五輪が行われて、仮に感染が拡大したら、「言ったけど、間に合わなかった。聞き入れてもらえなかった」とでも言い逃れる気か。タイミングを見計らっていたとしか思えなかった。

7月22日には東京都の新規感染者数は１９７９人と、２０００人に迫った。しかし、これは氷山の一角である。東京都の検査数は異常に少なかった。五輪選手や関係者が続々と来日し、感染者が選手村に入る等、すでに開催前からバブルはウイルスで崩壊している。全国的にも新規感染者数の増加傾向が鮮明となっていた。

それもお構いなしとばかりに、この緊急事態宣言下、7月23日に東京五輪は開会式を迎えた。

史上初となる、関係者以外は無観客での開催。直前まで大会関係者の辞任などが続き、物議を醸したが、それでも聖火リレーの最終ランナーとなった大坂なおみ選手が灯した火は夜空を照らした。

そして、第５波襲来が本格化した。

オリンピックの開会式を含む７月22日から25日までの４連休以降、全国的に感染者数の急増が起こった。連日、曜日ごとの過去最多の人数が更新されていく。緊急事態宣言から２週間を経て、効果が顕れるどころか、感染者は激増し、医療逼迫が迫っていた。田村大臣が恐れたとおり、緊急事態宣言が全く効かなくなっていた。デルタ株はまん延状態で、もう、言葉通り打つ手がない事態が、ついに現実となってしまった。

７月27日の全国の感染者数、７６２９人。昨年の暮れ、２０２０年12月の第３波のとき、陽性率は６％程度であった。第１波の２０２０年４月11日、この日の陽性率は31・６％と脅威的な高さではあったが、感染者数は３ケタであった。それから１年３ヵ月を経て、数千人の感染者数を陽性率２割超えで記録している。コロナウイルスはもはや制御できないレベルに拡がっていた。

私は、ふと、無症状者の割合も１割前後と低くなっていることに気がついた。ワクチンが高齢者から接種されたので、感染者には若い年齢層が増えているのに対し、無症状者が低値をとっている。感染者の年代の割合を見れば、無症状感染者の占める割合は３割程度となるはず……。業務が逼迫した保健所の聞き取り調査ができていないから、発熱などの明らかな症状の出たコロナ疑いの人ばかりが検査されているということだ。となると、約２週間後には、中等症の病床の逼迫が強く想定される。

この頃、小池知事は定例会見で、比較的軽症な独身者に対して「自宅を病床のようなかたちで」と発言、サラリと「自宅療養」に言及した。都知事から「自宅療養」の言葉が出たことに私はドキリとして、ワイプに映る知事の顔を見つめた。

軽症者の自宅療養は、すでになし崩しのように当たり前となっていた。それをなぜ今、敢えて口にするのか？　東京都の病床数と感染者数を考えれば、〝軽症だけ〟の〝自宅療養〟に留まらないことは、数字で目に見えている。入院すべき「中等症」の患者が入れなくなって、自宅療養となることを想定しての布石だろう。最後の最後、流行がまん延し、医療も立ち行かなくなったときは、中等症以上の患者であっても〝自宅療養も止む無し〟の前振りではないのか。小池知事がいかにも軽いことのように重大なことを言ってのける現実を、私は厳しく受け止めた。

前々から、「中等症」について、一般の国民の認識と、コロナの病態の現実には著しいズレがある、と私は感じていた。コロナにおける中等症とは肺炎のことで、酸素吸入を必要とする者だ。多くの人にとって、人生で一番苦しい経験と言えるくらいのつらい症状である。息をしているのに溺れているような苦しさ。もう、このまま自宅のマンションで、アパートの一室で、死ぬんじゃないかと怯えるような不安に陥ったと語る感染者も多い。

通常、風邪やインフルエンザで肺炎となれば、重症とされて多くが入院となる。でも、新型コロナでは中等度とされ、目下の状況では、自宅療養となるということである。倉持医師は、「酸素が必要な患者さんが自宅で療養すること自体が異常である」と言い切った。ほとんどの人は肺炎を起こしている時点で非常につらいと感じるであろうし、軽症とされる酸素飽和度が96％以上の人であっても熱と倦怠感、息苦しさで、つらいと感じる人も多い。無症状や、軽症で済む人もいるが、この病態のバリエーションがコロナという病気の理解の格差をつくる。コロナで重症とされる人は、人工呼吸器を装着しているような患者であり、一般国民から見ればもはや〝重篤〟とされる状態だ。

「健康な若い人は大丈夫、無症状も多い」という、1年前の夏の第2波の頃の記憶が、コロナ軽視の流れを形成していた。「コロナは風邪」という雰囲気が醸成される中で、ＧｏＴｏキャンペーンが始まっていた頃の話だ。

現実的に、自宅で服用できる抗ウイルス薬も無い中で、肺炎の自宅療養など出来るだろうか。コロナは急変もある。数が増えれば検査もされずに、コロナかどうかわからぬまま、なし崩し的に自宅療養となる人も大勢出てくるはずだ。検死したらコロナ陽性、そんな人も出てくる可能性がある。この先、事態はまだまだ悪くなる……。私は慄然とした。

水疱なみの感染力

東京都は今後、医療体制が危機に直面するとして、コロナ患者用の病床をさらに確保するよう医療機関に要請した。救急医療の縮小や停止、予定している手術の延期、診療機能の縮小など、通常医療も制限することを検討するよう通知を出した。

私の周りでも、ついに感染者が出始めた。知り合いのディレクターから感染の知らせがあり、ＰＣＲ検査の陽性結果が写真で送られてきた。熱は解熱剤でも下がらず、自分では重症感はあるが、酸素飽和度が96％であるので、自宅療養となったという。発症したのはワクチン接種の予約日だった。「住んでいる市の対応が遅い」と困っている彼から、パルスオキシメーターもいつ自宅に届くかわからないという話を聞き、私は手持ちのものを送ることにした。

さらに、別の局の女性プロデューサーからは、夫がコロナ陽性、発熱と胸の痛み、息苦しさを訴えているというメールが来た。45歳、ワクチン未接種である。3日後、療養ホテルに入った。彼女は東京都の発熱相談センターに電話をし続けたが、つながらない。私がコロナを専門に診るドクターに指示を仰ぐと「すぐに救急車を呼べ」と言われた。こうして、テレビ局でもスタッフの感染が相次いできた。

だが、そんな状況とは裏腹に、テレビは地上波もBSも東京五輪一色になった。競技の合間のニュースで感染者数だけが流れる。開催地、東京の新規感染者数が3000、4000、5000とうなぎ上りで表示されると、怖いとは思うだろうが、人流抑制につながるわけではない。

今度は、新規感染者数を伝える報道画面にニュース速報のテロップが出る。日本人のメダル獲得の速報だ。選手には敬意を表したいが、感染防止策が取られたはずの「バブル」のすぐ外、競技場の周囲の感染症病棟は悲惨だった。だが、五輪報道に占領されたようなテレビからは新型コロナの状況が伝わりづらくなり、自分がかかるか、自分の周囲で感染が起こることにより、感染拡大の現実を知ることが多くなった。

お盆や夏休みシーズンを前に、全国知事会は旅行や移動の原則中止・延期を訴えた。全国で感染者数の増加が起こってきている。自治体は肝心のワクチン供給に危機感を抱いていた。

7月31日、河野大臣はワクチンの在庫は2500万回分とし、全国5万5000ヵ所へ1週間分供給できるとした。では、2週め以降はワクチンの予約の受付は無理だということか？自治体は混乱した。

治療薬はどうか。以前から、私が番組で訴えていた抗体カクテル療法の医薬がようやく承認となり、病院で使用可能となってきた。

ただ、これはカシリビマブ、イムデビマブの2種の抗体を点滴で投与するものだ。点滴だから、医療機関でしかできない。使える医療機関もまだ限定的で、誰でも使える薬ではなかった。トランプ大統領が使ったことで有名になった抗体カクテル療法だが、自宅療養を基本とすると政府が決めた現状では、投与してもらえない人が多数出る。やはり、多くの国民のために、自宅で、自分で服薬できる錠剤が欲しい。

７月31日、東京都の自宅療養者は１万人を超えた。この日の東京都のＰＣＲ検査の陽性率は約20％だった。陽性率が７％を超えると犠牲者数が増加することは、１年以上前に報告されていた。つまり、高くとも絶対に７％の壁を超えない検査体制を目指すはずだった。無症状や軽症の人から感染者を検査で発見し、隔離治療するという基本の対策が、コロナウイルス感染症では主戦場であったはずだ。それを放擲《ほうてき》して、積極的なウイルス対策を行わず、ただただ後手にまわり、中途半端な対応でやってきた結果がこれか……もっとひどくなる……もうウイルスを止めようがない……。いよいよ敗戦だ。茫然とするしかなかった。

田村大臣からの電話が鳴った。

「田村です。さっそくですが、やはり、もう、打つ手がない。デルタの感染力は水痘並みです。流行が止まらない、どうにもならないです」

アメリカ疾病予防管理センター（ＣＤＣ）は、デルタ株の感染力は水痘（みずぼうそう）ウイルス並みであり、１人の感染者が８人に拡大させるとの見解を発表していた。

打つ手なし、どうにもならない、と大臣にたて続けに言われて、何も言葉が返せなくなる。同時に、嫌でも前向きにならざるをえなくなった。私は大きな力に抗《あらが》って、自分の姿勢を立て直した。諦めてはダメだ、治療しかない。薬のことを田村大臣に言い続けるしかない。

「大臣、薬、治療薬です」

大臣も気をとり直したように、

「お約束のイベルメクチンは、適用外使用で出せるようにしました。前々から先生が言っておられた中和抗体薬、これも使えます。全国で今、２０００から３０００の病院でできます。開業医にはまだ少ない。そもそも、開業医さんはコロナをなかなか診てくれていないし。それから、メルクの別の薬、初期からウイルスの増殖を抑えてくれる薬があります。これは年内にも出てきます」

薬が出てくる――光はある。「モルヌピラビルですね、年内ですね」

「はい、塩野義はその後になります。とにかく、治療薬が見えてきた」

「やはり、自宅で服用できる錠剤がありませんと。そして、この夏をどう乗り切るかです」

「そうです！　今、ワクチンは1日140万回打ってます。これを急いでいます。アストラゼネカのワクチンは国内製造で、9月から月産1000万出てきます。40歳以上にはアストラゼネカでと」

大臣は一呼吸おいて、一気にこう言った。

「緊急事態宣言、これで僕らは8月一杯、東京をどうにかもたせるつもりでした。でも、もうもたない。感染者は増える一方で、打つ手なしです。分科会の先生方に『大丈夫、大丈夫』って言われてここまできたけれど、リスク評価が甘かった。人選を間違えた、人を替えたい！」

大臣、すみません。田代先生を連れていけなかった。私は説得できなかった。そんな思いが「ごめんなさい」という言葉だけになる。

「CDCが水痘並みと言ったのはショックだった……」

大臣はデルタ株の感染力のあまりの強さを嘆いた。

「このコロナは長期戦になります。今みたいな医療体制ではコロナを抑え込むのは無理です。ある程度の数の感染者が重症化して、犠牲者も出ることを許容しないといけなくなる。先生、このコロナ、弱毒化しないいかな？」

ウイルスの逆方向への変異を聞いてきたが、私はワクチンの効果による可能性を伝えられるだけだ。

「ワクチンで交差免疫ができれば……症状が軽くなるかもしれません」

ただ、それもワクチン免疫をエスケープするウイルスが出てくれれば期待薄になる。今、そこまでは言えなかった。

大臣が、つぶやいた。

「これさ、コロナの前の時代には戻れないね」

「……それは田代先生も同じことを言っていました」

「やはりね。とりあえず、この夏をどうにかしないと。パラリンピックを止めるかどうかっていうこともあるけど、水疱レベルのウイルス相手なら、どのみち流行る。どうにかしたい。でも、打つ手がない」

大臣の切羽詰まった言葉が、私の胸に突き刺さる。いよいよ、本当に打つ手がなかった。

第6章　コロナの前の時代には戻れないのなら

1　「打つ手がない」中で

政府は、2021年8月2日から東京に加え3県（首都圏）と大阪に緊急事態宣言を拡大すると発表した。

同時に、感染急増地域では「中等症」であっても「症状が軽い」、あるいは「重症化リスクの少ない」患者に関しては、「自宅療養」を可とする方針を出した。これまではコロナ患者は原則的に入院、無症状や軽症の場合は宿泊施設に入るという方針で進めていたが、大きく転換した。つまり、感染拡大が続くなか、感染急増地域で「重症患者や重症化リスクが高い者」を入院させ、逆にそれ以外は自宅療養という、「入院制限」を行う新方針を示したのだ。

だいたい、コロナの特徴は、感染によって免疫の暴走を起こして、突然重症化することだ。自宅で重症化したら、どう対応しろというのか。現実的には入院病床は満床という状態で患者が急増しているのだ。〝重症化したら速やかに入院できる体制〟など整うはずもない。救急車を呼んでも搬送先が見つからないので、自宅に患者が戻される場合すらあるという。救急救命現場の崩壊も起こりつつあった。こうなるのは、すでに大阪で第4波のときに経験したことであり、想定されていたはずだ。

政府のこの新方針に対して野党はもちろん、与党内、各自治体、医療現場から取り消しを求める声が続出した。菅政権の支持率は下落した。

8月3日、閣議後の会見で田村大臣は「中等症でも比較的軽い方は、自宅療養をお願いしていく」とし「在宅で酸素吸入することもありえる」とした。大阪では、この春の流行で緊急避難的に自宅での酸素吸入もステロイド治療も行われていたことだ。これから東京でもそのような事態が起こりうることを、大臣が明言したのだ。

中等症は、酸素吸入をするために入院加療を必要とする肺炎患者のはずだ。孤立化した自宅療養でのコロナ患者の酸素吸入は、危険も伴う。慢性疾患の患者が自宅や院外で酸素を使用するのとは状況が異なるのだ。酸素吸入は現状をなんとか維持するというだけで、治療の開始ではない。もう、医療が追い付かない。それを厚労大臣が認めたということか……。

会見に必死で臨む田村大臣をテレビで見た。その映像の端に感染者数のテロップが流れた。この日の感染者数は東京都3709人。私は2020年12月に出した書籍『新型コロナ　自宅療養完全マニュアル』の全文無償公開に踏み切った。今、できることはこれくらいしかない。出版元の実業之日本社の岩野社長に直接、電話を入れて頼んだ。

8月5日、東京都の新規感染者数は5042人、ついに5000人を超え、過去最多となった。同日、政府はコロナの療養方針について、説明資料を修正、中等症でも原則入院の対象とすることとした。「中等症でも入れないのか！」という激しい国民感情の反発を受け、与党からの撤回要求を踏まえてのことだった。

当初、入院するのは「重症患者や重症化リスクが高い者」とされていたが、修正文書では「中等症患者で、酸素投与が必要な者、必要でなくても重症化リスクがある者」と改め、入院の可否は、最終的には医師の判断で決まることも加えた。さらに「東京都をはじめ患者が急増している地域」については、自治体の判断での対応を可能とするとした。結局は医療現場に判断を投げ、さらに自治体に責任を押し付けただけだ。

しかし、厚労省は各都道府県に出した8月3日付の通知に関して、内容を変えるつもりはないとし、事実上、入院制限を厳しくしたままであった。現実的には、医療逼迫に陥りつつある「患者が急増している地域」は、全国の主要都市とその周辺の自治体に急拡大している。そもそも地方では医療が脆弱であり、すぐにも病床逼迫、さらにコロナ以外の通常医療の崩壊が待ち受ける可能性は高かった。

8月5日時点で、東京都の自宅療養者数は過去最多の1万6913人、調整中は1万543人にのぼった。「感染者数が多くとも、ワクチンの効果で重症者や犠牲者数が少ない、第3波と比べて健康被害が小さい」と語る政治家や専門家もいた。しかし、すでに自宅で療養している患者は右の数字になっている。このまま流行が大きくなれば感染者数の分母が増え、重症者も犠牲者も増加してくると見越した上で、医療を拡充することが先決だ。楽観できるような状況はどこにもない。

今後の東京都の予測として、現在の実効再生産数1・7として推計すれば、実効再生産数10%減でも8月中旬に入院患者数が1万人、重症患者数は9月初旬に1000人を超えるとの試算がアドバイザリーボードから出てきた。

「入院は重症患者、中等症患者で酸素投与が必要な人、投与がなくとも重症化のリスクがある者に重点化させ、基本は自宅療養で」と田村大臣も語るしかないが、そうはいかない現実が目の前にある。医療が崩れつつあることを、大臣も私もわかってはいるが、それを了解している訳ではない。大臣が「打つ手がない」と苦悩するなか、被害を最小限度に抑えるために、それでもやれる手を考え、実効性のある手立てを伝えることに私は傾注した。

ついに病床がなくなる

だが、私が意見を発信できる番組は減っていた。コロナ報道から五輪報道へと舵を切り、商業的に五輪とは切れない関係にあるテレビ局の姿勢が取り沙汰されている時期だった。

8月8日「日曜スクープ」は、「過去最速〝8日で新規感染者10万人増〟『自宅療養を基本』政府方針は安全に実現可能？　重症者も各地で急増」というテーマだった。

テレビ朝日に入ったのは、午後4時過ぎだった。局内のエレベーターを降りたところで、スマホが振動した。

「お疲れ様です。田村です。今、長崎です」

「岡田です。本日、これから『日曜スクープ』でございます。病床の件、入院基準につきまして、大臣のご真意を伺いたく」

フロアにバッグをおき、ペンと紙を出して床に腕をつき、メモを取りながら電話で話す。

「病床について、基準を変えていないです！」

田村大臣はまず結論を言い切った。

「この数日いろいろ報道されているけれど、そもそも神奈川でスコア制ってありましたよね。これを明確化して、『今は危機だから、自治体はフレキシブルに判断を』と言ったつもりだった。でも、『中等症も自宅か』ってなった。これは違う。病床には中等症は入れます」

「大臣、ただ現実問題として、それが可能かどうかは別ではないでしょうか？　東京は、自宅療養と調整中の人が、昨日の段階でもう3万人もいます。中等症でも入院は無理な状況になっています」

「そうなんですよ。在宅は、軽症が基本。ホテル療養は、家族のいる人や、認知症で自宅の療養が困難な人などでした。でもベッドがないから、医師の判断で中等症でも自宅で、となってしまう」

そうなるだろう、現実はきれいごとではないから。大臣が続ける。

「だから、入院できるかどうか、それも病床状況によります。もちろん、中等症Ⅱは病院です。酸素吸入、ハイフローが必要な人は入院させないといけない。で、限られた医療資源をどう効率よく使うか、だから、東京都のモニタリング会議で神奈川のスコア制を整理して作らせました」

「それはいつ公開でしょう？　現実的には、中等症でも入院できる状態ではないんです」

私はあくまでも、現実的な問題への落とし込みを急ぎたかった。

「そうなんです、すぐに入れられるとは限らない。だから、自治体の判断を強化した、でも間違って伝わってしまった」

「しかし、菅総理は8月2日に、感染者の急増した地域での入院では『重症患者や重症化リスクが高い者』に絞り込み、それ以外は自宅での療養を基本とすることを表明しています。だから、総理へのレクがうまく行ってないのではないでしょうか？　総理には良いことだけじゃなくて、悪い状況も説明して、現実を認識していただくレクをしないと」

「僕もフォローしていきます。急変して入院させたくてもベッドがない、ならば仕方ない、自宅で酸素を吸入、というふうになる。大阪ではそうなった」

「はい、すでに第4波でそうなっていました。療養ホテルや自宅でも、仕方ないからそこでやる、でした。ならば、危機管理として『非常時だからこうなるんだ、こうやるしかない』と説明して、国民のコロナへの意識を変えないと。まず、国民に説明すべきです。『もう、ベッドがない』、『だから医療がないんだ』と言い切る。恥かこうが、支持率下がろうが、現実を言い切る。そうしないと、人流だって止まりません。近未来の、もしくは足元の、過酷な現実を語るべきです」

大臣は明確に答えた。

「先生、今日の番組で、それ言ってください。コロナは、もう危機管理なんだ、って。自宅やホテルでも医療行為をせざるを得ない。そういう次元だって、先生の言葉で伝えていいです」

さらに、抗体カクテル療法の外来への具体的な落とし込み方について、私は確認に入る。

「大臣、目下の現実では、重要ポイントは患者を重症化させない、中等症Ⅱにしないことです。だから、抗体カクテルを外来でやらせてください。入院阻止のためにも。だってベッドがないのですから。それは大丈夫でしょうか？」

「はい、抗体カクテルをモデル事業として始めます。まずは短期入院、1泊2日で打って、アナフィラキシーショックとかを見て、自宅に帰す。次に、コロナを診ている病院の外来でやれるようにします。30分経過観察させて自宅へ戻す。そうやって軽症の人の重症化阻止をする。現実的には、指定病院から広げていきます」

「薬の確保は？　増えますよ、これから患者が」

「それなりに確保しました。ただ、世界的に要求度の高い薬です。だから、量を数字で言うのはまずいです。でも、それなりには頑張って確保しました」

それなりの量……と書き留めながら、不安に苛《さいな》まれる。40代、50代のワクチン2回接種率はまだ、そんなに高くない。この日の時点で65歳以下のワクチン2回完了は7・25％だ。そこまでを確認し、スタジオに入った。

2　「2類から5類へ」論ふたたび

「日曜スクープ」本番。私はスタジオで解説し、医療現場からは新型コロナ治療の最前線で救急医療に当たっている自治医科大学附属さいたま医療センターの讃井《さぬい》將満《まさみつ》医師が出演した。加えて、訪問診療を行い、コロナ患者にも対応している長尾クリニックの長尾和宏医師が現場の状況を語った。この8月8日から新たに、感染者数が増え続けている福島、茨城、栃木など8県にまん延防止措置が適用されていた。

「埼玉県の救急現場の調整本部もかなり大変で、木曜（8月5日）には20軒断られたという搬送ケースがあった。特に休日が厳しい。新型コロナ以外の心筋梗塞や脳の疾患などで断るケースもある」

讃井医師が、そう語る。東京都だけではない、埼玉、神奈川の首都圏も連動して医療が逼迫していた。救急の修羅場を踏んでいる讃井氏が淡々とポーカーフェイスで言った「加速度的に悪くなる」という言葉が怖い。

「『全力で助けなければならない世代』で重症者が増えている。命に差をつけている訳ではない。しかし、この若い世代が重症化して運ばれてくる現実は厳しい」

急増する40代、50代を中心とした入院患者に日々接している医師の本音だ。私は重症者を増やさないためにも、「抗体カクテル療法のモデル事業開始と、その後の速やかな外来での使用が検討されていること、されるべきであること」を「厚労省関係者」からの情報として語った。

一方、長尾医師は、現場の視点から次のように提言する。

「まず重要なのは、患者に主治医をつけると明言をすること。現在、保健所がやっている健康観察も主治医が行い、入院が必要と判断したら、即座に主治医が対応するような形にする必要がある。さらに、国会で2類から5類にする議論を始めることが必要。多くの開業医が治療に関われるように」

これは、長尾先生のような訪問診療で積極的に診てくれる医師が大勢いるのであれば、対応は可能かもしれない。しかし、現実にはそのような医師は少ない。だからこそ、テレビに呼ばれるのだろう。2類相当から5類への移行は、現段階でそう簡単に出来ることではないのが現実だ。

長尾先生はイベルメクチンを使った自宅での治療を強く訴えてきた。これは、1月に田村大臣が「使えるようにする」と断言した薬だった。薬価も安く、昔からアフリカでよく使われていた。しかし、旧知の記者が私に「イベルメクチンが出せるようになったのに、市場になかなか薬が出回らないらしい」と教えてくれた。販売元のメルクは年内に新しいコロナ治療薬を出すことがわかっているが、コロナ禍でイベルメクチンそのものがすでに治療薬として使われている国も多く、不足しているのだろうか。次々と突きつけられる現実は、どれも厳しい。

そして、強行するように行われている東京五輪（この夜が閉会式だった）。その五輪の真っ最中に起きた、東京の感染爆発。

もう、野戦病院型の「コロナ病院」をつくって、集団で診るしかないだろう。1年半前に、体育館やコンサートホールを集団医療施設にし、そこで発熱外来をと言っていたけれど、原理原則の基本に立ち返るだけだ……。

東京の医療の逼迫はもちろんのこと、大阪、福岡の大都市圏では病床が埋まり始め、流行が加速している。患者の受診が遅れはじめ、外来の時点でダイレクトに重症化してしまうケースが増えてきた。さらに、中等症病床が埋まることで、自宅やホテル療養となって医療を受けられない人が増え、結果的にそこから重症化した患者が増えて、あっという間に重症病床も埋まる。悪いスパイラルが止まらない。結果、第4波の大阪のような医療崩壊へ向かっていく。

翌日の8月9日、「Nスタ」。報道カメラ（報道局内にあるミニスタジオ）から東京都の感染者数発表速報の解説だった。

数字は悪化の一途を辿っている。ここで、病床を集中化させた福井県の診療施設を紹介した。臨時施設として体育館に病床100床を確保して医師を常駐させ、看護師を巡回させるというものだ。福井県では自宅療養中の患者の孤立化を問題視し、6月に5000万円を投じて準備していた。

2021年の春の流行時、イギリスではロンドン五輪の会場であったエクセル展覧会センターに4000床を確保して乗り切っていた。タイのバンコク・ドンムアン空港では1800床の段ボールベッドを使った病床が出来上がっていた。東京五輪の選手、関係者に使ったPCR検査や抗原検査のシステムをそのまま、今、日本国民のために使いたい。早期発見して肺炎を起こさせない体制を組むことが重要だ。これらのことを私は話した。

その翌日の8月10日、産経新聞が報じた「新型コロナ厳格措置見直し　厚労省着手　感染症法の扱い緩和も」という見出しのネットニュースに目を疑った。そこには、「新型コロナは現在『新型インフル等』の類型に位置付けられ、自治体や医療機関は、結核などの2類相当、あるいはそれ以上の厳格な対応をしている」、「5類に移行することになれば、入院勧告や感染者の隔離なども不要になり、自治体や医療機関の負担は大幅に軽減される」と書かれている。

現状で「感染者の隔離なども不要」な5類に移行したら、感染爆発を加速させるだけだ。私はすぐに田村大臣の携帯に伝言を残した。大臣に直接、今の5類落としはダメだと説明をしないといけない。いや、この2類から5類への移行の議論は、すでに大臣としたはずなのだが……。

政治家としての意志

田村大臣から電話があったのは、翌々日の12日の午前11時15分であった。私は即座に取った。

「大臣、ご苦労様です。ちょっと心配な件がございまして……」

「5類にはしません！　それをやったら、保健所の負担は軽くなるかもしれませんが、国民の医療が破綻します。コロナの院内感染が出ちゃう。そもそも、病院には基礎疾患のある人が入院している。そこにウイルスが入ったら、とんでもない！」

すでに要件を察していた大臣は結論から入った。

「5類へのダウンは、勝手に産経が書いた。厚労省はそんなこと言っていない！　到底、5類なんて無理、ダメです。患者が溢れる、院内感染が出る、医療が受けられなくなる。遠い先の将来、このコロナが治療薬も出来て、でも長い闘いになるけど、その先にはあるかもしれません。でも、当面無理です。先生、僕はコロナ専門病院をつくる方向でいく！」

「はい、そうです、まず今をどう乗り切るかです。福井が体育館に臨時病床をつくろうとしていますね。タイの国際空港で1800床つくられましたし、ロンドン五輪のエクセル展覧会センターでは4000床！　コロナの治療はもう、集団で診るしかない。遅いかもしれないけれど、諦めずに、国民のためにつくってください。大臣、申し訳ございません。私、『もう、医療破綻だから』と降参して、『5類へ移行だ』って議論にされるのかと思ってしまいました。大臣はそんな人ではない、必死にやっているのをわかっていても、新聞を読んで怖くなったのです。体育館などでの集団医療をお願いします」

「岡田先生は、昔からそう言ってましたね。先週から、厚労省は東京都にそれを打診しています。でも、都はホテルの借り上げのままなんだよ。ホテルの方が手配が早いからって」

「ええっ」と思わず声をあげた。ここは是が非でも、大臣に小池知事を説得してもらいたい。私は強い口調で訴えた。

「ホテルも自宅も、患者が孤立したり、点在していては、病状の悪化や急変に耐えられません。往診も時間がかかります。医療者を効率良く配置することです。集団でベッドを並べて、最悪は仕切りもなくていい。医療者だけを防備させる。それなら隣の患者のベッドに3秒でいけます。患者は医療者の目の届くところにいて、他の患者と集団でいるのだから孤独にもならない。孤立化させずに、マンパワーを最大限に活用して、国民にコロナ診療をお願いします」

「そう！　体育館を臨時医療施設、措置病院にしたい。広く検査すれば、デルタはもう東京都だけでも新規感染者数1日2万人くらいは行っちゃうでしょう」やはり大臣は、検査が足りていないことをわかっているのだ。「感染者数が増えるから、連動して中等症以上も増える。地域医療でコロナ病院をつくるしかない！　でも、日本人がそんな施設に行ってくれるかな、とも思う……」

ここで引いてはいけない。大臣の背中を強く押す必要がある。

「大臣、まだ今だから、そう思うんです。これから数が増えたら、軽症じゃない人、中等症予備軍も増えるから、医療で中等症にさせない必要が出てくる。それができないと、当然、中等症も増えてきます。自宅で中等症、つまり肺炎になったら、治療は即刻必要です。酸素が自力で十分に取り込めないのですから、たいへん苦しいです。それを見た患者の家族も、医療を切望します。感染を心配して、家族も自宅療養を望まない、患者本人だって望まないでしょう。家族全員デルタ感染はしたくないはずです。

結論として、今の状況で火急に必要なのは、臨時で集団医療を行うコロナ措置病院です。まず、入り口として発熱呼吸器救急外来を作る。そこでPCRとCTの検査をする。今は可動式のいいのがあります。それから血液性状と血算の検査をやって、重症になりそうな人を重症化マーカーで診る。隣接した外来のベッドでも措置病院でも、即座に抗体カクテル治療をやる。さらに肺炎、サイトカインストームの危険性のある患者には、レムデシビルやステロイドなどで治療をする。その治療を措置病院で医師常駐、医療者巡回のもとにやる。これをシステマティックにできる施設を作りましょう」

「抗体カクテルはそれなりの量を確保したけど、さすがにこの数だと間に合わないかもしれない。軽症、中等症Iはカクテル、それは外来や短期入院でやる。集団施設の治療は、岡田先生の言っているのは、どちらかと言えば中等症の患者をということだね。これから、そんな患者はいっぱい出るでしょう」

「軽症でも、本当の軽症の人は自宅で療養も可能かもしれませんが、肺炎がある場合は自宅では無理です。症状が出ているなら検査をして、肺炎疑い以上と診断されたら治療開始です。集約的医療施設が必要です。急変は、ホテルや自宅ではなかなか見つけ出せないです。オンラインだけでは、肺炎の重症化の症状は正確に判定できません。パルスオキシメーターだけでは無理です。もはや積極的治療に打って出ないと、この先、国民を救えないんです。そこをわかってください」

すがるような思いで、田村大臣に訴えかけた。私の後ろには、これまで多くのディスカッションを重ねた、何人もの呼吸器感染症内科や産科、小児科、救急のドクターや、研究者らがついている。みんなから「よろしくお願いします、田村大臣に伝えてください」と言われている。彼らの思いを、切なる願いを、この大臣は理解している。そして猛烈に勉強している。私が知る、かつての医師免許持ちの厚労大臣に引けを取らない理解力と思考を間違いなく持っていた。

役所を変えた

田村大臣は答える。

「アルファ株や従来型ウイルスだったら、意識を変えるとか行動制限とかの人流抑制で対応できたかもしれない。でも、デルタはダメです。だから僕は『フェーズが変わった』と認識させねばと思っている。中等症を集中管理して、観察、治療する病院を臨時に作る。もう、厚労省はそこまで飲んでいます。先週からはそんな議論をしてます。

問題は都です。都はまだホテルの一点張りです。『ホテルで1000床』とか言っている。でも早晩、この臨時医療施設を飲まないといけなくなる。数がやばい、感染者が減らないし止まらない！　40代、50代の人流は若い人並みです。コアな生産年齢層ですので、なかなか落ちてこない。ワクチンの意識も低いです。接種率はこの世代はまだまだです」

そもそもデルタの感染力で、この人流なら……。

「もう、集団免疫は無理ですね」と大臣は認めた。「でも、この期に及んでも、アドバイザリーボードは『人流の制御』、この一本槍ですよ」

「大臣！」私は思わず強い口調になった。「目下の患者をどうすべきか、現実的に行きましょう。粛々とワクチン接種を進める。ですが、デルタの次の変異ウイルスもいますし、冬は感染者の数が増えるのがコロナの一般的な特性です。感染者数が増えても、ワクチン免疫が効けば軽症化することが考えられます。でも、今はそれを検証する充分なデータがない。

ならば、最悪を想定して、もう、これ以上の重症者を出さない、もっと言えば、後遺症が残るような肺炎患者を出さない。それには中等症以上を減らすことです。まず、早くカクテルを外来でやれるようにしてください。何とか東京都を説得して、集約的医療施設、措置病院をつくってください。私はテレビの解説で福井の体育館を使った病床確保を紹介しました。福井は地方のコロナ医療の一例を示したのです。モデルケースができると他の自治体が横並びになります。ただ、私は感染研時代に石原都知事にレクに行っていましたが、その感触では都は厚労省以上に官僚的で壁が強固です」

「でも、僕が早晩変えるから」

変えさせてみせるという、政治家としての強い意志が垣間見えた。

「首都圏はみんな時間差で同様になりかねない。地方はもっと医療が脆弱です。大臣、よろしくお願いいいたします」

「はい、よろしくお願いします。また電話します」

彼はいつも、電話の最後に礼を言うことを欠かさない。田村氏が厚労大臣であったことが、この国のコロナ禍での救いなのではないか。

テレビ局のプロデューサーが、こう言っていたのを思い出した。「田村大臣は頑張っていますよ。厚労省という役所を確実に変えてきた。今、厚労省が一番よく動いていると思う。僕らがなぜ田村大臣を番組に呼ぶかというと、厚労省が頑張っていて、良い意味でアクティブだからだし、田村大臣が厚労官僚を変えてきたからですよ」

3　「コロナと共生する」とは

8月15日の「日曜スクープ」は、小林慶一郎氏とペアでの放送が予定されていた。ディレクターとの詳細な打ち合わせの後、放送前日、メールでパネル原稿案が送られてきた。「全国で感染者1日2万人超も『ピークはまだ先』 東京は必要な治療が受けられない恐れ〝医療現場強化〟に立ちはだかる壁」とあった。

今、コロナ感染者急増の状況にあって、医療現場からは通常の一般医療もできなくなる事態が迫っており、もはや「災害対応」であるとの声が上がっていた。そして、増え続ける「自宅療養者」の命を守る方法は？ 病院からあふれる感染者に対して、自宅以外の受け皿を現実的にどうするのか？という放送内容が組まれていた。

この流行状況では一刻の猶予もない。現状を正確に把握して、今夜のオンエアで建設的な議論をしないといけない。パネルには、菅総理が13日に会見で語った「酸素の投与が必要になった場合、酸素ステーションを設置して、そこで対処する。重症化防止に効果があるといわれる中和抗体薬を集中的に使用できる拠点をつくる」という話が組み込まれていた。

私が電話をかけると、田村大臣はすぐに出た。

「はい、ご苦労様です。まず、抗体カクテルはですね、1泊2日の短期入院で開始します。場所は品川プリンスホテルで、中等症Ⅰが対象になります。明日、総理と一緒に見に行く予定です。国と都で準備しています。そして問題は中等症Ⅱです。もう、集団医療しかありません。措置病院を現実化させます」

この〝都と準備〟について、確認し直した。

「大臣、金曜夕方の段階でも、東京都に全く動きがありません。私も都の保健担当者に聞いてみましたが、『野戦病院が要るほどですか？』って逆質問が返ってくるほどでした。現場は、これで大丈夫でしょうか？」

「そう言ったのは金曜でしょう？ 小池さんが集団医療施設を飲んだのは、昨日、土曜（8月14日）です。もう、指示が下に出ているはずです。ただ、問題なのは、酸素の配管等の工事に

1ヵ月かかるんです。それまで医療がもつのかってことです」

田村大臣は「1ヵ月かかる」を繰り返した。その間をどうするのかを、大臣が必死で模索している。

「体育館に配管して、酸素を流して、呼吸管理をします。体育館ぐらいの場所では、酸素ボンベだと足りなくなる、管理しきれない。だから、配管して酸素を流す。東京で1日1万人(新規感染者数)を超えるのを想定した施設をつくります。中等症Ⅱのための施設のイメージです。とにかく、重症化を防ぐ、人工呼吸器管理に行ってしまうことを阻止することです」

3日前の電話で、大臣が「体育館を臨時医療施設として、措置病院にしたい」と言ったことの具体的な落とし込みを急いでいた。まず、小池知事に飲ませたのだ。

「この間は新規感染者数が一気に2倍になった。とにかく、急いで集約病院をつくらないといけない。それまではベッドを探すしかないです。苦しいけどやる!」

「大臣、あとは看護師をどうするかです。東京都は『人材派遣会社に依頼して断られた』と言っていましたが、それは当然でしょう。そこをどうするかです」

「そうです! 問題はマンパワーです。医師はまだどうにかなる。問題は看護師の方です。人材派遣は現実的ではないので、各病院から1、2、3人とルーティンに出していただく、という方向で要請します。限られた貴重な医療従事者のマンパワーを一番効率良く回すためにも、体育館等の集約医療なんです。それを早急に実現したい。これは一例ですが、たとえば患者100人に看護師10人として、3交代体制で30人を1日あたり確保していくとか」

「看護師の配置人数についても、コロナですでに緩めていますが、これ以上緩めるのは現実的に無理でしょう。だから、集約医療をつくる」

「ええ、病院がコロナのためにルーティンで看護師さんを出すには、他の疾患の看護師さんの配置を緩めないといけない」

やれることは全部やる、ということだ。私はさらに踏み込んだ。

「すでに中等症患者が自宅療養です。自宅での酸素吸入も酸素ステーションも大事ですが、酸素だけでは治療が開始されていません。この状況では、自宅で亡くなる人も出てきます。特に、独居での自宅療養や、家庭内感染を阻止しようと一人でいる人が苦しんでいる。私の周囲でもそうなって、私が発熱相談センターのようになっています。本物がつながらないからです」

現実にこの2週間ばかりの間に、感染した友人、知人やその親族などからの電話相談がさらに多くなっていた。「コロナに罹るということは、日本で医療に見放されるということだ」と言った親友の弁護士も居た。

大臣は煩悶しているようだった。

「ベッドを増やすのは、これまでは一般医療ベッドからやりくりしてきたけれど、限界があります。入院患者に出てもらうことはできない。だから、空いたベッドからコロナ病床へと移していました。ただ、これもやり過ぎると、他の病気の人の医療がなくなる。たとえば、がん治療は手術延期などが起きている。コロナのベッドをもっと増やせって気持ちはわかるけど、他の医療とのバランスが大事になってきます」

感染症に不感症な国で

厚労大臣としての苦慮を漏らすような言葉が続く。

「コロナ問題は長引きます。常態化していきます。ウイルス変異が凄くて先が読めないし……もう、集団免疫は無理ですね。だからコロナが常態化したとき、どう共存するのか、なんです。イギリスは『1日100人の死亡は許容する』とジョンソン首相が言って、実際に今は1日80

人くらいです。フランスはイギリスほどじゃないけど、50人から60人くらいの死者が毎日出ています。フランスの入院率は2％、残り98％は自宅療養です」

「でも、間違えないで下さい。東京の本日の陽性率は24％です。検査数がそもそも少なすぎる、比較は難しいです。それに今、感染者数は10万人当たりで見れば、日本は欧米を超えている地域もあります」

「そうだけど、結局コロナは長くなるよね？　だから、コロナとどう共生するのか？　僕は、一般病院と区別して、コロナ専門病院を各県につくるしかないと思ってます」

「はい、一般医療への影響を少なくするために、中長期的にコロナ専門病院が必要になります。これは国立病院でやるしかないです。２０２０年3月に、国立病院統廃合が無期延期になっています。これをコロナ専門病院として残すということはできないでしょうか？　今後も、コロナに代わる次のパンデミックを起こす感染症が出るかもしれない。それを想定して、感染症病院のための人材、検査体制を組む。でも大臣、これはそもそも２００９年の新型インフルの報告書に書いておきました。書きましたが……」

「うん、そうですね……。国立病院で専門病院をつくる。これが現実的です。コロナは長引くでしょう？」

「ええ……」

「僕は、僕が生きている間には、もうマスクは取れないんじゃないかって思っています」

「大臣も言われたように、このコロナウイルスは変異が凄いです。遺伝子の欠失と付加で大きな変化をもたらします。たかだか1万年前に出た新参ウイルスで、ＲＮＡゲノムは巨大で30キロベース（3万塩基）あります。まだ安定化していないのかもしれません。インフルの誕生は1億年前です。これからも新型インフルが出てくるのは必然ですが、インフルは新型が出ても、いずれ季節性になって定着する。長くても3年勝負で決着しますすし、ワクチンと薬で治療法もわかっています。だけど、このコロナはどう転ぶのかわかりません」

「ほんと、コロナって厄介です。それなのに、分科会の感染症の先生方はワクチンで行けると言ってた。そもそも『コロナは風邪だ、大丈夫』って甘く見てた」

「尾身先生らは、新型インフルエンザ対策をなぞって、ワクチンの集団免疫で凌げるというスキームを描いたと思います。でも、それで解決できない可能性もあるのがコロナウイルスです。変異が激しいし、そもそもコロナウイルスは免疫が付きにくいから流行を繰り返すって、微生物学の教科書にも書いてあるくらいです。だから、ワクチンを突破する変異や、人のワクチン免疫が減衰するという、最悪の事態を考えての医療確保をしておかないと」

「そうです。西浦先生は『マスクを外してコロナ前の生活に戻ったら、さらに1000万人くらい、これから1年で死ぬのかも』って言っている。でも、そうですよね。3000万人が罹ったら、致死率から見積もるとそうなる」

「感染率25％として、国民人口1億2000万なら3000万人の感染です。ワクチン接種率と年齢層分布を考えても、そのくらいの健康被害は想定しないといけないかもしれません。新型インフルのときのシミュレーションでは、厚労省は感染率25％でやっていました。あのときは確か、最悪の場合は64万人死亡と想定していました」

「だからね、10月に落ち着いても、冬にまた増えるでしょ。窓閉めたら増える。コロナはそうなる。だから、コロナとの共生を考えないと」

「ちょっと待ってください、大臣。〝共生〟って、小池さんのウィズコロナと違いますよね？『積極的にコロナと闘いながら、国民の健康被害を減らしながらの共生だ』と言わないと。メッセージを明確にし、間違ったイメージを作らないことです」

「そう、闘いながら共生しないといけない。たとえば、飲食店を新規開店とかいう場合に換気の新基準をつくるとか」

「それは建築学の教科書を変えることですよね。今までの建築学の教科書はエコでした。冷やした空気を外に出さない、温めた空気を外に出さない。これからは、いかに換気するか？ってなる。教科書を変える概念です。でも実は、数年前から言われていることなんです。浸透していないだけで」

「ワクチンだって、打ってもまた感染する。アメリカ、フランスはブレークスルーがいっぱい出てる」

「ワクチンでは感染阻止は難しいです。血中のＩｇＧ抗体がマックスのときは一過性にできるかもしれませんが、でも、ワクチン効果は減衰します。だからメモリーＴ細胞で勝負なんです。メモリーは重症化阻止です」

「だから、『ワクチンで集団免疫』だとかさ、３密がどうのとか、『ワクチン打っているから五輪の選手が来ても平気』とか、そんな対策はみんな崩れている訳ですよ。いままで喧伝してきた専門家の先生方のお話は、デルタではみんな崩れている」

「私は最初から、そう申し上げてきました。ワクチンは感染阻止ではなく、発症や重症化阻止、死亡する割合を減らすことですと。しかも、そのワクチン効果は時間の経過で下がります。ワクチンで発症阻止された無症状キャリアも出てきます。無症状の人がまたウイルスを運んでいきます。それを番組で言ったら、強い批判が出ました。そして尾身先生らは、『感染阻止できる、防止できる』とか、『五輪の選手はみんなワクチンを接種してから日本に来ますから』とか言う。私はそんなことを言うのは国民のためにならないと思います。ワクチン効果を過大評価して、何かあったら想定外とされるのが一番痛いんです」

「だからね、このデルタウイルスから国民をどう守るかってことなんだよ。目の前の患者にどうベッドを見つけるか、薬をどうするかってことなんだ。五輪への配慮なんていらない。厚労省は医療なんだ。なんだそれって話」

珍しく感情的になった大臣に、私はもう一度、念押しするように言う。

「大臣、ウイルスとの共生のこと、国民にはくれぐれも丁寧に説明してください。ヨーロッパ諸国にはペストの流行を繰り返した土壌があります。国民性にも深く根づいています。ペストという言葉は単に病気の名前だけじゃなく、『大量死』を意味するんだ、と留学中に教えてくれた仲間がいました。彼らは中世の頃から、感染症の怖さをよく知っています。そういう国民性なら、ある程度の死者数の常態化を許容できるかもしれません。でも、日本はペストの大流行を知らず、激烈な急性感染症の常態化には無垢です。感染症でのメメントモリ（死を憶えよ）の思想はヨーロッパにはあっても、日本にはありません。『日本人は地震に敏感、感染症には不感症』って国際会議で揶揄されてきました」

「そう、フランス、イギリス、ドイツなどとは異なるね。それがどうなるのか、このコロナで……」

大臣の言葉が途切れた。私にはもうひとつ、伝えておきたいことがあった。

「大臣、もうひとつお願いします。コロナにかかった妊婦のための産科病院です。コロナ感染した妊婦の出産が困難になっています。コロナ妊婦を受け入れる産科病床を、各地方自治体で設定させてください。至急・火急にです。可能なら、今日の『日曜スクープ』の本番で言いたいです。感染で母体の状態が悪くなると、早産も増えます。『コロナ患者を受け入れる産科病院を決めよ』と、今日、言わせてください。全国の妊婦のために」

「了解です。それは岡田先生、訴えて。自治体に具体的な方向性を示したいね。あと、国と都でカクテル療養ホテルと、集団措置病院を協議・準備しているようです、は言っていい。準備を始めるきっかけを作れる。どうぞ今日は、よろしく」

　これらが私の今夜のミッションとなるはずだった。しかし、現実の悲劇のほうが早かった。

４　ある妊婦の悲劇

　まず、この日、８月15日の「日曜スクープ」が甲子園の高校野球の延長で番組が流れたのだ。豪雨で開始が遅れたためだった。この１週間の遅れは厳しいと思えた。コロナはここまで来ると速い、とスタジオで茫然と立ち尽くしていた。

　８月17日、今度は甲子園の方が雨で流れたその日、ＮＨＫラジオから「コロナ禍での災害ひなん所の対策について」の解説として、出演依頼が来た。11日から停滞する前線の影響で大雨が降り、全国で土砂災害や水害による被害が相次いでいた。17日午前８時時点で建物の被害は４４５４棟。人的被害は死者４名、行方不明者は４名に上っていた。前線がまだ、日本付近に停滞する見込みで、新たな洪水や土砂災害の発生する恐れがあった。

　私はこの災害ラジオの最後で、「コロナ感染した妊婦の受け入れ先がなく、出産が困難となっています。自治体の皆さん、コロナ患者の妊婦さんの受け入れ病院を産婦人科医と相談して、早急に決め、ホームページで告知してください」と全国に向けて語った。

　18日の「Ｎスタ」では、甲子園のために流れた「日曜スクープ」で語る予定だった措置病院の必要性や集約医療のことを解説した。３日遅れたけれど、そして番組は違うけれど、言うべきことをオンエアにのせられたと、私はほっと息をついた。

だが、現実のコロナは冷酷だった。翌19日、千葉県柏市の保健所が記者会見し、17日に自宅療養中の妊婦が自宅での出産を余儀なくされ、新生児は死亡が確認されたと発表した。NHKラジオで私が放送している時に、この妊婦さんは入院の受け入れ先を調整していたが、ついに見つからなかったのだ。少なくとも10ヵ所以上の医療機関に断られていた。

報道によると、11日に彼女は感染がわかり、自宅療養に入った。一人暮らしだったという。この時はまだ軽症で、保健所には「妊婦」という情報はなかった。だが14日、保健所が健康観察を行ったところ、彼女は中等症に悪化しており、妊婦であることも判明した。15日から保健所は県に入院調整を依頼したが、さまざまな医療機関から丸2日以上断られ続け、入院先を見つけられないままだった。そして17日に、彼女は自宅で男児を出産。早産だったため、彼女自身が救急を要請し、病院へ搬送されたものの赤ちゃんは亡くなった……。

生放送前にこの報道を知った私は、打ちのめされた。全国の広い地域で豪雨が続き、避難所でのコロナ感染の対策の必要性も突きつけられていた。何もいいことはない、何もかもが手遅れだ――。救えたはずの命は、いったい、どれだけの数になるのだろう？　私はこらえきれずにスタジオ脇の廊下へ飛び出し、ひとりで震えていた。

どうして、救えなかったのか。何とかならなかったのか。県や保健所は必死で受け入れ先を探したのかもしれない。断った病院も仕方なかったのだろう。でも、生まれたばかりの命を失った親にとっては、一生消えない深い悲しみを背負う。私がもっと早く声を上げていれば、誰かがもっと早くこの問題に気づいていれば、小さな命は救えたのだろうか？　この妊婦さんの苦しみと悲しみが肌身に迫ってくるようで、私は自分の無力に耐えかねた。

生放送が始まる。

東京都の新規感染者数は連日のように5000人を超え、全国で感染が拡大、最多の数を更新している自治体も多くなっていた。自宅療養者も増え、医療は事実上、崩壊していたが、政府は「医療崩壊」という文言は決して認めなかった。そこへ豪雨災害が起きた。

市中感染率が上がっている中で、避難所で密な環境となれば、クラスターが発生するリスクが高い。自宅療養の人や、その家族（たぶん、濃厚接触者であろう）はどう避難したらいいのか？自治体もコロナ禍の繁多になった業務の中で、そこまで手が回らない、気持ちも及ばない状況であった。

私は、スタジオのワイプ映像を見て、「地獄……」と思わずつぶやいた。画面には、災害現場や避難所の映像が流れていた。そのときふと、親しい記者からの電話を思い出した。

彼は先月、熱海の土砂崩れの災害現場に取材に行った後で電話をかけてきて、私が書いたコロナ禍での避難所のマニュアル本が役立ったと教えてくれたのだ。

「本をいただいたときは、避難所でコロナ感染の対策なんて本当に必要かなあと思ったんですが、今回、現場に行って、まさに大事だと思いました。読み返しました」

そうだった。去年の夏、第2波の時も集中豪雨災害があって、私は避難所でのコロナ対策マニュアルを作っていた。あの本が今、役に立つのかもしれない。即座に私は、この『感染しないひなん所生活』も全文無償公開を決心した。8月20日にプレスリリースを出し、URLを貼って誰でも無償で見られるようにしてもらった。私にはそれくらいしかできない……。

5　コロナの本当の怖さ

8月21日、東京都は自宅療養中のコロナ患者を受け入れる酸素ステーションを、青山の旧

「こどもの城」に設けた。しかし、130床にすぎない。16日時点で東京の自宅療養者、入院調整中の患者は3万4000人だった。田村大臣が目指す集約コロナ措置病院とはかけ離れていた。

翌22日「日曜スクープ」は、「もはや入院できない……全国で自宅療養者10万人　菅総理『新戦略』に疑問の声も　日本版ロックダウンの可能性は？」というテーマで臨んだ。1週間でコロナの感染状況はさらに悪化し、〝入院できない自宅療養者〟つまり、中等症の自宅療養者が増加している状況だった。

土曜に内容を確認し、田村大臣の留守電に、「先週の『日曜スクープ』は甲子園延長で中止、今週になりました。明日、頑張ります……」とメッセージを入れた。パネルの原稿が大幅にバージョンアップされるくらいに、コロナ情勢は1週間で急展開する。当日の夕方、大臣から折り返しの電話があった。

「大臣、これから『日曜スクープ』本番です。私と分科会の小林慶一郎さんです。先週放送分が本日に持ち越しております。この1週間で追加すべき、補足すべきことはございますか？」

「措置病院、集約コロナ医療病院設置については、東京都は今、場所を探しています。小池さんがさまざまなGOを出しているはずです」

「まだ、都からその動きの発表はありません」

「来週あたりに言い出すのではないでしょうか。まだ、言う段階ではない、ということでしょう。準備はしているはずです。武道館とかの体育館ではないところを見ています」

「わかりました。ただ、流行は全国に拡大しています」

「そう、東京都だけでなく、全国の都道府県で作ってもらわなきゃいけない。はじめは1ヵ月くらい酸素の配管でかかるってことだったけど、普通の配管で、管がむき出しでいいのなら、

1、2週間で出来そう。

でもね、今回、意識の違いってことをすごく思い知らされました。先生もだけど、僕ら厚労省は最前線で、必死に対策をやっているでしょ。すると、自治体との危機意識の温度差がわかるんです。都道府県、市区町村の方々は、この話に乗ってこない。『いらん仕事はしたくない、余計な仕事はしたくない』というのが見えてくるんです」

なぜこんなにも障壁が多いのか……。大臣はそれでも、何とかしようとしていた。

「でも、このコロナ、もう収まらないよね。ずっと付き合っていくしかない、という状況でしょ。だから、この措置病院は恒常的に使えるものにしたい。平時は普通の施設、でも感染者が増えたらすぐ措置病院にするみたいな。

だってね、『コロナ専門病院をつくる』と言っても、病院は手を上げないんですよ。『そんなことを理事長や院長が言ったら、医者と看護師がすぐ辞めます』って。コロナ専門病院でコロナだけを診るってなったら大変だし、『そんなことをするために医者になったんじゃない』とか言い出すそうです。

だから、落としどころとしては、常時の専門病院ではない。でも何かあったら、すぐ対応できるような医療施設をつくっていく。そうなります。もちろん、『もう止めます、閉じます』と言っている大きな病院をコロナ病院へ転換させる、それはあり。だけど、それ以外はなかなか難しい」

「平時の一般医療も大事ですので、緊急時、流行時に対応できれば、それでいいです。コロナが増えたときに対応できれば健康被害は減ります」

「コロナとは5年~10年の付き合いになると思って、国民のために病院をつくります。国立病院は、独立行政法人にするとかで、国が中途半端に手放しちゃっているから、国のグリップがきかないんです。コロナ病院に転換させられない。尾身先生が理事長をやってるＪＣＨＯ《ジェイコー》も無理だそうです。ならば臨時で、輪番で1ヵ月ずつとか、期間で区切るしかないかと思う」

「で、プラスして臨時の措置病院をつくる、ということですね」

「そう。感染力の強いデルタになったから、どうしても一定の重症者は許容しないといけない。感染者数を抑えることはまずやるけれど、現実的には抑えきれない。だから重症者のベッドを増やすしかない。重症はＩＣＵで、人工呼吸器や高度医療機器が要るから、措置病院では無理です。中等症を措置病院で集中して診て、重症化を阻止する。ここが大事です。で、外来や療養ホテルでは、抗体カクテル療法で中等症になるのを抑える。大まかに言えばそれを目指します」

私が「最初の入り口で『発熱呼吸器救急外来』で検査を受けさせて、重症化リスクのある人を見つけたいです」と補足すると、田村大臣は頷くように答える。

「そう、今、それらの施設を作らないと。だいたい、これまでの通常の一般医療を回しながら、そこにコロナが毎日2万人とか乗っかってくるわけだから、もう集約病院しかない。そんな事態なのに、なかなか自治体の役人が動かない……」

大臣が「役人が動かない」と嘆く。東京都にはまだ野戦型病院の動きはないのか。

「コロナ・デルタに今、僕は必死です。まあ、世界中で大変なわけだけど。例えば、日本でのコロナの現状の致死率は1％で、季節性インフルエンザが0・1％でしょ。10倍ですよ。これは僕には大変な数字です。でもね、コロナでもっと死ぬなら、もっと致死率が高いなら、国も自治体も覚悟してくれる。国民も不安だから協力する。中途半端な感染症だから、やりにくい」

「でも、大臣、こんな感染症が一番、人が死ぬんです。コロナはゆっくり拡大して、感染者数の分母が大きい。感染者数の分母が莫大になるので、1％の致死率でも死者数は多くなります。真綿で首を絞めるような感染症です」

「ほんとだよ。エボラだったら、みんな怖がって協力する。でもコロナは怖くないと言う人も多い。だけど、インフルエンザとコロナを比較してみると、インフルエンザは咳《せき》やくしゃみでうつるけど、コロナはおしゃべりでうつるよね。会話を抑止するって、つまり人間世界の基本的コミュニケーションを奪うことですよ。飛沫っていっても、咳とは違うよね、コロナはエアロゾルだもん。しかも、デルタは１０００倍もウイルス量が多いっていうのだから、人間社会の維持が難しくなるんです」

大臣はそう言うと、尾身氏らの変化について語り始めた。

「尾身先生らアドバイザリーボードの人たちは、もう諦めています。この間、あの専門家の先生方７、８人が『ロックダウン、自宅から出るのを禁止する法律をつくれ』って言い出したんです！　それまでは『私権制限するな』と言い続けて来た人たちが、ですよ。

感染症法の条文も、ハンセン病やＨＩＶ感染者の人権を無視したことへの反省から始まっています。だから、人権や私権の制限は出来ません、やっちゃいけないって言ってきた。緊急事態宣言、まん延防止措置の飲食店に関する問題でも、お酒の提供、営業時間のことへの過料はいいけど、罰金はダメだと言っていた。過料は行政罰、罰金は刑事罰ですね。『刑事罰にしちゃいけないんだ』と。とにかく私権を制限しないのが、感染症対策の大前提だと言ってきた人たちですよ。その意見は尊重してきました。それが一転して、『外出禁止のための法律を整備しろ』。それって一番強い私権の制限じゃないですか。簡単に意見を変えるな！と僕は思ったんですよ。そして、『ああ、この先生たちはもう、コロナを抑えるのは諦めたんだな』って、わかった。だって、医療って言葉が彼らから出て来ない。それでロックダウンの一点張りなんだ」

大臣の怒りが露骨に顕れていた。

「西浦先生が、この間、『人流を4割減らしても実効再生産数は1』って出してきたんだ。つまり、4割減らしても変わらないってことですよ。

僕はね、西浦先生のデータで、コロナとは長いお付き合いするしかないんだって思った。ならば医療体制を作ろうって決めたんです。野党では『ゼロコロナ』って言う人もいるけど、デルタが出てきた今、もはや到底無理です。措置病院とか、医療体制を作っていきます」

「大臣が言っている措置病院は、一過性の野戦病院ではないことを説明すべきです。酸素配管までしておいて、通常の病院なんだけど、感染者が増えたら稼働できるようにする、ということですね。マスコミは野戦病院と理解している。それは私が今週、来週の解説で言います」

「僕はね、感染症対策は危機管理だから、きつく設定して、状況を見て緩めていくのが大事だと思った。きつく対応しても、後になって『大丈夫だったから良かった』と思える危機管理をすべきなんです。先々どうなるかわからなくても、平時から、とにかく最悪の事態を想定して対策をする。その覚悟を持つことだと思う。起こってから対処するのだと、対処の時間がかかる。間に合わないじゃないか！　そして、現にこうなっている。でもね、こうなった今でも、自治体にそんな覚悟が共有されていないんです。だから楽観視が受け入れられて、結局は事後対応になる」

大臣の振り絞るような声を聞きながら、私は、これまでの30年間、岡部氏の楽観論が行政に受け入れられやすかった理由を客観的に理解した。大臣は繰り返した。

「臨時の医療施設、措置病院、集約医療。これは今後、必要になる。自治体にそれを言っていきます。国は協力します。まず、大阪と都に作っていく。そして各自治体にも作っていかないともたない。冬に向けて、急いでつくっていくべきで、記者会見でも僕は言っている。小池さんも協力しますって言った。ここまで国が協力するって言って、やらなかったら、あんたんとこが悪いって、それくらいです。

ワクチンは粛々とやっていきます。でもワクチンで重症化率が10分の1に減ったとしても、感染者が10倍出たらダメだ。冬のコロナは怖い。コロナは冬のウイルスだと思って準備しないと、年末年始の医療はもちません。

だってね、先生、今、1日の感染者は2・5万人でしょ、これが10月に減っても、冬にはまた増えて、それが積み重なっていく。ワクチンだって、今のデルタの感染力だと、集団免疫のためには基本再生産数で計算すると90％の接種率が必要です。ワクチン接種を義務化するんですかって話になる。そんなことは無理だ……」

最後はデルタの厳しさが大臣の口から漏れた。この未知の感染症襲来という苦境にあっても、自問自答を繰り返し、役所や他の政治家を動かし、どうにか実際の政策に落とし込もうとしている。すべては国民の健康被害を少しでも減らしたいという願いからなのだ。休みなく、自らをなげうつように、必死で格闘していた。

「大臣、本日の生本番、しっかり頑張って参ります」

私はいつもペンと資料を持って本番に臨み、解説したことにチェックを入れていく。この日の「日曜スクープ」ではすべてチェックが入り、言うべきポイントはきちんと語れたと思った。

番組の後半は、岸田文雄前政調会長が私と入れ替わりで出演した。スタジオですれ違ったときに会釈をすると、岸田氏は私に「ご活躍ですね、今後ともよろしくお願いいたします。ぜひ」と丁寧に言葉をかけてくれた。以前、アビガン問題では、党としてもすぐに動いてくれた経緯がある。私は深々と頭を下げた。

6　医療再生への課題

帰りの車中、連なるマンションの窓の灯りが目に映る。あの一つ一つにも、人々の生活がある。

ふと、知り合いの編集者が送ってきたメールを思い出した。それが来たのは、ちょうど分科会の尾身氏や岡部氏らが、ロックダウンを一斉に言い出したのと同じ頃だった。

「岡部氏は最近、『新型コロナは鉄槌』などと述べて、責任を自然のせいにしたり、総懺悔《ざんげ》論に導く発言をしたりしているそうです」

これが総理に進言する内閣官房参与の言葉か……。楽観視の果てに大流行となったら、自然のせいにして総懺悔論か。ウイルスは未知、だから怖い、とでも言うつもりなのだろうか。

現実は、そんな逃げを打っている暇はない。医療逼迫で、マンパワーの確保は必須だった。

8月23日、厚生労働省（田村大臣）と東京都（小池知事）が記者会見した。改正感染症法に基づいて、都内の医療機関に対してコロナ患者の受け入れや病床確保、宿泊療養施設への人材派遣などを要請した。国が要請したのは初めてで、異例である。田村大臣は一歩踏み込んだのだ。そして、大臣自ら「厳しい状況を乗り切るためにも更なるお力添えを」と求めた。

「不急の入院・手術の延期」など、一般医療の制限をした上での協力を求め、コロナ患者を受け入れている入院重点医療機関などには「最大限の入院患者の受け入れや更なる病床確保」を依頼した。それ以外の病院には「医療機関や宿泊療養施設の運営、人材派遣」のうち少なくとも一つ、診療所には「人材派遣、コロナ患者の在宅医療、ワクチン接種」のうち少なくとも一つを要請し、また大学医学部、看護学校など養成機関にも、人材派遣やワクチン接種への協力を要請した。私は会見での大臣の厳しい表情に、関係者の理解を得るのに苦慮していることを感じ取った。

８月25日、「Ｎスタ」。政府は緊急事態宣言の対象地域に、新たに北海道や愛知など８道県を加え、また、４県にまん延防止措置を適用することを決めた。期間はいずれも８月27日から９月12日までであった。９月12日に解除できるはずなんかない。私は冷静に眺めた。

菅首相は会見で、緊急的な医療体制の構築や、休校の判断のガイドラインを示すことを表明、その医療体制には臨時の医療施設の文言が加えられた。大規模集約医療を政府も決めたのだ。衆院選などの政治日程も迫っていた。報道番組では、政局とからめた内容が多くなった。

８月29日、田村大臣と２人で「日曜スクープ」に臨んだ。事前に「田村大臣、先週の放送で大規模集約病院設置の話は、かなり分かりやすく伝えてはおります。その上での大臣の出演です。大阪の吉村知事は『１０００床の野戦病院を』と言っており、阪大医学部が全面協力で支えております。しかし、東京は動きが今週見えていません」と留守電に入れた。

「日曜討論」に出演していた田村大臣から、昼前には折り返しの電話があった。

「はい、お世話になっております。東京での設置は進んでます。それから、尾身先生のＪＣＨＯ《ジェイコー》に強くお願いして、一応、50床だけ、コロナ専門病院として出してもらいました」

50床！　私はその数に驚きながら、

「尾身先生が理事長を務めるＪＣＨＯは全国57施設あります。病床数は１万４０００床です。コロナ病床は現在、そのうち８７０床だけ。それも、ごく一部しか稼働させていません。民間病院よりもまず、独立行政法人の国立病院機構とＪＣＨＯをコロナに充てるしかないです。ＪＣＨＯは社会保険病院・厚生年金病院の後継の機関で、巨額の税金が入っています。設立時には854億円を政府が出し、土地、建物も無償供給しています。都心の一等地もです。そこへ尾身先生が厚労省から天下りました。大臣が一番、動かしやすいのはここです。民間病院も、そこが動かないと協力を得られないです。税金拠出にあたっては、JCHOに対し、パンデミック時の協力の論拠が法律に書き込まれています」

と答えた。そもそもJCHOの設置根拠法第21条には「公衆衛生上重大な危害が生じ、若しくは生じるおそれがある緊急の事態に対処するため必要があると認めるときは、機構に対し、(中略)必要な措置をとることを求めることができる」とある。だから、尾身氏にはもっと積極的にコロナ病床を確保する責務があるはずだ。

しかし、全国で11万人以上、都内だけでも2万人以上の自宅療養者が出た第5波のこの時期に、JCHO傘下の都内5病院で、多額の補助金を受け取りながら病床が使用されていない事実(いわゆる「幽霊病床」問題)が、明らかになっていた。それを伝える、「コロナ病床30〜50%に空き、尾身茂氏が理事長の公的病院　132億円の補助金『ぼったくり』」と題された記事を、私は茫然と眺めたものだった。

世間の目も厳しくなっていて、さすがに少しは病床を出さざるを得ないということか。この頃、尾身氏の言動は日に日に外向き対応となっていた。

8月25日の衆院厚労委員会では、尾身氏はエキセントリックな答弁をした。パラリンピックで来日したバッハIOC会長の個人名を上げて、「なぜ、来るのか。銀座にも一回、行ったんでしょう」「コモンセンス(常識)がない」と気焔を上げたのだ。〝バッハ叩き〟の答弁をし、国民の怒りの矛先を開催側のIOCに向ける。典型的な責任転嫁のやり口だ。尾身氏が答弁するそばで、田村大臣が目を点のようにして呆れている映像が報道で流れた。

尾身氏の発言は、オリンピックによる第5波誘因への非難の矛先を他に逸らすためのパフォーマンスとしか私には見えなかった。感情のコントロールが出来ていないように見えて、実はそうじゃない……冷静に、自分が世の中にどう見られているかをわかっての、計算された言動だと思えた。

医療崩壊に直面して、事実上は荏原、都立広尾、東海大東京、府中療育、豊島病院などがコロナの専門病院となっていた。しかし、田村大臣はそれだけではコロナの危機管理には不足だとして、あくまで大規模集約病院の設置で動いていた。大臣がその思いを厚労省内で語るから、官僚の中にも共に協力しようという人間が増えていた。

「小池さんと昨日も話したけど、小池さんは大規模野戦型病院はやる気です。後は、都の職員ですよ。この役人の危機意識が甘い」と大臣は私との電話で意気込んだ。「とにかく、中等症Ⅱの人を入れるところをつくらないと。今のまま、病院でベッドを拡充していったら、どんどん一般医療に制限がかかってきます。大規模に集約で診る病院を作らないと国民の医療を奪うと言ってるのに、都の役人が動かない」

大臣がこの11ヵ月で、厚労省との関係性を築き上げて来たのとはちがって、都の役人は小池知事が言っても動かない。

「役人が動かなかったら、やはりそれはトップの小池さんの責任でしょう。過去には、石原都知事が強烈なリーダーシップと、副知事らの力で戦略的に動かしていましたが」と私は答えた。そんな懐刀が、今の都知事に居るとは思えなかった。

「嫌なのは、ここ数日、少し数字が下がり出したじゃない？　都の役人たちは『もう山を越えた』って思っているんじゃないかな」

「大臣、陽性率は高いのだから、あんな数字で一喜一憂は禁物です」

つまり、5000人が4000人になったって、そんなの五十歩百歩でしかない、それを理由にするということは、やる気がないということだ。それに足元のことだけでなく、冬やこの先のこともあるのだ。

「そうなんだけど、見た目が下がっているから、役人はそういう気持ちになる」

この議論に少し嫌気がさして、私は突き放した物言いをした。

「人は見たいものしか見ない、見たいようにしか見ない、これは政策にはマイナスです。理性的に、冷静に読まないと」

「その通り。感染症って、山が来ると一旦、実効再生産数とかが止まるじゃない？　でもその後にまた来る。だから、今のうちに作るべきものは作らないといけない。この冬にも、たいへんなことが起こりかねない」

日本の医療を守るために

私は今夜の番組の落としどころを探りにかかる。それを決めて本番に臨まねばならない。

「大臣、看護師の確保については、医療機関の『人員配置基準』が法律で決まっています。患者に対して何人、というふうに決められている。これを緩めて、一般病棟から人員を出してもらうには法改正が必要です。でも国会が開いてませんから、無理です。で、抜け道としては看護業務基準で緩める。これは法律ではありませんから、大臣の通達で緩められます。患者と看護師の比率を、例えば7対1とあるのを10対1とかにする。

そうすると、医療機関への診療報酬が下がってしまいます。だから、損してまで、わざわざ大変な思いをするために、人を出したくないって病院が出てくる。厚労省が『診療報酬を据え置くから、看護師を出すように』という通達を出しておかないと、現場は嫌がります。だからやってください。もしかしたら、すでにコロナで据え置いているのかもしれないから、ご確認ください。そうなっているのなら、テレビで医療機関にも周知徹底して、『損にはなりませんよ』というメッセージをアピールするのはいかがでしょう？」

「なるほど、診療報酬か、それはすぐ聞いてみます。国会が開いてないし、法改正は間に合わない。だから、診療報酬を下げないで業務基準を緩める、でいくのが現実的ってことね」

「さようでございます。大臣が小池さんと今週、医療現場に改正感染症法で要請されておりましたが、実務上の現場の問題はクリアしませんと。今週、倒産したコロナ受け入れ病院のことが報道されております。コロナ倒産の医療機関を出してはいけません」

「そして、『冬にまた来るから』と注意喚起する。東京都もそうですが、とにかく甘い危機意識を変えていかないと」

「大臣、1年前の今は、GoToキャンペーンで『旅行じゃうつらない』って言っていた訳です。危機意識の醸成は、緩んだ後では厳しいのです」

私の脳裏に、GoToキャンペーン時の尾身氏の会見が浮かぶ。

「岡田先生、でもね、ヨーロッパ、フランスとかは入院率は2～3％だよね。日本は9・5％です。ヨーロッパはどうしているの？」

「ドイツでは、かかりつけ医がついています。そこで1回診て、入院するかどうかを決めています。ですが、事実上は大流行時に高齢者は入院させないとか、人工呼吸器もつけないとかトリアージされたこともありました。日本は基本的に病院へ入れようとしています。だからこそ、現在の致死率で済んでいるという事はあると思います。日本の皆保険制度、誰でも医療にアクセスできるシステムの良さです」

「なるほど、それで海外は入院率が低く、死者数が多いわけですね。でも、ヨーロッパは1年前、昨年からこの状況だった。日本はアルファ株、英国型になってから医療がもたなくなって、特にデルタが広まってからは大変な状況になった。国民も今、初めて医療逼迫に直面している」

日本は今、「医療逼迫、崩壊」に直面し、「国民皆保険制度」は崩れてきている。それをどう守り、これからの危機をどう乗り切るかだ。

「大臣、では、今日のミッションは、危機意識の共有・醸成で、とにかく集約病院などの件で役人を動かす、ということでよろしいでしょうか」と念押しをした。

「そうですね。とにかく急ぎましょう、これからが困る時期です。急ぐことです、今日もよろしくお願いします」

その日の「日曜スクープ」本番、田村大臣は厚労省として自治体と協力しながら、大規模集約医療施設の設置を要請していると明言した。小池知事がこの提案を飲んでいるとも発言した。

私は番組のラストで、「抗体カクテル療法の皮下注射での実施の可否を、メーカーからの申請が出れば速やかに検討してほしい。それと、外来でこの治療をする拠点を増やしてほしい」と大臣へ要望した。これは、私の背後にいる多くの現場の臨床医から切望されたものであった。大臣は番組内で「速やかに検討する」と回答した。

田村大臣は口にした言葉は守る。まずは、可否を検討してもらえればいい。点滴から皮下注射になれば、外来が楽になる。〝診療報酬の据え置き〟について、大臣は厚労省に確認をし、「コロナの場合には据え置いているので、減収にはならない」とすぐに本番中の発言に落とし込んでいた。

帰りの車中、私は番組での発言を反芻《はんすう》しながら、言うべきことは今夜の番組に入れ込めたと安堵感を覚えた。田村大臣もはっきりと踏み込んで発言をした。大臣の発言はきちんとテープ起こしされ、番組ホームページに残る。

後は、投げられたボールを自治体がどうするかだ。投げ返すのか、ポケットにしまうのか、避けて受け取らないのか……。もう2、3日もすれば夏休みが明けて学校が始まる。デルタ株の発生以降、子供の感染が増えている。今は、東京の感染者数の増加が頭打ちになっているが、大阪やその他の地域では最多を更新している。どのみち、9月の2週以降は増えてくる可能性が高い。

7 最後の電話

2日後の8月31日、文化放送の「大竹まこと ゴールデンラジオ！」に出演した。ここで「日曜スクープ」の視聴者からさらに幅の広いリスナーに訴えかけた。「発熱呼吸器救急外来や大規模集約措置病院をやらない選択肢はない、医療を確保せよ」という常識をつくりたかった。「ゴールデンラジオ！」の後は、青森県養護教諭研修のリモート講演と続く。「青森県はもう学校が始まっています。今、コロナが子供たちに出たら、どうしたらいいのでしょう？」と、学校の保健室から切実な声があがる。その現場にいる養護教諭の、現在進行形の相談に応えた。

4日前の8月27日に、文科省は各自治体に〝新型コロナの学校対応についてのガイドライン〟を通知していた。学級閉鎖や学年閉鎖、休校などの措置のガイドライン、つまり〝目安〟が示されていたが、あくまで目安であり、判断は教員、校長、教育委員会等の現場に委ねられる。子供の感染が増えた状況下では、学級閉鎖、学年閉鎖、休校が相次ぐことになるのが予測された。

リモート教育は、低学年になればなるほど、教育効果に限界が出てくる。どうやって義務教育を守るのか。緊急事態宣言下の教育問題という、教育学部教授として「学校感染症」を専門とする私の主たる責務が差し迫っていた。

しかし、文科省はまだ、新型コロナ感染症を「学校感染症」のどこに位置付けるかを決められていなかった。感染症法で2類相当であるのなら、学校保健安全法での学校感染症としては本来、1種の扱いとなる。

2種以上の学校感染症には出席停止措置がある。具体的には「発熱などの発症から10日を経過し、全身状態が良くなって、解熱から24時間以上を経過するまで」などと示し、当然、嘱託の学校医などにも周知徹底させねばならない。コロナが学校感染症として、学校保健安全法できちんと規定されなければ、現場で出席停止などの強い措置を下すことは難しい。そのため現場は混乱する。こういうことは珍しくないが、日本は現場が強いから、なんとか社会が維持されている。

ワクチン接種における自治体や医師会の頑張りも、現場の強さのあらわれだった。欧米ならば、強烈なトリアージで高齢者の医療が失われるところを、現場の医療者の献身的な働きにより、なんとか診ようとする。だから、入院率が欧米よりは高く、致死率が低く抑えられてきた。ただ、それももう限界だということを尾身氏も岡部氏も知るべきだ。

全国の自宅療養者数が12万人を超え、主たる感染経路は家庭内感染となった。福岡県では第5波となってから、感染経路が判明している人のうち、家庭内感染が7割を超えた。また、デルタ株ではワクチン接種完了後の感染である「ブレークスルー感染」の報告が相次ぎ、ワクチン効果は数ヵ月で減衰することから、冬季に向かって流行が心配された。追加接種の検討はされていたが、集団免疫の希望は消えた。

この事態に田村大臣は「ワクチンだけで必ずしも現状を克服できるとは考えていない」とし、

「ワクチン一本足打法」からの脱却姿勢を明確に打ち出して、医療確保に奔走していた。9月3日の政府分科会終了後、尾身氏も「ワクチンはかなり有効だが、何でも自由になるということはあり得ない」と指摘した。

そして、この9月3日の午後、菅総理が突然「総裁選不出馬」を表明して一気に政局となった。この日、私は「Nスタ」の解説であったが、16時冒頭の予定だったのが、急遽「菅総理が辞任を表明」のニュースとなり、16時終わりと17時台のコーナーに変更となった。東京の新規感染者数は2539人。ピークアウトしたのか？　そんな希望を国民も持ち始めていた。だが、減少傾向は認められるものの、陽性率はまだ約15％と高い。全国でワクチン2回接種済の人の割合は全年齢層では47％である。学校も始まっている、気を緩めるべきではない、医療拡充を、と私は解説をした。

しかし、17時台のテーマは「ワクチン接種後の行動制限緩和案」の具体化であった。ワクチン2回接種した人の「行動制限の緩和案」が分科会で話し合われ、その具体案を尾身氏が明らかにしたのだった。2回接種済の人や検査で陰性の人は、他者に感染させるリスクが低いとして、県境をまたぐ旅行や全国的な大規模イベント、大人数での会食などの行動制限を「ワクチン・検査パッケージ」で緩和できるという提言であった。

私は感染症学の立場から、〝ワクチン接種の動機づけにはなる〟が、〝まだまだ感染者が多くて医療逼迫が起き、医療確保は急務とされている。その中で、このような提言が出ることで逆のメッセージが国民に伝わらないかを危惧する〟と解説した。

1年前のこの時期にはＧｏＴｏキャンペーンで、冬季には大きな第3波が来た。同じ間違いを繰り返すのか？　この国は経済には先手を打つが、コロナ対策では後手に回る。井上アナからは「議論するだけでもダメですか」と質問されたが、「水面下での議論ならばいいし、必要と思う。要はメッセージ性だ。自粛をお願いしながら、ＧｏＴｏや飲食を再開する議論をすることは、自粛の必要性や協力要請に対して真逆の印象を与えるメッセージとなってしまう。なぜ、今、これを言い出すのか？　今じゃないでしょ、ということです」と私は返答した。

遠い先の光？

本番後、政治部の解説の記者が入れ替わりで、報道カメラに入ってきた。コロナの大変な時期に総理の辞任で政治空白が生じるのかと不安になった私は、顔見知りの記者に訊ねた。

「田村大臣は留任されますよね？　今、肝心な時期です。大臣も必死でやっている。そんなときに政局ですが、大丈夫でしょうか」

「今の厚労大臣、つまりコロナ禍の対策をやれる大臣は田村さんしかいないよ。続投するんじゃないかな。大丈夫でしょう」


田村議員が厚労大臣でなくなったなら、コロナの政策へのダメージは大きい。新大臣でこの難局を乗り越えられるだろうか。時間も迫っているのだ。岸田さん、河野さん、野田さん、高市さん、自民党総裁選に出馬したどの方が総理となっても、田村厚労大臣だけは死守していただきたい……。


９月９日、菅総理は会見を開き、21都道府県に発出中の緊急事態宣言について、東京、大阪など19都道府県の期限を９月30日まで延長することを決めたと発表した。会見では、ワクチン接種が進んだ後の、行動制限緩和の説明もあった。

「光は見えた」という総理の発言もあったが、私は「遠い先にあるかもしれない光、ではないでしょうか」とテレビで解説した。そう、そんな光がどこにある？　イギリスでは規制解除によってコロナの死者数が増加し始め、「国全体での行動規制緩和の実験」は事実上、失敗した。

コロナウイルスに対抗するのがワクチン政策だけでは、人間の敗北が見え始めていた。イギリス政府は行動規制を戻す方向に転換せざるを得なかった。

政府閣僚からはコロナに対して「曲がりなりにも収束した」という発言もあった。国内で肺炎患者を含む自宅療養者が10万人以上もいる中で、信じ難い思いで聞くしかなかった。

そんな中、分科会では尾身会長が「緊急事態宣言解除の基準緩和の方針」を示し始めた。解除基準を感染者数ではなく、医療の病床使用率に転換する案だった。尾身氏が会見で指示棒を持ち、「病床使用率・重症病床使用率を50％未満とする」と説明した。

新規感染者数は流行の危険性を知る入口で、中等症以上での入院や、ましてや重症となると数字の増減は遅れてやってくる。入口で探知して絞らないと危険過ぎる判断となろう。だいたい、病床使用率を上げたくないからと、入院患者の受け入れを厳しくすればどうなるのか？

今回、尾身氏の示した新基準では「自宅療養者や入院療養調整中の合計が大都市圏で10万人当たり60人程度」との条件を新設している。東京に当てはめると８４００人になる。これだけの人が自宅療養でも、それを容認するのか。新解除基準は、感染症の診療の「早期発見（診断）、早期治療開始」という基本に逆行している。解除しやすいように、分科会がつじつま合わせをしているように見えた。ＧｏＴｏキャンペーン再開の話題も出始めていた。

「大規模集約病院」作りに向けた東京都の動きはピタリと止まった。新規感染者数が下がり始め、「ピークアウト」したという言葉が聞かれ始めると、対策は止まる。

９月10日の「Nスタ」で、私は「野戦型の集約措置病院、あの話はどこに行ったのだろうか」「田村大臣と小池知事の間では作るということで合意があったはず」と厳しく指摘した。田村大臣との約束を小池知事は無かった事にしてはいけない。国民、都民のためにならない。去年の秋のＧｏＴｏキャンペーンの後、冬季に第３波がやってきた。今年はどれくらいの波になるのか。去年と同じ轍を踏むのか？

8　政局の果てに

自民党の総裁選が始まると、メディア報道はそれ一色になった。時を同じくするように、新型コロナの新規感染者数が急速に減少してきた。総裁選当日の9月29日の新規感染者数は全国で1982人、東京都は267人。第5波のピークは全国では8月20日の2万5866人、東京では8月13日の5773人であるので、急峻ともいえるカーブで落ちた。報道の現場でも安堵感が漂い、いろんな番組のMCは「国民の皆さまの努力の結果です」と伝えた。

急速に感染者数が落ちたのはワクチン効果もある。ただし、出てくる数字はPCRでの陽性者数であって、ワクチン効果で無症状となった人は検査しないから見つからない。だから、水面下でウイルスがサーキュレーションしている可能性を忘れてはいけない。

菅総理は辞任前に、遅れていた厚労省の事務次官と医政局長の人事を行った。医系官僚のトップであった「医政局長」に文系の官僚を選んだ。敢えて岡部氏や尾身氏のような医系の人間を外したのは、上がってきた情報とまるで異なる展開をし続けたコロナの感染拡大に憤慨した菅総理の最後の意思表示なのか……。ある厚労番の記者からは、内閣官房参与である岡部氏はこの頃既に、官邸を〝出禁〟となっていたと聞いた。

9月29日、自民党総裁選で岸田文雄氏が勝利した。田村氏は石破派で河野太郎氏を推していたため、閣僚人事では分が悪い。とはいえ、コロナ対策は新内閣の最重要課題であり、私は祈るような気持ちで「田村厚労大臣留任」を願った。

10月1日に厚労省は、第6波に備え、11月末までに病床の確保計画を改めて見直すよう都道府県に通知した。今夏の第5波並みの状況になっても耐えられる医療提供体制の構築を目指す。病床も増やすが、臨時の医療機関の充実や、自宅療養者への対応の強化を重視する、とした。大規模集約病院を整備しようとしていたのは、田村大臣だ。計画の名称も「病床確保計画」から「医療提供体制確保計画」に変更された。11月末までに構築するというのは、田村氏の冬に備えての執念だ。私にはこれが田村氏の厚労大臣としての「遺言」のように思えた。やはり留任はないのか……。

この日、田村大臣は閣議後の会見で、これまでのコロナ対策を振り返り、「ウイルス自体が変異する中で、非常に対応が難しかった」「本当に国民の皆さまにご迷惑をおかけした。医療提供体制の整備が十分に追いつかなかったことも事実」とし、「至らなかった部分を率直にお詫びしなければならない。個人、田村憲久としての気持ちを含めて、そう思います」と述べた。

でも、大臣は厚労省の職員と必死でやってきましたよ、と思いながら、私はその言葉を聞いた。大臣が政治家としても、個人としても、国民に対して真摯に謝っているのが伝わってきた。政治家が自らの政策について謝ることはなかなか無い。

その翌日の夜、私は田村大臣と電話で話した。新規感染者数が落ちてきたこともあって、過去の政策を振り返る話になった。

1年8ヵ月前、2020年2月のダイヤモンド・プリンセス号の乗客の検査と下船の問題についても話し合った。そもそも、新感染症にしておけば特措法の港湾行動計画が動いて、米軍施設を借り受けて乗客を保護・隔離することもできるから、全員下船、検査はできたはずだった。

「行動計画を策定していた実務者レベルの官僚はもう異動していないが、岡部さんや尾身さんは特措法制定時に委員会の座長・副座長だった。知っていたはずだ」という私の言葉に大臣は反応した。

「その行動計画、僕は知らなかった。でも、なんで岡部先生も尾身先生も言わなかったの？どうしてだろう……。とにかく、初期のリスク評価が本当に重要だった」

「日本のコロナ医療は、早期治療を放棄していました。37・5度以上、4日経過でないと検査もできない。入院も中等症以上となっています。分科会にいる舘田先生が日本感染症学会の理事長として発表した『医療を重症者に集中させます』という政策がそれにお墨付きを与えていた。それも、ろくな情報もなかった去年の2月の時期に……。

この新型コロナウイルスは1週間くらいしてウイルスが体内から排除された頃から、増悪する。つまり、体内にウイルスがいなくなってから免疫暴走や複合的な免疫反応で悪くなる。そうならないようにするためには、早期にウイルスを増やさないための治療が必須でした。悪くなってからの治療は医療負荷が増すし、第一、国民がつらい。アビガンもイベルメクチンも早期投与でデータを積極的に取るべきでした。今は、抗体カクテルが出てきてくれましたけれど。それまでの長い間に、国民の早期治療・医療を模索すべきでした」

「そうだね。今はね、そうなりつつあります。僕が早期検査、早期治療に変えました」

「はい、大臣。新感染症も、検査も、大規模医療施設も、はじめからやれば良かった。第5波は肺炎の患者が自宅療養になった。あんな悲惨な状況をつくってはいけなかった」

「そう。ほんと最初のリスク評価なんだな……」

「こんなに広がらなかったら、こんなに経済損失もなかったでしょう。緊急事態宣言を何度も、長期にわたって出さずにすみました。薬やワクチンができるまで、そうやって検査をしながら、感染者数を抑えて待てたでしょう。それが、こんなに波がいっぱい来て、経済を止めて……」

「そうだね、その通りだね。尾身先生も岡部先生も、最後はロックダウンしか言わなくなった。僕はね、『最悪のシナリオで準備しよう。この病気がどう転ぶかなんてわからないから、最悪を想定して対策を決めて、無駄になったとしてもそれで良い』と、厚労省内で直接みんなに言ってきた。大臣の言っていることは正しいって、わかってくれた職員は大勢います。コロナはやってられないって辞めていった若いのも、いっぱい、います。でも、一緒にやっていく意識共有もできた。厚労省で全力でやってきました」

「はい……今は、この冬をどう乗り切るかです」

「そう、冬……でも、その頃、僕はもう大臣じゃないよ、可能性はゼロではないけど。総理が決めることだから……」

「先生が大臣じゃなくなったら、私はもうコロナ対策、ダメだと思います」

「えっ……そんな、諦めないで。諦めちゃいけない」

「リップサービスじゃないです。だって、厚労省を変えてきたのは先生です。こんな大事なときに厚労省のトップが変わるなら、もう冬には間に合わない。コロナは甘くないです」

「うん、コロナは甘くない。『2、3年で風邪と変わらなくなる』と言う人もいるけど、僕は落ち着くまで数年はかかると思う。でも、政治っていろいろなんですよ。ほら、僕はあれだけ河野太郎さんを総裁選で応援しましたからね」

「大臣、私は政治でなく本音です。このコロナとどう闘って、どう対処してきたか。私は2年間のことを本に書いて残そうと思います。大臣の闘い方も、私のことも、正直に真実だけを書きます。この国の教訓になるように。次世代のために……」

「ははは、いろいろあったね。教訓か。良いことも悪いことも残すのはいいね。この2年、僕が加藤さんから大臣を引き継いでから1年か……。どっちにしろ、月曜には大臣が決まります。連絡は明日でしょう。少なくとも、僕のところにはまだ来ていない。今日は土曜、もう夜になる。これ、大臣最後の電話かなあ。僕、どのみち、党ではコロナ対策をやっていくと思いますから。今後ともよろしくお願いいたします。じゃあまた」

田村氏は厚労大臣から外れた。

緊急事態宣言がすべて解除され、感染者数も下がって、国民はほっと息をついた。新規感染者数は確実に減ってきた。10月末、東京都の新規感染者数は22人、全国で229人だった。10月31日に衆議院議員選挙があり、自・公の与党は絶対安定多数の議席を獲得した。GoToキャンペーン企画が再び、報道にも出始めた。

第5波は加速度的に収束した。ワクチンの普及は先進国よりずいぶん遅れたが、自治体による差はあるにせよ、急速に接種がひろがって、東京五輪閉会後の晩夏には、2回目の接種を終えたという国民は多かった。

コロナウイルスに感染した人がその直後にワクチンを接種すると、コロナに対する免疫がもっとも強く獲得される、という報告がある。ワクチンの接種、軽症か無症状ですんだコロナ感染、またはその両方(おそらく、このケースは多いのではないか)で、多くの国民が免疫をもったのではないだろうか。それでコロナウイルスの感染伝播・連鎖が切れたことが、第5波の急峻な収束の理由ではないか。そして、日本で打たれたコロナワクチンはmRNAワクチンであり、その効果は他のワクチンより強力である。もちろん、他にもさまざまな複合的な要因はあるだろうが……。

何度か触れてきたように、コロナワクチンは接種後2~3週間を経た時点が最も効果が高く、それ以降は時間と共に減衰して、2回目接種から半年程度で半減するという海外からの研究報告も出ている。それを示すかのように、11月に入ると、ワクチン接種が先行したイギリスを始めとするヨーロッパ諸国で感染者数が激増し、再び感染の震源地になったとWHOは危機感を表明した。

留学時代に共に学んだドイツの研究者や医師たちからは、「感染者数過去最多を更新、ヨーロッパはパンデミックの悪夢が再来」、「死亡者や重症者が増加、ワクチンだけでは解決できない」といったメールが来た。ならば、現在は落ち着いている日本国内でも、数ヵ月後には再流行する可能性がある。

11月上旬、ヨーロッパでの直近1週間での新規感染者数は過去最多の200万人に達し、死者数は2万7000人に上った。一方で、コロナの治療薬が開発され、供給されるという朗報は出てきたが、それはまた、各国が総力を挙げての争奪戦となるのだ。

9　同じ場所で

表参道の並木道の下を、私は黒いコートを着て、うつむき加減で歩いていた。そう、ここで武漢の新型肺炎発生のメールを受けてから2年が経つ。欅並木の通り沿いの店もずいぶんと入れ替わった。この通りから一本奥に入ると“For Rent”の紙が貼られた空き店舗が目立つ。私がうつむいて歩くそばをマスク姿の人たちが静かに通り過ぎていく。

日本のコロナ対策の失敗は、結局、専門家たちがリスクを取らなかったことが原因ではなかったか。武漢で肺炎アウトブレイクが起こった時、その初動において、彼らは論拠なく、甘いリスク評価をした。見通しについても、何の裏打ちもないままに楽観視した。次第にこのウイルスの性状がわかるようになっても、それらを訂正も変更もせず、誤った対策を引きずっていった。そんなミスを繰り返した2年間だった。起こってしまった事態に慌てて、ただ逐次投入していく対策では、常に後手、後手に回ってしまう。それがこの敗戦の最大の原因ではなかっただろうか。

なぜ、甘い評価になるのか？　どうして楽観視に流れてしまうのか？

仮に、強い政策を早い段階で一気に打ちだしていたら、各方面から強い批判を受けただろう。ちびちびと様子を見ながらやっていく調整型の方が、批判は少ないのだ。日本の組織では、成功して褒められることより、失敗して批判や非難を浴びることの方が多い。もっと言うと、この国では、何かにチャレンジして失敗するよりも、何もやらないで失敗したケースの方が、圧倒的に復活できる可能性が高い。

だから、専門家たちも、わざわざリスクを取りに行きたくなかったのだろう。そんな発想から、甘いリスク評価と楽観視で、新型コロナ対策は始まったのではないか。2年前のクリスマス・イブ、まさにこの表参道で私が田代氏からのメールを受けた、その直後から――。

日本の社会や組織で生き残ることとは、リスクを取らずにいることなのだろう。だが、今回の新型コロナ対策では、どんなに批判を受けようとも、厳しい態度で突き進まなければいけなかったはずだ。これは、国民の生命と生活に甚大な危害が加わる、緊急事態なのだ。実際、東日本大震災の犠牲者数に匹敵するほどの国民が亡くなった。医療崩壊も起こり、自宅で亡くなる人も出た。長い自粛によって、国民の生活も経済も壊れた。

この失敗を繰り返してはならない。そのために必要なのは、新型ウイルス発生時から、きちんと最悪の事態を想定し、リスクを取って、医療と経済を守り抜ける環境を作ることだ。医療確保やＰＣＲ検査の準備態勢、保健所機能の拡充等を進めることはもちろんであるが、〝リスクを取った人間が非難されない〟という国民理解を醸成することも必要だろう。

そして何より、きちんとしたルール作りだ。「新型インフルエンザ等対策特別措置法」は感染症の危機管理、安全保障問題としての立法であった。それを躊躇《ためら》いなく動かせる、ルール作りが必要だろう。ウイルスが来てから整備していたのでは追いつかない。このままでは、いずれ起こる次のパンデミック時はもたない。


田村氏も田代氏も私も、人の死というものに対して、敏感だったのだと思う。ただ、この感覚は個人差が大きい。何割減らせたからOK――そんな考え方をする専門家もいるのが現実だ。「ロックダウンしか言わない。医療って言葉が出ない。ああ、この人たちはもう、諦めたんだなって、思った。ならば、僕は医療を拡充しようと思った！」そんな田村氏の必死な声が甦る。あの頃、尾身先生は毎日、西村康稔経済再生・コロナ対策担当大臣とは電話していたという。岡部先生は総理と話していた。でも、お二人とも厚労省出身なのだ。ならば、田村厚労大臣が目指すコロナ対策・政策を内閣官房や官邸へ橋渡しをする、厚労省のパイプ役でもあるべきではなかったのか？　その役を十分に果たさなかったのは、国民に対する職務放棄ではないか、と私は訝しむ。権力の中枢に寄って行くことで、ご自身のリスクを回避した、ということだったのだろうか？

尾身先生は私には優しい人だ。でも、先生方は間違えていると思う。尾身先生も岡部先生もリスクヘッジの向く対象が間違っている。お二人は「私」を優先した。しかし、新型コロナ対策で国の舵取りを担うという、最重要の「公」の役職を引き受けたのだ。ならば、「私」より「公」を優先すべきだ。「公」のためには、「私」をなげうってでも闘うべきだ。「公」を取れないのなら、そのポジションを受けるべきではなかった。

尾身先生は、岡部先生に押し出されるような形でマスコミに出て、矢面に立つこともあった。だから、「尾身の乱」という言葉も生まれたのだろう。でも一番大事なことは、この新型コロナに関して、どんな情報を岡部先生がこれまでの「総理」に説明していたかだ。それは新型コロナ対策の「国家の意思決定」に大きな影響を与えたはずだ。そして、2020年1月に「指定感染症2類相当」として、「新感染症」としなかった経緯（どんな情報をもとに、いつどのような会議で決められたのか）をきちんと検証・公表すべきである。間違いはすべて、ここから始まったのだから。

また、当初から繰り返し私が訴えてきたように、コロナウイルスをコントロールできた国ほど、経済へのダメージは少ない。ウイルスを早期に封じ込めて広げない、それが国民の生活や経済を守ることだ。だが、日本はその道を取らなかった。

私が闘ってきたこの2年は徒労だったのだろうか？　感染者を減らすために強い意見を言うと非難され、人に指をさされ、うずくまった日々もあった。それでも、流行を抑え、人命と社会を守ることが役目であると、コロナ対策の基本を言い続けてきた。権力やマスコミから何を言われようと、SNSでどんなに叩かれようと、自分の意志は曲げなかった。このようにしか、私はできなかった。

「先生はおっかながりなんだよ。日本人が死ぬことを、とっても怖がっているんだ。だから、いつも闘っていたんだよね。でも、コロナと闘っていたのではなかった。いつも何かと闘っていたんだ。ときには田村大臣とも闘っていたんですよ。気づいていないかもしれないけれど」

親友の言葉が蘇ってくる。

いま、先進国ではコロナワクチンの3回目接種が行われようとしている。だが、アフリカのワクチン接種率は10％にも満たない。検査も満足にできていない。そしてウイルスは蔓延している。そんな国々から変異したワクチン耐性ウイルスが発生したら、また世界中が振出しに戻る。

先進国が自国の対策に終始している以上、コロナの根本的な解決には至らない。これまでの全世界での感染者数は、2021年11月末現在で2億6000万人超、死者数は520万人を超えた。また、日本の新規感染者数は著減してはいるが、ヨーロッパが再びパンデミックの中心になったことは、右に記したとおりだ。そして、やはり、南アフリカで新しい変異株〝オミクロン〟が発見されたという報道があった。もちろん、これも最後の変異株というわけではないだろう。

21世紀は「感染症の時代」と言われる。世界的に人口が急増し、グローバル化した高速大量輸送時代なのだから、一地点で発生した感染症が瞬く間に国境を越えてパンデミックとなる。それを乗り越えるための事前準備と、対策の構築への国民理解を急いで醸成すべきだと思う。

2021年のクリスマス・イブが来る。2年前と同じ場所にいる私は、依然として怖かった。そして激しい不安に苛まれていた。

秘《ひ》闘《とう》

私《わたし》の「コロナ戦争《せんそう》」全記録《ぜんきろく》

発行 二〇二一年十二月二十日
五刷 二〇二二年 二 月十五日

著者 岡《おか》田《だ》晴《はる》恵《え》

発行者 佐藤隆信
発行所 株式会社新潮社
〒一六二―八七一一
東京都新宿区矢来町七一番地
電話 編集部〇三（三二六六）五四一一
読者係〇三（三二六六）五一一一
https://www.shinchosha.co.jp

装幀 新潮社装幀室
組版 新潮社デジタル編集支援室
印刷所 錦明印刷株式会社
製本所 加藤製本株式会社

乱丁・落丁本は、ご面倒ですが小社読者係宛お送り下さい。
送料小社負担にてお取替えいたします。
価格はカバーに表示してあります。

ISBN978-4-10-354361-9 C0095

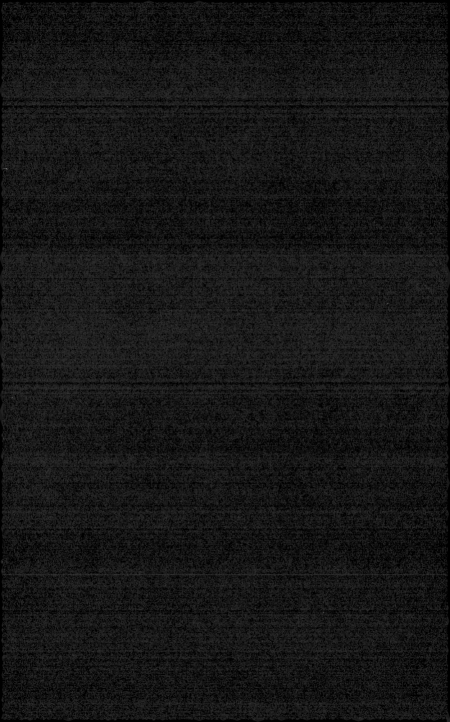